SOS Residência em
Ortopedia Pediátrica

A Medicina é uma área do conhecimento em constante evolução. Os protocolos de segurança devem ser seguidos, porém novas pesquisas e testes clínicos podem merecer análises e revisões. Alterações em tratamentos medicamentosos ou decorrentes de procedimentos tornam-se necessárias e adequadas. Os leitores são aconselhados a conferir as informações sobre produtos fornecidas pelo fabricante de cada medicamento a ser administrado, verificando a dose recomendada, o modo e a duração da administração, bem como as contraindicações e os efeitos adversos. É responsabilidade do médico, com base na sua experiência e no conhecimento do paciente, determinar as dosagens e o melhor tratamento aplicável a cada situação. Os autores e os editores eximem-se da responsabilidade por quaisquer erros ou omissões ou por quaisquer consequências decorrentes da aplicação das informações presentes nesta obra.

Durante o processo de edição desta obra, foram empregados todos os esforços para garantir a autorização das imagens aqui reproduzidas. Caso algum autor sinta-se prejudicado, favor entrar em contato com a editora.

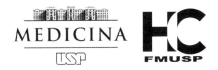

SOS Residência em Ortopedia Pediátrica

Editores

Roberto Guarniero
Nei Botter Montenegro
Adilson de Paula
Patricia Moreno Grangeiro
Bruno Sergio Ferreira Massa
David Gonçalves Nordon

Copyright © Editora Manole Ltda., 2018, por meio de contrato com os editores.

Este livro contempla as regras do Acordo Ortográfico da Língua Portuguesa de 1990, que entrou em vigor no Brasil.

Editora gestora: Sônia Midori Fujiyoshi
Editor: Enrico Giglio
Capa: Plinio Ricca
Projeto gráfico: Departamento de Arte da Editora Manole
Ilustrações: Sirio Cançado
Editoração eletrônica: Rafael Zemantauskas

Dados Internacionais de Catalogação na Publicação (CIP)
(Câmara Brasileira do Livro, SP, Brasil)

SOS residência em ortopedia pediátrica/editores
Roberto Guarniero....[et al.]. -- Barueri, SP: Manole, 2018.

Vários autores.
Outros editores: Nei Botter Montenegro, Adilson de Paula,
Patricia Moreno Grangeiro, Bruno Sergio Ferreira Massa,
David Gonçalves Nordon.
Bibliografia
ISBN 978-85-204-5456-5

1. Ortopedia 2. Ortopedia pediátrica 3. Ortopedia pediátrica - Diagnóstico
4. Traumatologia I. Guarniero, Roberto. II. Montenegro, Nei Botter. III.
Paula, Adilson de. IV. Grangeiro, Patricia Moreno. V. Massa,
Bruno Sergio Ferreira. VI. Nordon, David Gonçalves.

18-17043   CDD-617.3
                    WE-168

Índices para catálogo sistemático:
1. Ortopedia pediátrica : Medicina 617.3
Maria Alice Ferreira - Bibliotecária - CRB-8/7964

Todos os direitos reservados.
Nenhuma parte deste livro poderá ser reproduzida, por qualquer processo, sem a permissão expressa dos editores.

É proibida a reprodução por xerox.

A Editora Manole é filiada à ABDR – Associação Brasileira de Direitos Reprográficos.

Edição – 2018

Editora Manole Ltda.
Avenida Ceci, 672 – Tamboré
06460-120 – Barueri – SP – Brasil
Tel.: (11) 4196-6000
www.manole.com.br | info@manole.com.br

Impresso no Brasil | *Printed in Brazil*

Sumário

Editores IX

Autores XI

Prefácio XV

1 Prática esportiva na infância e na adolescência 1
   Nei Botter Montenegro

2 Marcha em equino idiopática 11
   David Gonçalves Nordon

3 *Intoeing* 17
   David Gonçalves Nordon

4 Osteocondroses 27
   Marcelo Poderoso de Araújo

5 Osteocondromatose 40
   Marcelo Poderoso de Araújo

6 Manejo de dor em crianças 44
   David Gonçalves Nordon, Luciana Myiahira

7 Displasia do desenvolvimento do quadril 58
   David Gonçalves Nordon

8 Doença de Legg-Calvé Perthes 73
Roberto Guarniero, Patricia Moreno Grangeiro, David Gonçalves Nordon

9 Epifisiolistese do fêmur proximal 91
Roberto Guarniero, Rui Maciel Godoy

10 Coxa Vara do desenvolvimento 102
Luiz Renato Agrizzi De Angeli

11 Geno Varo e Geno Valgo 113
Natasha Vogel Majewski Rodrigues

12 Doença de Blount 134
Nei Botter Montenegro

13 Pé Torto Congênito 151
Patricia Moreno Grangeiro, Bruno Sérgio Ferreira Massa,
David Gonçalves Nordon, Tulio Fernandes Diniz

14 Pé plano na criança e no adolescente 185
Bruno Sérgio Ferreira Massa, Luciana Myiahira, Rafael Trevisan Ortiz

15 Pé Cavo 194
Marcos Hideyo Sakaki, Bruno Sérgio Ferreira Massa,
Felippi Guizardi Cordeiro, David Gonçalves Nordon

16 Metatarso Aduto 206
Felippi Guizardi Cordeiro, Alexandre Leme Godoy dos Santos,
Marcos de Andrade Corsato

17 Pé talo vertical 217
Felippi Guizardi Cordeiro, Patrícia Moreno Grangeiro,
Rafael Barban Sposeto

18 Pseudoartrose congênita da tíbia 230
Roberto Guarniero, David Gonçalves Nordon

19 Hemimelia Fibular 243
Patrícia Moreno Grangeiro, David Gonçalves Nordon

20 Defeito femoral focal 259
Patrícia Moreno Grangeiro, David Gonçalves Nordon

21 Anisomelia 273
Nei Botter Montenegro

22 Osteogênese imperfeita 290
Roberto Guarniero, David Gonçalves Nordon

23 Raquitismo 312
Nei Botter Montenegro, David Gonçalves Nordon

24 Mucopolissacaridoses 323
Marcos Almeida Matos

25 Poliomielite 335
Carlos Alberto Soares Ulhoa, David Gonçalves Nordon

26 Artrogripose 349
Adilson de Paula, David Gonçalves Nordon

27 Paralisia cerebral – manejo dos membros inferiores 369
Mauro César de Morais Filho, Carlos Alberto dos Santos,
Patrícia Moreno Grangeiro

manejo do acometimento dos membros superiores 400
Adilson de Paula, David Gonçalves Nordon

VIII SOS Residência em Ortopedia Pediátrica

28 Defeitos de fechamento do tubo neural. 418
Carlos Alberto dos Santos, Mauro César de Morais Filho,
Patrícia Moreno Grangeiro, Adilson de Paula, Carlos Alberto Soares Ulhoa

29 Distrofias musculares de Duchenne e Becker 447
Adilson de Paula, David Gonçalves Nordon

Índice remissivo. 461

Editores

Adilson de Paula
Ortopedista, Mestre e Doutor pela FMUSP, Chefe do grupo de Doenças Neuro-musculares do HCFMUSP.

Bruno Sérgio Ferreira Massa
Ortopedista, Mestre pela FMUSP, Assistente do grupo de Ortopedia Pediátrica do HCFMUSP.

David Gonçalves Nordon
Ortopedista especializado em ortopedia infantil pelo HCFMUSP, Preceptor de Ortopedia Infantil da Faculdade de Medicina de Sorocaba – PUC-SP.

Nei Botter Montenegro
Ortopedista, Mestre e Doutor pela FMUSP, Chefe do grupo de Ortopedia Pediátrica do HCFMUSP, Médico ortopedista da clínica de especialidades pediátricas do Hospital Israelita Albert Einstein.

Patricia Moreno Grangeiro
Ortopedista, Mestre e Doutora pela FMUSP, Assistente do grupo de Ortopedia Pediátrica do HCFMUSP, Fellow em reconstrução e alongamento ósseo pelo Rubin Institute of Advanced Orthopedics, Baltimore, MD, EUA.

Roberto Guarniero
Ortopedista, Mestre, Doutor e Livre-Docente pela FMUSP, Chefe do grupo de Ortopedia Pediátrica do HCFMUSP.

Autores

Felippi Guizardi Cordeiro
Ortopedista especializado em ortopedia infantil pelo HCFMUSP, Mestrando da FMUSP.

Luciana Miyahira
Ortopedista especializada em ortopedia infantil pelo HCFMUSP.

Luiz Renato Agrizzi de Angeli
Ortopedista especializado em ortopedia infantil pelo HCFMUSP, Doutorando da FMUSP.

Marcelo Poderoso de Araújo
Ortopedista, Assistente do grupo de Ortopedia Pediátrica do HCFMUSP, especialização em deformidades da coluna (EUA).

Marcos Antonio Almeida Matos
Ortopedista, Mestre e Doutor pela FMUSP, Coordenador da Residência Médica em Ortopedia e Traumatologia da Santa Casa de Misericórdia da Bahia, Professor adjunto da Universidade do Estado da Bahia.

Natasha Vogel Majewski Rodrigues
Ortopedista especializada em ortopedia infantil pelo HCFMUSP, Mestranda da FMUSP.

Rui Maciel de Godoy Junior
Ortopedista, Mestre e Doutor pela FMUSP, Assistente do grupo de Ortopedia Pediátrica do HCFMUSP

Tiago Ferreira de Almeida
Ortopedista especializado em ortopedia infantil pelo HCFMUSP.

Neuromuscular

Carlos Alberto dos Santos
Ortopedista, Mestre e Doutor pela FMUSP, Assistente do grupo de Doenças Neuromusculares do HCFMUSP.

Carlos Antonio Soares Ulhoa
Ortopedista, Mestre pela FMUSP, Assistente do grupo de Doenças Neuromusculares e do grupo de Quadril do HCFMUSP.

Mauro Cesar de Morais Filho
Ortopedista, Mestre e Doutor pela FMUSP, Assistente do grupo de Doenças Neuromusculares do HCFMUSP e da Associação de Assistência à Criança Deficiente de São Paulo.

Pé

Alexandre Leme Godoy dos Santos
Ortopedista, Mestre, Doutor e Livre-Docente pela Faculdade de Medicina da Universidade de São Paulo, Assistente do grupo de Tornozelo e Pé do HCFMUSP.

Marcos de Andrade Corsato
Ortopedista, Mestre pela Faculdade de Medicina da Universidade de São Paulo, Assistente do grupo de Tornozelo e Pé do HCFMUSP.

Marcos Hideyo Sakaki
Ortopedista, Mestre e Doutor pela Faculdade de Medicina da Universidade de São Paulo, Assistente do grupo de Tornozelo e Pé do HCFMUSP.

Rafael Barban Sposeto
Ortopedista, Mestre pela Faculdade de Medicina da Universidade de São Paulo, Assistente dos grupos de Tornozelo e Pé e Trauma do HCFMUSP.

Rafael Trevisan Ortiz
Ortopedista pela Faculdade de Medicina da Universidade de São Paulo, Assistente do grupo de Tornozelo e Pé do HCFMUSP, Chefe da Preceptoria do Instituto de Ortopedia do HCFMUSP.

Tulio Diniz Fernandes
Ortopedista, Mestre, Doutor e Livre-Docente pela Faculdade de Medicina da Universidade de São Paulo, Chefe do grupo de Tornozelo e Pé do HCFMUSP.

Prefácio

A história da Ortopedia como especialidade médica está fundamentada na Ortopedia Pediátrica.

Em 1741, Nicholas Andry publicou uma monografia cujo título era: "A Ortopedia". A palavra "ortopedia" é derivada de um termo grego que significa "criança direita". Inclusive Andry desenhou a árvore "entortada" fixada por uma estaca reta que passou a ser o símbolo da Ortopedia – conhecida como a "árvore de Andry". Este autor era Professor de Pediatria da Universidade de Paris, França.

Inúmeros são os procedimentos utilizados na especialidade "Ortopedia" originados e derivados das táticas operatórias usadas para o tratamento das moléstias do sistema musculoesquelético na infância.

Este volume preparado com a experiência dos componentes da Disciplina de Ortopedia Pediátrica do Departamento de Ortopedia e Traumatologia da FMUSP é fundamentalmente dirigido para os Médicos Residentes em Ortopedia e Traumatologia com os princípios básicos da especialidade; para especialistas em Ortopedia Geral; para especialistas em Ortopedia Infantil; e pode também servir para consulta dos médicos pediatras que tenham necessidade de informações sobre as diferentes afecções aqui abordadas.

A tradição de estudos e pesquisas, bem como de ensino e assistência, é bem sedimentada nas atividades de nossa Disciplina e cumpre integralmente a missão da universidade a que pertence.

Agradeço aos autores dos diferentes capítulos pela dedicação e empenho para que este livro pudesse se tornar realidade.

Prof. Dr. Roberto Guarniero
Diretor da Disciplina de Ortopedia Pediátrica
Faculdade de Medicina da Universidade de São Paulo

Prática esportiva na infância e na adolescência | 1

Nei Botter Montenegro

INTRODUÇÃO

Um dos principais benefícios que as atividades físicas proporcionam durante a infância é o desenvolvimento dos ossos e músculos. Estudos demonstraram que o simples ato de realizar caminhadas diárias programadas, por duas horas, por exemplo, aumentou a a densidade mineral óssea e o índice de massa corpórea do grupo submetido ao exercício, comparado ao grupo controle. No modo de vida da sociedade atual, o esporte tem grande importância no desenvolvimento neuromuscular das crianças e adolescentes, na formação do aparelho locomotor (ósseo e muscular), na interação social e até da autoestima, gerando bem-estar e saúde no indivíduo em crescimento e prevenindo doenças ligadas à obesidade infantojuvenil, cada vez mais prevalente nestas faixas etárias.

O desenvolvimento neuromotor e a coordenação dos movimentos são estimulados nos indivíduos em crescimento, o que resulta na aprendizagem de cinco *gestos olímpicos*: *correr, saltar, pedalar, arremessar* e *nadar*. Quase todos os esportes são baseados nesse conjunto de movimentos que determinam a melhora simultânea da capacidade neurológica e muscular da criança.

A força muscular na infância aumenta com a ativação das unidades motoras (motoneurônio e fibra muscular) recrutadas pelo organismo na medida em que há estímulo para tal. Na adolescência, a força deve aumentar em decorrência da atuação dos hormônios sexuais, sendo esta a principal época de hipertrofia muscular no sexo feminino, enquanto outras habilidades são adquiridas com a prática esportiva.

De acordo com a academia americana de medicina do esporte, dois terços dos filhos de pais sedentários serão adultos inativos, o que indica que os responsáveis pelos mais jovens devem praticar atividades físicas a fim de tornarem-se exemplos para eles.

A ESCOLHA DA MODALIDADE ESPORTIVA

Nos consultórios, os pais querem nossa opinião sobre qual o melhor esporte para a criança. A dúvida surge em razão das expectativas para a melhora do desenvolvimento de seus filhos e quanto ao desempenho deles nos esportes escolhidos. Em cada país existe a preferência cultural por algumas modalidades, as quais, hoje em dia, são amplamente divulgadas na mídia e influenciam, em grande parte, a escolha do esporte, como é, no nosso meio, o futebol.

Podemos orientar os responsáveis pelas crianças, definindo como o melhor esporte para elas aquele de que mais gostarem. Essa afirmação é baseada na manutenção do indivíduo em atividade pelo prazer que essa lhe proporciona, assim como pelas boas lembranças que ela lhe trará quando adulto, influindo positivamente na continuidade da prática esportiva e na manutenção da saúde física e mental, assim como na redução da incidência de doenças. Assim, a escolha esportiva torna-se uma questão de saúde pública.

Como descobrir o que as crianças mais gostariam de fazer? Na verdade, a resposta a essa indagação é simples, pois elas gostam de brincar. Por isso, o esporte deve ter sentido lúdico e deve ser encarado, nessa fase, como mais uma brincadeira, sem estimular muito a competição e encorajando todas as crianças a participarem de tais atividades, sem exigir performance, o que, sem perceber, muitos pais e treinadores acabam fazendo. Nas competições, as medalhas devem ser distribuídas para todos os participantes, evitando eleger apenas os melhores. É muito comum que a criança desista de uma modalidade pelo seu baixo desempenho, o que acaba sendo perigoso no sentido de a frustração servir como desestímulo a qualquer outra atividade futura, mesmo na idade adulta.

Modalidades esportivas por faixa etária

Dos dois aos cinco anos de idade, a habilidade motora é limitada, com reações de equilíbrio ainda não definidas e dificuldade para atenção seletiva, sendo o aprendizado egocêntrico, por erros e acertos. Quanto à visão, a criança é inábil para acompanhar objetos em movimento e avaliar velocidades. Deve-se, por isso, enfatizar habilidades fundamentais, instruções simples e aspecto lúdico, evitando a competitividade. É recomendado, no início, oferecer diferentes tipos de esporte e priorizar o desenvolvimento individual, com treinos em *circuitos de atividades,* sob supervisão adequada.

Na prática, as *escolas de esportes* são bem indicadas dos quatro aos seis anos de idade, por apresentarem muitas modalidades esportivas à criança, até que esta, no futuro, acabe adaptando-se melhor a um esporte específico.

A *natação* pode ser iniciada antes do primeiro ano de vida, para adaptar a criança ao meio líquido, mas sem a pretensão de que ela consiga, nessa fase, evitar o afogamento. Na média da população, a criança só terá capacidade neuromotora para nadar sem auxílio a partir dos quatro anos de vida, sempre com supervisão de adultos.

Dos seis aos nove anos, há a melhora do equilíbrio e das reações automáticas. Quanto ao aprendizado, ainda existe dificuldade de atenção, com início do desenvolvimento da memória, e ainda há limitação para decisões rápidas. A visão melhora, permitindo a capacidade de acompanhar objetos móveis, mas com alguma dificuldade no direcionamento.

Os esportes praticados com regras flexíveis são mais bem aceitos, já que permitem sua prática no tempo livre das crianças, com poucas instruções e o mínimo de competição. Nessa idade, elas começam a frequentar as escolinhas de *futebol, basquete, judô* e *natação*.

Dos dez aos doze anos, a habilidade motora melhora, há o aumento da capacidade de atenção seletiva e do uso da memória para estratégia em jogos, apesar de certa dificuldade de equilíbrio relacionada ao crescimento rápido da puberdade. Com a visão no padrão adulto, podemos enfatizar o desenvolvimento de habilidades, táticas e estratégias, em grupos com maturação similar, em praticamente todos os *esportes coletivos de quadra*, no *tênis*, nas *artes marciais* e nas demais modalidades. Nesta fase, o esporte preferido é escolhido pelo adolescente, geralmente de acordo com o seu gosto e sua performance. Aqueles que não quiserem praticar esportes devem ser estimulados a tentar modalidades que ainda não tenham experimentado. Adolescentes com desenvolvimento mais tardio podem sentir-se limitados em talento e habilidade. Recomendamos para eles, assim como para os indivíduos obesos, esportes individuais com menor ênfase na forma física, como *tênis, artes marciais, natação*, ou atividades como *ginástica em circuitos, danças* etc.

PREVENÇÃO DE LESÕES

A prevenção de lesões nas atividades físicas e esportivas é de extrema importância. A criança não é um pequeno adulto, tem características muito peculiares decorrentes do fato de o seu organismo estar em desenvolvimento. Infelizmente, muitos treinadores não tão bem preparados instituem atividades baseadas em um terço dos treinos dos adultos para as crianças e em metade deles para os adolescentes.

O aquecimento muscular, com pelo menos cinco minutos de atividade aeróbica, é também prioritário antes do início destas atividades, assim como o alongamento dos grupos musculares por região corpórea. Por vezes, entretanto, não é dada a devida importância a esses fundamentos, acreditando-se que a criança não necessite preparar o corpo para a atividade física (Figura 1).

Os exercícios para desenvolvimento da força devem ser realizados a partir do próprio peso corporal. Seria ideal individualizar

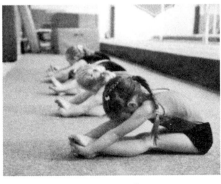

Figura 1 Deve-se incentivar o aquecimento e o alongamento por grupos musculares.

as crianças, principalmente as iniciantes, as portadoras de obesidade ou outras enfermidades, determinando sua capacidade aeróbica e a necessidade de alongamentos musculares específicos, além de investigar possíveis lesões nas áreas de dor.

Quanto à frequência ideal para a prática das atividades físicas, muitas crianças são incentivadas em excesso pela família ou mesmo pelo próprio interesse ao esporte, o que acarreta um exagero no número de dias e de modalidades praticadas. Devemos orientá-las para que a soma das atividades agendadas, assim como dos treinos mais intensos, seja, no total, *três vezes por semana*, com intervalos de um dia entre elas, acrescidos de mais um dia para competições, a fim de evitar lesões como as fraturas de estresse (Figura 2). A natação pode ser incluída à parte deste cálculo, desde que não seja competitiva.

As atividades com corridas muito longas devem ser evitadas, já que os pulmões das crianças são menores e menos capazes de adquirirem oxigênio. A capacidade de controle térmico na infância

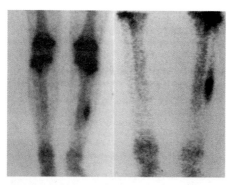

Figura 2   Cintilografia óssea que demonstra fratura de estresse da fíbula esquerda em jogador de futebol de 11 anos de idade.

também não é eficiente, tanto para dissipar o calor gerado pela atividade, quanto para protegê-la de temperaturas mais frias. Sendo assim, o jovem deve ser orientado a vestir roupas apropriadas para prática da modalidade e após seu término, protegendo-se com agasalhos nos dias ou ambientes mais frios.

A intensidade do esporte pode influir na regulação hormonal, principalmente no gênero feminino. São comuns às atletas terem distúrbios do ciclo menstrual durante a época de treinos mais intensos e competições, assim como terem atrasada a primeira menstruação. A anemia das nadadoras também é um distúrbio conhecido e deve ser distinguido de outras causas que não o excesso de treinos.

Crianças de mesma idade podem ter tamanhos diferentes, o que possibilita maior risco de lesões nas crianças menores (nos esportes de contato, como futebol, basquete etc.). Uma solução nesses casos pode ser o agrupamento por tamanho e não por idade.

Quanto ao *fortalecimento muscular*, a Associação Americana de Pediatria recomenda que seja iniciado somente após os sete ou oito anos de idade, quando a criança já tem maturidade muscular suficiente para executar os exercícios de forma adequada. Entretanto, não se devem usar máquinas, mas sim pesos livres, exercícios isométricos ou contrações concêntricas e não excêntricas.

Deve-se realizar também aquecimento de 10 a 15 minutos, alongamento, exercícios de 20 a 30 minutos e "desaquecimento" por 10 a 15 minutos, 2 a 3 vezes por semana. A criança deve, primeiro, aprender adequadamente os movimentos do exercício sem peso, depois adicionar pesos e aumentar progressivamente 10% de cada apenas quando já estiver executando adequadamente de 15 a 20 repetições em três séries.

A participação dos jovens nos esportes competitivos aumenta a cada ano, em idades cada vez mais precoces. Como já referido, essa tendência leva, muitas vezes, à frustração quanto ao desempenho, assim como a lesões do aparelho locomotor. Crianças com desenvolvimento precoce podem ser pressionadas para um melhor desempenho, o qual, durante o crescimento, pode piorar devido às modificações de sua altura e peso, o que gera também o desinteresse pela atividade praticada. Precisamos alertar os pais para que estejam atentos a esses comportamentos e orientem seus filhos. As crianças com melhores aptidões físicas e motoras podem ser escolhidas para se especializarem e, eventualmente, tornarem-se atletas do esporte que praticam. Os responsáveis devem perguntar aos filhos se eles realmente almejam este caminho, já que a carreira de esportista é dura e passível de lesões com maior frequência do que na prática recreativa. Nesses casos, o acompanhamento psicológico poderá auxiliar na motivação, concentração, autoconfiança, capacidade de manejo da ansiedade e do estresse, no autocontrole e na tomada de decisão, a partir do perfil do jovem frente à escolha do esporte individual ou coletivo, o que o auxilia a lidar com o fracasso, a frustração, a vitória e o insucesso, a partir de um cenário de muita competitividade e expectativa da família.

A educação alimentar da criança no contexto do esporte competitivo, ou do tratamento da obesidade através de modalidades esportivas, pode ser requisitada e realizada por nutricionista, através de anamnese alimentar, avaliação corporal antropométrica e possível análise bioquímica, que avalie quantitativa e qualitativamente a alimentação da criança, a fim de elaborar um plano nutricional individualizado, corrigindo possíveis deficiências para a prática do esporte em questão; orientando o equilíbrio energético durante os treinos, competições e intervalos entre as atividades físicas; e promovendo a educação nutricional e a prevenção de patologias futuras.

As condições da prática esportiva devem ser também avaliadas, como o local e a aparelhagem utilizada pelas crianças na modalidade escolhida. Utilizando o futebol como exemplo, é muito comum ocorrerem lesões nos pés e pernas dos jogadores de linha, assim como nas mãos e punhos dos goleiros, pelo uso de bolas de tamanho inadequado, o que resulta em contusões, entorses e até fraturas. A bola de tamanho 3 é indicada para crianças menores de oito anos, pesa cerca de 300 g e tem 60 cm de circunferência. Essa bola menor é adequada ao tamanho e à resistência dos membros superiores e inferiores, sendo também projetada para seu melhor controle. Em sequência, as bolas de tamanho 4 são indicadas para os jogadores entre 8 e 12 anos (350 g, 65 cm de circunferência) e tamanho 5 (de 400 e 450 g e circunferência entre 68 e 70 cm) para atletas acima de 13 anos, inclusive adultos.

Outra questão trazida pelos pais aborda a influência do esporte das diversas modalidades no crescimento e na altura final das crianças, tendo eles a impressão de que modalidades como ginástica artística e judô tornariam os indivíduos mais baixos, assim como o basquete e voleibol os tornariam mais altos. Todos os estudos científicos realizados até hoje não demostraram nenhuma relação do esporte com a altura final do atleta, não sendo demonstrada influência no crescimento total.

Os benefícios para a saúde mental e física, em geral, para o resto da vida da criança e do adolescente, estimulam o incentivo à prática esportiva e apresentam melhora da autoestima, da cooperação, da disciplina e da escolaridade, além de diminuírem a delinquência infantil.

BIBLIOGRAFIA

Bar-Or O. A commentary to children and fitness. A public health perspective. Res. Q. 1987;58:304-7.
Bar-Or O. Age related changes in exercises prescription. In Borg, G. Phisical Work and Effort. 1977. p. 255-6.

Becker D, Vacaro P. Anaerobic threshold alterations caused by endurance training in yong children. J. Sports Med. 1983;23:445-9.

Brozek J. Changes in body composition in man during maturity and they nutritional implications. Fed Proc. 1952;11:784-93.

Clain MR, Hershman EB. Overuse injuries in children and adolescentes. Phisician Sportsmed. 1989;17:11-23.

Cooper DM, Weiler-Ravell D, Whipp BJ et al. Aerobic parameters of exercise as a function of body size during grouth in children. J. App; Physiol. 1984;56:628-35.

Kozar B, Lord RM. Overuse injury in yong athlete reasons and concern. Physician Sportsmed. 1983;11:117-22.

Malina RM. Exercise as na influence upon grouth. Clin Pediatri. 1969;8:16-26.

Public Health Service: Summary of findings fron National Children and Youth Fitness Study. Physical Education and Receation. 1985;56:44-90.

Sewall BS, Micheli LJ. Strenght treaning for children. J Pediatri Orthop. 1986;6:143-6.

Stanitski CL, DeLee JC, Drez D Jr. Pediatric and adolescent sports medicine. 1884;3:1-9.

Zwiren LD. Exercise prescription for children. Resource Manual for Guidelines for exercise Testing and Prescription. 1988;309-14.

Marcha em equino idiopática | 2

David Gonçalves Nordon

INTRODUÇÃO

Padrão de marcha com apoio na ponta dos pés, sem causa ortopédica ou neurológica, com persistência após dois anos de idade.

As outras causas de marcha em equino serão abordadas nos capítulos respectivos, em especial no de paralisia cerebral.

EPIDEMIOLOGIA

Um estudo epidemiológico realizado na Holanda identificou a presença de Marcha em Equino Idiopática (MEI) em 12% da população, entre crianças e adultos jovens.

Há associação com história familiar em até 42% dos casos, mas a causa é desconhecida em até 60%.

QUADRO CLÍNICO

A marcha na ponta dos pés faz parte do desenvolvimento normal da criança, durante o aprendizado da deambulação e corrida. No entanto, a sua manutenção indica um desvio da normalidade ou uma doença. Até os cinco anos de idade, aproximadamente metade das crianças que persistem em andar na ponta dos pés interrompem esse padrão de marcha.

Uma contratura em equino é definida como a limitação de pelo menos 10° de dorsiflexão com o joelho estendido e o tornozelo em posição neutra. Cinquenta a 70% das crianças com MEI apresentam contratura do tendão de Aquiles, mas acredita-se que a marcha em equino leve à contratura, e não o contrário.

Na MEI, a criança consegue apoiar todo o pé no chão, quando desejado ou solicitado. Além disso, consegue correr em velocidade normal.

DIAGNÓSTICO E DIAGNÓSTICOS DIFERENCIAIS

Para se definir o diagnóstico de MEI, é obrigatório excluir outros diagnósticos diferenciais, como: paralisia cerebral; mielopatias; neuropatias periféricas; autismo; encurtamento adquirido (por sequelas de traumas ou contraturas musculares) ou congênito do tendão de Aquiles.

Ao exame de marcha, a criança não apresenta as fases de apoio do calcâneo, nem de acomodação intermediária, apoiando-se somente na cabeça dos metatarsos. Quando interrompe a marcha, geralmente ela apoia todo o pé no chão. Ademais, na maioria das vezes, a marcha em equino é intermitente com momentos em que a criança apoia todo o pé no chão.

A avaliação da formação de calos, deformidades associadas e da base de apoio do pé pode indicar se há contratura associada a outros tendões, como o tibial posterior (cavo e apoio na face lateral do pé) ou fibulares (eversão associada do pé, apoio maior nas cabeças mediais, cavo pela tração do fibular longo).

É importante avaliar o grau de contratura do tríceps sural, que pode se estruturar ao longo do tempo, assim como deve-se avaliar o joelho estendido. O teste de Silverskiöld pode auxiliar na diferenciação da origem da contratura; o ganho de dorsiflexão com a flexão do joelho indica que a contratura é principalmente associada ao gastrocnêmio.

O diagnóstico da MEI é clínico. No entanto, a exclusão de outras doenças requer um exame físico completo e, muitas vezes, propedêutica armada com exames como, por exemplo, eletroneuromiografia.

TRATAMENTO E COMPLICAÇÕES

Há pouco consenso sobre o tratamento, com protocolos e técnicas variáveis. Dá-se preferência a técnicas fisioterápicas, menos invasivas.

Fisioterapia

A fisioterapia deve focar principalmente no alongamento do tríceps sural e no fortalecimento da musculatura do tornozelo. Uma técnica interessante que pode ser vista como uma brincadeira a ser feita em casa é pedir que a criança se sente em uma cadeira ou em um banco do qual consiga apoiar os pés no chão. O responsável deve, então, manter seus pés encostados no solo e solicitar que a criança se levante e se sente repetidamente na cadeira. O objetivo do exercício é estimular a musculatura envolvida na atividade, promover alongamento do tríceps sural, assim como os mecanismos de *biofeedback*, para que a criança sinta todo o pé apoiado no solo durante os movimentos.

Gesso

Gesso suropodálico, com trocas periódicas e ganho progressivo de dorsiflexão. Entretanto, não há um protocolo estabelecido de frequência de trocas. Ademais, a marcha com a correção forçada do equino, sem alongamento adequado, pode levar à compensação com outras alterações da marcha.

Toxina botulínica

Pode ser associada à terapia com gesso e é mais interessante quando se observa alguma contratura ou espasticidade muscular. Idealmente, deve-se aproveitar a oportunidade para o treinamento fisioterápico da musculatura que estava dominada pela musculatura contraturada.

Alongamento tendíneo

Última opção de tratamento, indicada principalmente quando há uma efetiva contratura em equino. Existem diversas formas de alongar o tendão de Aquiles. Alongamentos mais altos, como Striker ou Vulpius, apresentam menor poder de correção, mas, ao mesmo tempo, menor comprometimento funcional. Por outro lado, alongamentos em Z são uma opção para deformidades graves e devem sempre objetivar a posição plantígrada, e não o ganho de dorsiflexão, pois isto pode levar a uma marcha com flexão dos joelhos.

CONDUTA DA INSTITUIÇÃO

Os pacientes com suspeita de MEI são avaliados clinicamente e, quando há suspeita de outras doenças que possam causar a deformidade, através de exames adequados (eletroneuromiografia, avaliação com neurologista).

O primeiro tratamento sempre é conservador, com ênfase na fisioterapia e educação familiar. É extremamente importante a adesão da família ao tratamento e o entendimento de que uma cirurgia não é a melhor opção para a criança na grande maioria dos casos.

Há bons resultados com tratamento conservador, mesmo em crianças mais velhas; no entanto, observamos recrudescimento dos casos quando a família desiste de dar continuidade à terapia.

Quando há resistência do quadro, apesar do tratamento adequado, buscamos com mais afinco causas neurológicas para o padrão de marcha.

O tratamento cirúrgico é de exceção, por isso recomenda-se, nesses casos, alongamento do tríceps sural.

ALGORITMO DE TRATAMENTO

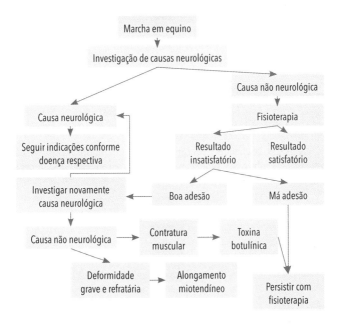

PONTOS-CHAVE

- Padrão de marcha com apoio na ponta dos pés.
- Deve-se excluir causa secundária para diagnóstico.
- A criança consegue apoiar todo o pé no chão, quando deseja.
- O tratamento conservador apresenta bons resultados.

BIBLIOGRAFIA

Engelbert R, Gorter JW, Uiterwaal C, van der Putte E, Helders P. Idiopathic toe-walking in children, adolescents and Young adults: a matter of local or generalized stiffness? BMC Musculoskeletal disord. 2011:61.

Pomarino D, Llamas JR, Martin S, Pomarino A. Literature Review of Idiopathic Toe Walking. Foot & Ankle Specialist. DOI: 10.1177/1938640016687370

Sala DA, Shulman LH, Kennedy RF, et al. Idiopathic toe walking: a review. Dev Med Child Neurol. 1999;41:846-848.

Thevendran G, Sarraf KM, Patel NK, Sadri A, Rosenfeld P. The ruptured achilles tendon: a current overview from biology of rupture to treatment. Musculoskeletal Surg. 2013;97:9-20.

Van Bemmel AF, van der Graaf VA, van den Bekerom MPJ, Vergroesen DA. Outcome after conservative and operative treatment of children with idiopathic toe walking: a systematic review of literature. Musculoskelet Surg. 2014;988:87-93.

Williams CM, Michalitsis J, Murphy A, Rawicki B, Haines T. Do external stimuli impact the gait of children with idiopathic toe walking? A study protocol for a within subject randomised control trial. BMJ Open. 2013;3:pii e002389.

Intoeing | 3

David Gonçalves Nordon

INTRODUÇÃO

O padrão de marcha *intoeing* apresenta rotação interna uni ou bilateral em relação ao eixo longo da linha de progressão do pé. Geralmente, tem ângulo de progressão da marcha acima de 0°, apontando internamente, por mais de 50% do ciclo da marcha. Além disso, pode envolver: pé (metatarso aduto), tíbia distal (torção tibial interna) ou quadril (anteversão femoral excessiva).

Mais do que um diagnóstico, esse padrão de marcha é um sintoma clínico de uma alteração anatômica ou funcional. Entre as doenças associadas, as que apresentam tratamento mais difícil e pior prognóstico estão: paralisia cerebral e outras doenças neuromusculares, displasias esqueléticas, doenças osteometabólicas e síndrome de Blount.

EPIDEMIOLOGIA

O padrão de marcha com os pés para dentro é uma das queixas mais comuns no ambulatório de ortopedia infantil. É difícil calcular sua incidência; entretanto, sabe-se que 81,5% dos casos encaminhados para avaliação por *intoeing* são benignos, 8% associam-se a outras doenças e 5% são "malignos" (o que pode incluir doenças neuromusculares e deformidades ósseas).

A idade do paciente se relaciona diretamente com a causa mais provável:

- Pré-deambulação/deambulação precoce: deformidades do pé, como metatarso aduto, hálux varo, pé equinovaro, pé cavo.
- Entre um e dois anos de idade, torção tibial interna.
- Após dois anos de idade, anteversão femoral.

É possível haver, de forma simultânea, mais de uma causa para essa deformidade. Além disso, alguns estudos demonstram que o padrão de torção tibial interna é o principal responsável, até os cinco anos, quando a anteversão femoral assume a responsabilidade.

FISIOPATOLOGIA

Durante a gestação, a posição em que o feto permanece molda seus ossos longos e suas articulações. Nesse período, a tíbia e o pé apresentam rotação interna; no nascimento, a tíbia apresenta uma leve convexidade anterolateral e os joelhos são varos. Assim, o ângulo de anteversão femoral é elevado, ao redor de 40º.

Ao longo do desenvolvimento, o ângulo coxa-pé e bimaleolar aumentam (rodam externamente), mantendo uma variação de -5 a +20º (números positivos indicam rotação externa), enquanto o ângulo de anteversão femoral diminui para aproximadamente 15 a 20º, e os joelhos progridem de varo para valgo. A convexidade da tíbia também se corrige progressivamente. Deve-se lembrar de que esta convexidade, associada à rotação externa do quadril, pode muitas vezes levar a um diagnóstico errôneo de geno varo.

O *intoeing* ocorre quando alguma das correções progressivas é insuficiente, ou quando a deformidade da torção inicial é muito acentuada.

QUADRO CLÍNICO E AVALIAÇÃO DIAGNÓSTICA

O paciente que marcha com os pés para dentro geralmente não apresenta sintomas, exceto pelas doenças associadas.

Por isso, deve-se, primeiramente, realizar uma boa anamnese, em busca de quaisquer sinais que apontem para uma patologia neuromuscular, como a paralisia cerebral, pois isso implicará em um tratamento diferenciado (que será discutido na seção Neuromuscular deste livro).

O exame físico da criança deve ser feito com esta utilizando apenas roupas de baixo, e determinados detalhes devem ser avaliados com minúcia:

O perfil torcional de Staheli: deve ser avaliado como segue.

- Ângulo de progressão do pé: avaliado traçando-se uma linha imaginária no centro do pé (do calcâneo ao segundo metatarso) durante a marcha. A partir desta linha, observa-se, durante a passada, para aonde o pé se direciona. Alguns optam por fazê-lo pintando com giz os pés da criança, para deixar marcas no chão.
- Avaliação da rotação interna e externa dos quadris na posição prona: com o paciente em decúbito ventral e os joelhos fletidos, com uma mão, realiza-se a rotação interna e externa do quadril, enquanto, com a outra, estabiliza-se a bacia a fim de evitar que sua movimentação amplie falsamente o arco de movimentos. A comparação do ângulo é com uma linha horizontal formada pela maca de exames.

- Ângulo coxa-pé: ainda com os joelhos em flexão, compara-se a posição do eixo traçado do calcanhar ao segundo metatarso com o eixo longo da coxa, pontuando-se em graus negativos, se a rotação for interna; ou positivos, se rotação for externa. Este ângulo, entretanto, é comprometido, em caso de deformidades nos pés, diante das quais se opta pelo eixo-transmaleolar.
- Eixo-transmaleolar: traça-se uma linha entre os dois maléolos; em seguida, uma linha perpendicular a esta. O ângulo de intersecção entre esta linha perpendicular e a linha do eixo longo da coxa indica o ângulo transmaleolar. De forma prática, o maléolo lateral normalmente fica posterior ao maléolo medial, ao redor de 15 a 20°.
- O método de avaliação do grau de anteversão femoral adotado é realizado com o paciente em decúbito ventral e com os joelhos fletidos. A mão que apoia a bacia deve palpar o trocanter maior e, durante as manobras de rotação interna e externa, deve-se observar o momento em que ele se mostra mais saliente, ficando horizontalizado e paralelo ao solo. Se a coxa está em rotação interna (i.e., o pé aponta para fora da maca), o ângulo entre a perna e a linha horizontal da maca de exames indicará o grau de anteversão femoral. Se a coxa estiver em rotação externa, ele será de retroversão.

Em crianças magras, é possível, durante essa manobra, palpar as bordas anterior e posterior do fêmur proximal, de forma a definir o perfil mais adequado para o cálculo da angulação.

É também importante a avaliação do eixo transcondilar, base de comparação da anteversão femoral. Geralmente ele é neutralizado com o paciente em posição prona e flexão dos joelhos, deixando ambos os côndilos igualmente apoiados sobre a maca de exame.

No exame de marcha, alguns achados podem indicar a origem da deformidade:

- Nas deformidades causadas pelos pés, observa-se que tanto o tornozelo quanto a patela apontam adequadamente para a frente, porém os pés apresentam a deformidade em rotação interna, o que pode ser neutralizado com o alargamento da base de apoio ou com a rotação externa do membro, a fim de evitar colisões.
- Nas deformidades causadas pelo tornozelo, observa-se que esta articulação aponta para dentro, enquanto as patelas apontam para a frente, e o ângulo coxa-pé é normal. Isto também pode ser neutralizado com alargamento da base ou rotação externa do membro.
- Nas deformidades causadas pelo fêmur proximal, as patelas apontam para dentro, pois é necessário que o quadril rode internamente para que a cabeça do fêmur se articule de forma adequada com o acetábulo. Se a deformidade persistir por longos anos e, especialmente, em pacientes com paralisia cerebral, deformidades secundárias (valgo dos joelhos) e terciárias (rotação tibial externa e valgo do tornozelo) começam a se desenvolver.

Nos casos de marcha com os pés para dentro decorrentes de alterações nos quadris, geralmente a criança apresentava uma marcha normal entre 1 e 2 anos de idade, e repentinamente os pais notam que ela começa a andar com a rotação interna dos pés. Entre outros achados, é interessante que o paciente adote a posição de sentar em W, por ser mais confortável devido à anteversão aumentada.

O diagnóstico por imagem raramente é utilizado para esta afecção na nossa instituição, exceto com a intenção de excluir causas secundárias. A radiografia panorâmica é uma boa opção para avaliar a rotação dos membros, porém deve ser realizada com compensação, se houver discrepância de comprimento dos membros, e sempre com as patelas voltadas para a frente. Com esta correção, a posição do maléolo lateral e medial pode indicar a torção interna da tíbia, e a posição comparativa dos pequenos trocânteres, se há anteversão ou retroversão femoral.

Um estudo indicou que a avaliação da anteversão femoral clinicamente é muito menos confiável do que a avaliação por tomografia computadorizada. A técnica de avaliação, neste estudo, entretanto, utiliza-se do grau de amplitude do movimento do quadril, e não da palpação do trocanter maior, como descrito. Não foi, também, correlacionada à avaliação de seu impacto clínico, considerado ínfimo, no tratamento. Dessa forma, não apoiamos a utilização de técnicas de imagem com taxa de radiação tão alta quanto à tomografia para casos benignos de *intoeing*. Todo o diagnóstico deve ser realizado de forma clínica, exceto para exclusão de causas secundárias.

TRATAMENTO

Considerando o tratamento do *intoeing*, é importante considerar que a maioria das deformidades se autocorrigem com o tempo, durante o desenvolvimento da criança. Por isso, o padrão é aguardar a correção espontânea até os dez anos de idade, antes de considerar a possibilidade de uma intervenção cirúrgica. Isso, entretanto, pode ser antecipado, caso o grau de deformidade seja acentuado de forma que provavelmente não apresentará correção satisfatória até esta idade, ou nos casos em que o padrão de marcha atrapalha excessivamente a criança (quedas frequentes, dificuldades de calçar sapatos por deformidades nos pés etc.).

Casos de deformidades dos pés secundárias a doenças neuro-musculares são discutidos nos respectivos capítulos, não sendo alvo deste capítulo.

Em casos de torção tibial interna, não se indica o uso de órteses ou elásticos que promovam a torção externa, pois não há evidências confiáveis de que funcionam. Quando indicada a intervenção, opta-se por osteotomias supramaleolares para rotação externa, objetivando o alinhamento de: cabeça do fêmur/espinha ilíaca anterossuperior ao centro do joelho/patela, e desta ao centro do tornozelo e segundo raio do pé, o que promove rotação externa fisiológica. É necessária a realização de osteotomia oblíqua da fíbula a fim de permitir uma correção rotacional adequada. A osteotomia tibial pode ser transversa ou em domo, sendo a em domo preferencialmente utilizada para correção de outras deformidades associadas, como varo ou valgo. Outras opções de fixação incluem placas de baixo perfil e fios de Kirschner anterior à imobilização gessada.

Osteotomias tibiais proximais são indicadas quando há outras deformidades associadas da tíbia que necessitem de intervenção.

Quanto à anteversão femoral, igualmente não se indicam órteses. Nos raros casos em que indicamos osteotomias derrotativas externas, se houver necessidade de correção do varo ou valgo do colo, utilizam-se placas-lâmina ou placas bloqueadas. Se a osteotomia for apenas derrotativa, realizamos um corte subtrocantérico e fixação com placa de pequenos ou grandes fragmentos (de acordo com o porte da criança). Para avaliar o grau de rotação adequado, após a dissecção por planos e identificação do plano ósseo, traçamos uma linha longitudinal que cruze o ponto de osteotomia com a serra. Após a osteotomia, a rotação externa é realizada através da rotação do joelho, com apoio nos côndilos femorais, e o grau de rotação é avaliado através das marcações no fêmur. Uma vez fixado o fêmur, o grau de correção pode ser avaliado através da alteração no grau de amplitude de movimentos do quadril (como diminuição da rotação interna e aumento da externa, em relação ao grau pregresso).

CONDUTA DA INSTITUIÇÃO

Os casos de *intoeing* passam por avaliação para identificação do fator causal.

O tratamento é observacional, enquanto se aguarda a correção espontânea, ou correção cirúrgica, nos casos em que há comprometimento importante da função, sem perspectiva de correção dentro do tempo esperado, ou após este limite (10 anos).

Optam-se por osteotomias derrotativas supramaleolares ou subtrocantéricas.

ALGORITMO DE TRATAMENTO

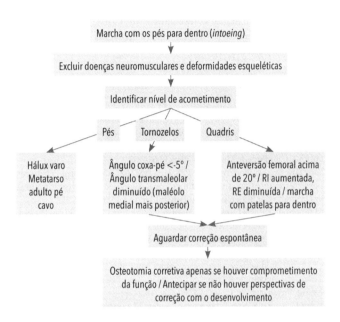

PONTOS-CHAVE

- A causa pode ser relacionada aos pés, tornozelos ou quadris.
- A evolução é benigna, na maioria dos casos.
- O ponto de corte para intervenção cirúrgica é de dez anos.
- Não se indicam órteses.

BIBLIOGRAFIA

Faulks S, Brown K, Birch JG. Spectrum of Diagnosis and Disposition of Patients Referred to a Pediatric Orthopaedic Center for a Diagnosis of Intoeing. J Pediatr Orthop. 2017;0(0):1-4 (ahead of print).

Harris E. The Intoeing Child. Etiologu, prognosis and current treatment options. Clin Podiatr Med Surg. 2013;30:531-65.

Kim HD, Lee DS, Eom MJ, Swang JS, Han NM, Jo GY. Relationship between physical examinations and two-dimensional computed tomographic findings in children with intoed gait. Ann Rehabil Med. 2011.35:491-8.

Mabuchi A, Kitoh H, Inoue M, Hayashi M, Ishiguro N, Suzuki N. The biomechanical effect of the sensomotor insole on a pediatric intoeing gait. ISRN Orthopedics. 2012, 5 pages. Article ID: 396718.

Rethlesfsen AS, Healy BS, Wren TA, Skaggs DL, Kay RM. Causes of intoeing gait in children with cerebral palsy. J Bone Joint Surg Am. 2006;88:2175-80.

Talley W, Goodemote P, Henry SL. Managing intoeing in children. American Family Physician. 2011;84(8):942-4.

Uden H, Kumar S. Non-surgical management of a pediatric intoed gait pattern – a systematic review of the current best evidence. Journal of Multidisiplinary Healthcare. 2012;5:27-35.

Osteocondroses | 4

Marcelo Poderoso de Araújo

INTRODUÇÃO

As osteocondroses representam um conjunto de desordens que afetam as epífises – epífise articular, apófise (não articular) – em crescimento ativo, e podem também acometer a fise de crescimento. Únicas ou múltiplas, as epífises podem ser envolvidas simultânea ou sucessivamente.

Os fatores envolvidos são múltiplos e, aparentemente, incluem: distúrbio vascular resultante de um trauma, infecção, estresse mecânico ou má-formação congênita. Apesar de etiologia incerta, as osteocondroses ou osteocondrites apresentam curso autolimitado, havendo, por fim, um distúrbio na ossificação endocondral em extensões variáveis, com condrogênese e osteogênese desordenadas. As osteocondroses podem ocorrer em qualquer osso que cresça por ossificação endocondral.

CLASSIFICAÇÃO

Dentre as classificações das osteocondroses, uma das mais utilizadas é da Siffert, que considera a localização da afecção epifisária (articular, não articular ou fisária), com respectivos subgrupos que também segum um padrão topográfico.

LOCALIZAÇÃO E QUADRO CLÍNICO

São inúmeras as osteocondroses descritas. Aqui, serão mencionadas algumas de maior relevância clínica, sendo a doença de Legg-Calvé-Perthes e a doença de Blount abordadas em capítulos específicos.

DOENÇA DE ISELIN

Descrita pelo alemão Iselin, em 1912, a doença, que recebe o mesmo nome, acomete a base do quinto metatarsiano. Trata-se de um núcleo secundário de ossificação, localizado dentro de um arcabouço cartilaginoso no qual está o músculo fibular curto.

Epidemiologia

Aparece em meninas por volta dos dez anos de idade e, em meninos, por volta dos doze anos. A fusão, entretanto, ocorre, em média, dois anos depois.

Quadro clínico

A doença de Iselin cursa com dor na proeminência proximal do quinto metatarsiano e exacerbação mediante carga e esportes que envolvam corrida ou salto. A área de inserção do tendão do fibular curto é sensível à palpação, assim como a eversão contrarresistida e a flexão plantar extrema desencadeiam dor local.

Diagnóstico

Usualmente não identificável às incidências radiográficas de frente ou perfil, a visão oblíqua da região permite a identificação do problema, mostrando alargamento e, frequentemente, fragmentação da epífise e espessamento da junção osteocartilagínea. As fraturas e o osso sesamoide no tendão do fibular curto ("*os vesalianum*") fazem parte do diagnóstico diferencial.

Tratamento

O tratamento envolve medidas sintomáticas, com medicamentos anti-inflamatórios e meios físicos, além de limitar atividades esportivas. Casos mais graves, com sintomas exuberantes, necessitam de imobilização.

DOENÇA DE FREIBERG

A doença, ou infração, de Freiberg acomete mais comumente a cabeça do segundo metatarsiano, embora, em frequência mais rara, as cabeças dos terceiro, quarto e quinto metatarsianos também possam apresentar a afecção.

Epidemiologia

Mais comum em meninas a partir dos treze anos de idade.

Quadro clínico

Metatarsalgia: Como a doença é autolimitada, após a fase aguda, ocorre a resolução dos sintomas, que podem recorrer mais tardiamente caso ocorra modificação da fórmula metatarsal.

Diagnóstico

É notável o acometimento da cabeça do metatarsiano afetado à radiografia simples, mas ele é mais bem observado na incidência anteroposterior. Recomenda-se a realização do exame, inclusive no pé assintomático, de forma comparativa, para auxiliar no diagnóstico.

Tratamento

O tratamento na fase aguda, que pode durar vários meses, é sintomático. Cirurgia pode ser indicada na fase crônica, em decorrência de dor, deformidade ou incapacidade. Conforme a necessidade, escolhe-se entre osteotomias de subtração dorsal, para redirecionamento da cabeça do metatarso afetado, e osteotomias do tipo Duvries para os outros metatarsais para correção da fórmula metatarsal e tratamento da dor.

No nosso instituto, não costumamos indicar o uso de palmilhas para tratamento dessa afecção.

DOENÇA DE KOHLER

Descrita por Kohler em 1908, ela corresponde à osteocondrose do navicular tarsal.

Epidemiologia

Afeta crianças entre quatro e sete anos de idade e, geralmente, é mais comum em meninos. Porém, quando afeta meninas, é mais precoce.

Quadro clínico

A criança pode se apresentar sem sintomas, mas, normalmente, o que mais chama a atenção dos pais é a claudicação, com apoio na base lateral do pé. Além disso, pode haver dor no mediopé, em especial à palpação do navicular, e edema. É uma doença autolimitada, com resolução completa e espontânea, que não deixa sequelas, diferentemente da doença de Miller-Weiss.

Diagnóstico

Essa afecção deve ser diferenciada do processo de ossificação do navicular que, quando anômala, pode ser indistinguível à radiografia. Os núcleos de ossificação do navicular surgem entre 1,5 e 2 anos de idade nas meninas e entre 2,5 e 3 anos nos meninos. O navicular mostra-se fragmentado, esclerótico e, eventualmente, com superfície irregular à radiografia simples.

Tratamento

A doença de Kohler é autolimitada e é tratada, na maioria dos casos, por métodos conservadores. São utilizadas medicações sintomáticas (analgésicos e anti-inflamatórios), além de um gesso suropodálico, para caminhar até a resolução dos sintomas, o que abrevia a sintomatologia. Como sua evolução benigna, na imensa maioria dos casos, o tratamento cirúrgico é exceção.

OSTEOCONDRITE DO TORNOZELO

A osteocondrite do tornozelo na criança em desenvolvimento tem, na grande maioria dos casos, um ótimo prognóstico, com cicatrização completa.

O aspecto radiográfico é semelhante à osteocondrite do tornozelo no adulto, com a presença de lesões líticas no domo talar. A grande diferença é que, na criança, quase que invariavelmente, ocorre a cicatrização. Acredita-se que seja uma variação do processo de ossificação normal do tálus.

O tratamento é conservador, com medidas sintomáticas e retirada de carga na fase aguda.

DOENÇA DE OSGOOD-SCHLATTER

Também conhecida como epifisite da tuberosidade tibial, a doença de Osgood-Schlatter caracteriza-se por dor e edema na tuberosidade anterior da tíbia (TAT).

Sua etiologia não é bem conhecida, sendo o componente mecânico de tração excessiva e repetitiva, aliada à necrose óssea e à fragmentação uma hipótese plausível.

Epidemiologia

Mais comum em meninos fisicamente ativos, entre oito e 15 anos de idade, e praticantes de esportes.

Quadro clínico

É uma doença autolimitada, cujo processo inflamatório inicial é caracterizado por dor e edema da TAT, agravados mediante hipersolicitação do mecanismo extensor do joelho. A fase aguda pode durar até seis meses. Após esse período, a dor diminui progressivamente em intensidade, porém a tumoração persiste. O paciente experimenta uma melhora na capacidade de prática esportiva. Ao final, pode persistir um aumento de volume residual na TAT quando adulto, sem qualquer implicação funcional na maioria dos casos.

Diagnóstico

O diagnóstico é eminentemente clínico, sendo a avaliação radiográfica apenas confirmatória, já que esta demonstra a fragmentação do núcleo de crescimento da TAT.

Tratamento

O tratamento é sintomático, com medicações analgésicas e anti-inflamatórios não hormonais. Orientamos a criança a interromper as atividades físicas que necessitem do potencial de explosão do quadríceps, tais como futebol, basquete e outras atividades de salto. Nas crianças que praticam esportes em nível competitivo, o *cross-training* para a natação é uma boa opção para

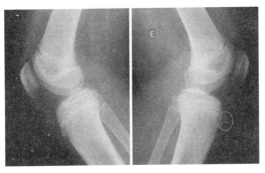

Figura 1   Fragmentação do núcleo de ossificação da TAT no joelho esquerdo de uma criança de 10 anos. Observe a diferença no desenvolvimento entre os núcleos de ossificação dos joelhos direito e esquerdo.

evitar a perda do condicionamento. Nos esportistas eventuais ou amadores, recomenda-se a interrupção das atividades até a resolução do quadro clínico, geralmente em um a dois meses.

OSTEOCONDRITE DISSECANTE DO JOELHO

De etiologia desconhecida, a osteocondrite dissecante do joelho pode acometer qualquer local da articulação, sendo mais comum nos côndilos femorais e na patela. É típico o descolamento da cartilagem hialina com osso subcondral, que pode se desprender para dentro da articulação sob a forma de corpos livres.

Epidemiologia

Mais comum na adolescência e duas vezes mais comum em meninos do que em meninas, é bilateral em 30% dos casos.

Quadro clínico

Cursa com dor ou desconforto articular de evolução insidiosa, que piora mediante esforços físicos mais intensos e pode causar limitação funcional importante. Caso um fragmento se desloque, o corpo livre intra-articular pode causar dor aguda e bloqueio dos movimentos. O diagnóstico geralmente é dado catorze meses após o início dos sintomas.

Diagnóstico

- **Sinal de Wilson:** a criança deambula com a rotação externa da perna, para evitar o apoio de carga na área acometida.
- **Teste de Wilson:** como um *jerk test* sem a força em valgo, realiza-se a extensão do membro inferior a partir de 90° de fle-

xão, com rotação interna da perna. A aproximadamente 30° graus de flexão, a criança refere dor (*sinal de Larson*).

A radiografia simples é elucidativa e mostra áreas de osso subcondral hipodensas, adjacentes à cartilagem hialina, ou até mesmo corpos livres intra-articulares. A incidência de túnel pode auxiliar na identificação de áreas acometidas. Recomenda-se a realização de incidências AP e de perfil com carga, axial de patela e túnel.

A osteocondrite dissecante do joelho da criança não deve ser confundida com centros de ossificação anômalos, que costumam estar presentes em ambos os côndilos e bilateralmente, diferentemente da osteocondrite, que raramente é bilateral ou acomete ambos os côndilos.

Em casos em que as lesões não são identificadas pela radiografia, deve-se realizar ressonância nuclear magnética, que permite o diagnóstico definitivo com 100% de especificidade e 97% de sensibilidade.

Classificação de Dipaola e Nelson

- **Estágio 1:** lesão por compressão.
- **Estágio 2:** fragmento inserido.
- **Estágio 3:** fragmento solto, porém sem desvio.
- **Estágio 4:** fragmento desviado.

Tratamento

O tratamento depende da sintomatologia, bem como do aspecto estrutural da lesão e da idade do paciente. Pacientes esqueleticamente imaturos, sem derrame articular, com fragmentos não destacados e de dimensões menores que 20 mm, apresentam melhor evolução com tratamento conservador, que consiste na imobilização inguinomaleolar de modo a impedir pressão sobre o local da lesão, até que se tenham evidências radiológicas de consolidação. Mediante persistência dos sintomas ou lesões com aspecto esclerótico na cratera, indica-se tratamento cirúrgico clássico, o que inclui perfurações da lesão com brocas, a fim de estimular a neoangiogênese e a cicatrização, seguido de fixação interna. Nesse procedimento, podem ser utilizados fios de Kirschner ou parafusos. Caso haja corpos livres, deve-se definir sua viabilidade, tanto do componente ósseo, quanto do cartilagíneo. Por último, decide-se sobre a possibilidade de sua fixação após curetagem do leito de destacamento ou da necessidade de enxertia.

DOENÇA DE PANNER

Corresponde à osteocondrite do capítulo umeral, com necrose avascular do osso epifisário subcondral dessa estrutura. Também de etiologia discutível e ainda indeterminada, a hipótese de estresse mecânico, repetitivo, em valgo da articulação parece ganhar suporte em uma parcela dos casos.

Epidemiologia

Crianças mais jovens, geralmente menores de dez anos, e meninos são os mais acometidos por essa condição, que geralmente está associada a atividades que envolvem carga e estresse mecânico no membro superior, como levantamento de peso e arremesso.

Quadro clínico

Clinicamente, há dor e limitação antálgica da mobilidade articular, perda da extensão final e dor à palpação lateral do cotovelo. A ocorrência de corpos livres intra-articulares ainda pode ocasionar bloqueio mecânico da articulação.

Diagnóstico

A radiografia demonstra uma alteração da epífise do capítulo, sem uma lesão óssea definida, que indicaria, classicamente, um quadro de osteocondrite dissecante.

Tratamento

O tratamento costuma ser conservador. Medicações sintomáticas e afastamento de atividades físicas que demandem da articulação são medidas iniciais, podendo ser necessária a imobilização articular até a regressão da sinovite, o que pode levar até seis semanas. O tratamento cirúrgico é reservado para casos refratários, que consistem na drilagem da área de necrose ou, no caso de corpos livres, sua remoção por artrotomia ou artroscopia. Na presença de corpos livres, é importante diferenciar da osteocondrite dissecante, que apresenta prognóstico pior.

A maioria dos casos evolui sem comprometimento funcional.

DOENÇA DE SEVER

Inflamação da fise de crescimento da tuberosidade posterior do calcâneo.

Epidemiologia

Afeta crianças entre cinco e 12 anos de idade, sendo mais frequente em meninos, e é a principal causa de dor no calcanhar de crianças e adolescentes.

Quadro clínico

Dor limitante no calcâneo associada aos esforços. Associa-se ao início de práticas esportivas, como Osgood-Schlatter, e à obesidade.

Diagnóstico

- **Clínico:** dor à palpação da face posterior do calcâneo. Deve-se identificar se não há lesão de pele que indique trauma direto por sapatos de cano baixo.
- **Radiografias:** solicitar AP, perfil e axial de calcâneo, bilateral. A fise do calcâneo costuma apresentar mais de um núcleo de ossificação, mas, na doença de Sever, observa-se esclerose e fragmentação (Figura 2).

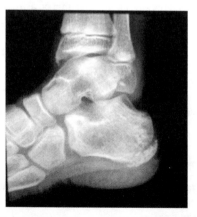

Figura 2 Doença de Sever. Observe fragmentação e esclerose da epífise do calcâneo.

Tratamento

Nas crises, podem-se usar anti-inflamatórios e gelo, e deve-se evitar a prática esportiva. Palmilhas de amortecimento para o calcâneo podem ser de algum benefício, assim como sapatos de cano mais alto.

Doença autolimitada com resolução espontânea, assim que o núcleo se fundir.

BIBLIOGRAFIA

Cahill BR: Current concepts review. Osteochondritis dissecans, J Bone Joint Surg. 1997;79:471.

Carey JL, Grimm NL. Treatment algorithm for osteochondritis dissecans of the knee. Ortop Clin N AM. 2015;46:141-146.

Cowell HR, Williams GA: Kohler disease of the tarsal navicular. Clin Orthop. 1981;158:53.

Hefti F, Buguiristain J, krauspe R, et al.: Osteochondritis dissecans: a multicenter study of the European Pediatric Orthopaedic Society, J Pediatr Orthop B. 1999;8:231.

Helal B, Gibb P: Freiberg's disease: a suggested pattern of management, Foot Ankle. 1987;8:94.

Higuera J, Laguna R, Peral M, et al. Osteochondritis dissecans of the Talus during childhood and adolescence. J Pediatr Orthop. 1998;18:328.

Krause BL, Williams JPR, Caterral A: Natural history of Osgood-Schlatter disease. J Pediatr Orthop. 1990;10:65.

S. Terry Canale. Campbell's Operative Orthopaedics, Tenth edition.

Schenck RC, Goodnight JM: Current concepts review. Osteochondritis dissecans, J Bone Joint Surg. 1996;78ª:439.

Shaik HH, et al. Osteochondritis dissecans of the knee in children and adolescents: our experience with transchondral drilling. Acta Medica (Hradec Králové). 2015;58(3):98-103.

Woodward AH, Bianco AJ Jr: Osteochondritis dissecans of the elbow. Clin Orthop. 1975;110:35.

5 | Osteocondromatose

Marcelo Poderoso de Araújo

INTRODUÇÃO

Também conhecida pelos termos *exostose múltipla hereditéria*, *exostose cartilaginosa*, *condrodisplasia deformante* e *condrodisplasia deformante hereditária*, entre outros, a osteocondromatose é caracterizada por uma anomalia do desenvolvimento esquelético em múltiplos ossos.

EPIDEMIOLOGIA

Usualmente, essa afecção é descoberta na mesma faixa etária da lesão isolada (osteocondroma). Uma avaliação mais precisa da história familiar da doença permite, no entanto, um diagnóstico mais precoce. Em mais de 50% dos pacientes, a doença pode ser mapeada a partir de um parente acometido. Trata-se de uma condição transmitida por herança autossômica dominante, cuja prevalência é variável com a idade. Atualmente, atinge um a cada 50.000 indivíduos.

Histologicamente, as lesões na osteocondromatose múltipla consistem em uma massa óssea pediculada, formada pela ossificação endocondral de uma cartilagem em crescimento.

QUADRO CLÍNICO

Diferentemente de uma lesão neoplásica, o crescimento das lesões na osteocondromatose, costuma acompanhar o crescimento do indivíduo e cessa quando a maturidade esquelética é alcançada.

Manifesta-se mais frequentemente na infância com múltiplas protuberâncias subcutâneas adjacentes às articulações e pode interferir no crescimento longitudinal dos membros. Até 10% dos indivíduos acometidos apresentarão discrepância de comprimento dos membros.

Embora bem dispersas, as lesões acometem mais frequentemente joelhos (fêmur distal e tíbia proximal), tornozelos e escápulas.

Os sintomas estão associados ao crescimento das lesões, o que causa desconforto local, e a sua localização – próxima às articulações – gera deformidade e disfunção articular.

As lesões que surgem na região metafisária acabam posicionadas mais para a diáfise, mediante o crescimento do osso. À avaliação radiográfica, as lesões podem assumir morfologia diversa, pediculada, séssil ou achatada.

Apesar de rara, a degeneração sarcomatosa é a complicação mais grave na evolução da osteocondromatose. Sua incidência varia conforme a série, de 1% a 5%, sendo seu tamanho proporcional ao tempo de seguimento. As manifestações mais comuns do condrossarcoma são dor e aumento do volume, com metástases apenas tardiamente.

TRATAMENTO

O tratamento, quando necessário, é cirúrgico. A cirurgia é indicada em casos de massas dolorosas, ou para otimizar a mobilidade articular, liberar compressões de tendões, vasos ou nervos, ou ainda para corrigir ou prevenir deformidades.

Os pacientes com osteocondromas, em especial quando múltiplos, devem ser acompanhados com radiografias anualmente, para avaliação da progressão do tumor.

Em caso de aumento inesperado de volume, alteração morfológica da lesão e acentuação da dor, estão indicados um exame de imagem mais detalhado (TC ou RNM) e biópsia para descarte de malignização. Uma vez constatada alteração sarcomatosa, deve-se seguir tratamento específico para neoplasia maligna.

CONDUTA DA INSTITUIÇÃO

Pacientes com osteocondromatoses são acompanhados anualmente com radiografias. Só há indicação cirúrgica se houver sintomas importantes ou comprometimento funcional.

Deformidades e alterações de crescimento são tratadas, conforme o caso, através da ressecção da lesão e do crescimento guiado.

ALGORITMO DE TRATAMENTO

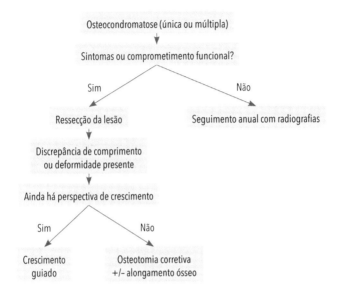

BIBLIOGRAFIA

Canale ST. Campbell's Operative Orthopaedics, Tenth edition.
D'Ambrosia R, Fergunson Jr AB: The formation of osteochondroma by epiphyseal cartilage transplantation. Clin Orthop Relat. 1968;61:103.
Dahlin D. Bone Tumors. Springfield: III, Charles C Thomas; 1978.
Darilek S, Wicklund C, Novy D, et al: Hereditary multiple exostosis and pain. J. Pediatr Orthop. 2005;25:369.
Herring JA. Tachdjian's Pediatric Orthopaedics from the Texas Scottish Rite Hospital for Children, Fifth edition.
Peterson HA. Multiple hereditary osteochondromata. Clin Orthop. 1989;239:242.

6 | Manejo de dor em crianças

David Gonçalves Nordon
Luciana Myiahira

PROBLEMÁTICA

Acreditava-se até pouco tempo que crianças sentiam menos dor do que adultos em razão da imaturidade de seu sistema neurológico. Dessa forma, elas receberiam menos medicações do que adultos. Por isso, no departamento da emergência, a grande maioria das crianças com fraturas e mais de 1/3 das crianças com fraturas desviadas não recebem medicação para dor no local.

Conceitos errados sobre complicações, tolerância e dependência de medicações levam tanto funcionários do sistema de saúde como pais a administrarem menos medicamentos do que deveriam.

VISÃO ATUAL

Os fetos apresentam o aparato para sensibilidade da dor completamente desenvolvido na 29ª semana, e, acredita-se que apresentem sensibilidade ainda mais aguda que em adultos.

A realização de procedimentos sem a devida analgesia promove aumento do estresse em procedimentos futuros, imunossupressão e comprometimento da função respiratória, o que prolonga a estadia hospitalar em pacientes internados, uma vez que a dor ativa respostas neuroendócrinas que aumentam o catabolismo tecidual e comprometem a sua recuperação.

Há uma relação positiva entre a ansiedade perioperatória e a dor pós-operatória. Tal ansiedade se associa principalmente à falta de conhecimento da própria doença e dos procedimentos a serem realizados.

Crianças acima de quatro anos são capazes de definir o local da dor e sua gravidade, embora apresentem-se relutantes a falar com enfermeiras, por desconforto, vergonha ou medo de receber injeção para tratamento da dor, e, por isso, articulam-se basicamente através de seus pais.

MUDANÇA DE PARADIGMA

O manejo da dor é uma atividade multiprofissional e interpessoal, na qual o conhecimento de todas as partes envolvidas (das crianças aos funcionários hospitalares e, em última análise, do médico) é essencial para o sucesso. Quanto menos dor o paciente sentir em todos os estágios do tratamento, menos complicações apresentará no futuro, sobretudo quanto ao desenvolvimento de dor crônica e hiperalgesia.

Técnicas não farmacológicas de manejo da dor permitem uma redução da necessidade do uso de medicação, com redução moderada da dor (de 30 a 50%), e são utilizadas por praticamente todos os pais, estando o contato físico com o filho presente em 89% dos casos. Por outro lado, o auxílio para pedir medicação analgésica ocorre apenas em 27,3% dos casos, segundo um estudo realizado em Cingapura. Isso, provavelmente, se deve à falta de conhecimentos sobre medicamentos analgésicos e concepções errôneas sobre dependência de medicações para dor.

TÉCNICAS DE MANEJO DA DOR

Avaliação da dor

Crianças com menos de quatro anos são geralmente avaliadas quanto à dor através da escala comportamental FLACC (Tabela 1). Para crianças entre quatro e sete anos, prefere-se usar a escala analógica de dor adaptada com faces de Wong e Baker, enquanto as acima de sete anos já conseguem compreender e utilizar a escala analógica visual semelhante a de adultos, com ou sem números.

Tabela 1   Escala comportamental de avaliação de dor (FLACC).

Comportamento	Pontuação		
Categoria	1	2	3
Face	Sem expressão particular ou sorriso	Careta ou arqueamento de sobrancelhas ocasional; retraído, desinteressado	Mandíbulas frequentemente ou constantemente contraídas, queixo tremendo
Pernas	Posição normal, relaxada	Inquieta, tensa	Chutando ou com as pernas para cima
Atividade	Deitada, quieta, posição normal, move-se facilmente	Sacudindo, balançando para a frente e para trás, tensa	Arqueada, rígida, espasmódica
Choro	Sem choro, acordada ou dormindo	Geme, reclama ocasionalmente	Choro constante, gritos ou soluços, reclama constantemente
Consolo	Contente, relaxada	Reassegurada por toque ocasional, abraço, conversa; possível de distrair	Difícil de consolar ou confortar

É importante sempre realizar avaliações constantes da dor do paciente de forma satisfatória, uma vez que as crianças não gostam de informar espontaneamente aos profissionais de saúde sobre sua dor. Deve-se, entretanto, sempre acreditar no relato de dor feito pela criança, mesmo nas mais novas, com dois anos de idade.

Educação

O treinamento da equipe hospitalar sobre manejo da dor em pacientes internados é especialmente importante, pois as mesmas dúvidas e conceitos errôneos que os pais apresentam podem ser compartilhados por eles.

Acredita-se que as intervenções mais promissoras para o sucesso do manejo da dor em crianças, fora do ambiente hospitalar, seja a orientação dos pais sobre horários definidos de medicação e lembretes para que não se esqueçam. As informações, porém, não podem ser feitas muito próximas do momento da intervenção cirúrgica, pois o estresse associado pode evitar que sejam adequadamente lembradas.

Técnicas não farmacológicas

- Ambientais:
  - Ambiente calmo
  - Presença dos pais
  - Utilizar sala de tratamento (manter o quarto do paciente um lugar seguro)
  - Permitir itens de conforto.
- Comportamentais:
  - **Evitar** reasseguramento, desculpas ou criticismo
  - Distração (chupetas bolhas, músicas, vídeos)
  - Respiração profunda

- Contrairritação (frio, pressão, vibração)
- Solução doce
- Preparação apropriada para a idade
- Sugestionamento
- Interrupção de pensamentos

As estratégias mais utilizadas pelos pais são:

- Contato (abraçar, segurar, tocar).
- Confortar/reassegurar.
- Ficar junto.
- Auxíliar com atividades de vida diária.
- Adequar o ambiente para que se torne mais confortável (temperatura, luz, barulho, objetos de conforto).

Técnicas farmacológicas

No tratamento farmacológico da dor aguda, deve-se seguir a escada analgésica estabelecida pela OMS para crianças, que consiste em apenas dois degraus. O primeiro degrau dessa escala consiste em: analgésico simples (paracetamol, devido à restrição do uso de dipirona em outros países pelo risco razoavelmente controverso de agranulocitose), associado a anti-inflamatório não esteroidal (Ibuprofeno). No segundo nível da escala, em vez da utilização da opioides fracos ou moderados, opta-se por opioides fortes (morfina).

Visando sempre a manter a criança com a menor dor possível, o médico deve estimar a provável dor do paciente de acordo com a complexidade do procedimento e iniciar a escada a partir desse degrau. Na dor aguda, deve-se, preferencialmente, descer a escada. Subir indica que se iniciou com baixa dose de medicação.

A seguir, apresentamos alguns exemplos:

Uma hemiepifisiodese de tíbia proximal por técnica de Metaizeau provavelmente terá analgesia suficiente com dipirona de horário, associada ou não a anti-inflamatório.

A redução cruenta de quadril com osteotomia periacetabular e o encurtamento femoral certamente necessitarão de analgesia com não opioides, opioides, anti-inflamatórios e medicação de resgate.

Deve-se prestar atenção aos pacientes mais sensíveis a dor, pois eles podem necessitar de mais medicações, mesmo para procedimentos de menor complexidade.

O uso excessivo de medicações de resgate, além da medicação de horário (maior que 4 a 6 vezes por dia), indica a necessidade de aumentar a medicação de manutenção.

Tabela 2 Medicamentos utilizados para analgesia em crianças.

Medicação	Dose	Observações
Analgésicos		
Dipirona	15 mg/kg, até 6/6h	Máximo 60 mg/kg/dia
Paracetamol	15 mg/kg, até 6/6h	Não ultrapassar 100 mg/kg/dia – 4 g por dia.
Anti-inflamatórios não hormonais		
Ibuprofeno	10 mg/kg, até 6/6h	Após 4 meses/6 kg. Máximo 40 mg/kg/dia
Cetoprofeno	1 mg/kg, até 8/8h	Após 1 ano. Máximo 25 mg/dose
Diclofenaco	1 mg/kg, até 8/8h	Após 6 anos (seguro após 1 ano). Máximo 150 mg/dia.
Opioides		
Tramadol	1 a 2 mg/kg, até de 6/6h.	Máximo 400 mg/dia.
Codeína	0,5 a 1 mg/kg, a cada 3 a 4 horas. >50 kg: 30 a 60 mg.	Não usar para crianças menores de 12 anos.

(continua)

Tabela 2   Medicamentos utilizados para analgesia em crianças. *(continuação)*

Medicação	Dose	Observações
Oxicodona	1 a 12 meses: 0,05 a 0,125 mg/kg a cada 4 horas 1 a 12 anos: 0,125-0,2 mg/kg a cada 4 horas (máximo 5 mg por dose)	1 a 12 anos, liberação lenta: 5 mg a cada 12 horas
Morfina	1 a 6 meses: 0,1 mg/kg a cada 6 horas 6 a 12 meses: 0,1 mg/kg a cada 4 horas (máximo 2,5 mg/dose) 1 a 2 anos: 0,1 mg/kg a cada 4 horas 2 a 12 anos: 0,1-0,2 mg/kg a cada 4 horas (máximo 2,5 mg por dose)	Má-absorção via oral. Prefere-se intravenoso Administrar lentamente (5 minutos)

Analgésicos simples

Embora nos Estados Unidos haja preferência pelo uso de paracetamol e anti-inflamatórios, a impressão do nosso serviço é de que a analgesia dada pela dipirona é superior à do paracetamol, sendo este utilizado apenas em casos de alergia à dipirona. Os casos de agranulocitose pela dipirona parecem muito menos frequentes do que os casos de insuficiência hepática causados pelo paracetamol.

Anti-inflamatórios não esteroidais

Anti-inflamatórios são utilizados como potencializadores, quando se espera dor importante pós-operatória, e são utilizados em menor dose e por menor tempo possível, dando-se preferência a opioides de resgate.

- **Cetroprofeno:** a formulação em gotas é aprovada no Brasil para uso a partir de um ano. Sua utilização EV, porém, só é permitida em maiores de doze anos, embora estudos internacionais demonstrem sua segurança inclusive no uso endovenoso contínuo por 24 horas. Lesão renal e outros efeitos colaterais com anti-inflamatórios são raros em crianças.

- **Opioides:** Recomenda-se o uso de opioides mais fortes em doses menores, em lugar do uso de doses maiores de opioides moderados ou fracos.

A dose de opioides necessária para tratamento de dor deve ser adequada à criança; variando de criança para criança e, mesmo, na mesma criança ao longo do tratamento.

No ambulatorial, recomenda-se aumentar a dose em no máximo 50% a cada 24 horas; nos prescritores experimentados, até 100%.

O opioide de primeira linha é a morfina. Não há dados que permitam indicar outro como de primeira linha. Entretanto, caso necessário, pode ser usado conforme seu perfil de segurança, disponibilidade, custo e adequação ao caso. No nosso serviço, damos preferência ao uso de morfina endovenosa durante a internação; ambulatorialmente, utilizamos Tramadol via oral e, caso seja necessário opioide mais forte, a Oxicodona.

A troca de opioide deve ser feita quando aumenta o risco de efeitos colaterais, ou quando estes se tornam incômodos ou intoleráveis. Não deve ser feito de rotina.

A utilização de codeína é proscrita pelas guidelines da OMS e pelo FDA para pacientes abaixo de doze anos, pela ausência ou pouco funcionamento da sua enzima metabolizadora.

Combinação de medicamentos

É preferível combinar medicamentos com efeitos sinérgicos, a fim de potencializar a analgesia e diminuir seus efeitos deletérios.

Outros analgésicos

O uso de corticoides, antidepressivos e anticonvulsivantes para o tratamento de dor **não** é indicado em crianças.

MOMENTOS DE INTERVENÇÃO

Pré-operatório

As intervenções pré-operatórias se iniciam no momento do agendamento da cirurgia. Deve-se orientar adequadamente a família sobre o procedimento que será realizado, suas possíveis complicações e o que pode ser esperado com relação à dor e ao tempo de reabilitação. Determinados locais utilizam bonecos para explicar à criança como será feito o procedimento, para que ela possa replicá-lo e ampliar, assim, seu entendimento e controlar sua ansiedade e a subsequente dor pós-operatória.

Certas intervenções menores, como tenotomias percutâneas ambulatoriais, podem se beneficiar da utilização de analgésicos uma hora antes da intervenção.

Não há benefício na utilização de medicação preventiva para crianças.

Intraoperatório

No intraoperatório, deve-se enfatizar a intervenção anestésica adequada e, sempre que possível, realizar bloqueios anestésicos, que impactem positivamente na utilização de medicamentos para dor no pós-operatório imediato. Quando não é possível a realização de bloqueios, a infiltração local com anestésicos também auxilia na redução da dor da incisão cirúrgica.

Pós-operatório

No pós-operatório, deve-se tomar o cuidado de prescrever medicação analgésica em dose adequada, com medicação de resgate, caso necessário; além de permitir a presença dos pais e levar a criança ao seu quarto, um local seguro, o mais breve possível. É importante que a criança seja questionada periodicamente sobre sua dor para que não seja submedicada.

A participação de toda a equipe e o trabalho em conjunto são essenciais para a prevenção da dor neste estágio do tratamento.

A absorção da medicação no pós-operatório diminui de forma considerável, podendo aumentar o tempo para atingir a concentração adequada em até 5 vezes. Por isso, a analgesia deve ser iniciada o mais cedo possível.

Em domicílio

Os estudos sobre medicação, por horário e conforme necessário, em casa, são controversos. A maioria deles foi realizada para cirurgias otorrinolaringológicas. Acredita-se, porém, que cirurgias ortopédicas sejam intrinsecamente mais dolorosas e que haja benefício na administração de medicação analgésica de horário, de forma que a criança não experimente um período de dor por falta de cobertura, dentre a sua solicitação ao responsável e o funcionamento da medicação, que pode ultrapassar uma hora.

No retorno, deve-se avaliar se a medicação está adequada; pois o uso excessivo de medicação de resgate (4-6 vezes por dia) chama a atenção para a necessidade de aumentar a medicação de base (ou adicionar, ou trocar, ou aumentar a dose).

A medicação prescrita para casa deve refletir o que estava sendo utilizado durante a internação hospitalar, ou seja: se estavam sendo utilizados analgésicos simples e opioides, não se deve prescrever apenas analgésicos simples para casa, pois a criança provavelmente estará submedicada.

Departamento de emergência

No departamento de emergência, deve-se sempre tomar o cuidado de iniciar a analgesia na criança tão logo seja possível, especialmente quando for realizada redução incruenta de fraturas.

No caso de suturas, deve-se tomar cuidado com a dose da lidocaína utilizada para injeção, conforme a Tabela 3.

CONDUTA DA INSTITUIÇÃO

O grupo de ortopedia infantil educa paciente, pais e equipe hospitalar para a prevenção e manejo da dor.

Além de técnicas não farmacológicas, como as ambientais (quarto seguro, confortável, presença dos pais), utiliza-se também a distração para procedimentos que possam ser dolorosos, para os quais não foi indicada a sedação.

Sempre que possível são utilizados bloqueios durante a indução anestésica.

No pós-operatório, opta-se pela utilização de dipirona, ibuprofeno e opioides (morfina endovenosa de horário e com dose de resgate durante a internação). Em casa, indica-se medicação de horário (analgésicos não opioides, associados ou não a opioides, de acordo com a gravidade da dor) e opioides de resgate, caso necessário.

Tabela 3   Doses seguras de anestésicos locais.

Medicamento	Dose
Lidocaína sem epinefrina	4 mg/kg
Lidocaína com epinefrina	5-7 mg/kg

PONTOS-CHAVE

- Orientação adequada à família e ao paciente.
- Utilizar métodos não farmacológicos no manejo da dor.
- Questionar sobre dor com frequência.
- Não submedicar.
- Preferir associar tipos diferentes de medicações em doses menores a uma medicação em dose máxima (não opioides +/– opioides +/– anti-inflamatório +/– morfina de resgate).
- Ampliar analgesia sempre que estiver utilizando medicação de resgate em excesso.

BIBLIOGRAFIA

Bauman BH, McManus JG. Pediatric pain management in the emergency department. Emerg Med Clin N Am. 2005;23:393-414.

Botzenhardt S, Rashed AN, Wong ICK, Tomlin S, Neubert A. Analgesic drug prescription patterns on five international paediatric wards. Pediatr Drugs. 2016;18:465-73.

Carbone C, Rende P, COmertiati P, Carnovale D, Mammi M, Sarro G. The Safety of ketoprofen in different ages. J Pharmacol Pharmacother. 2013 Dec;4(Suppl1):S99-S103.

Chiaretti A, Pierri F, Valentini P, Russo I, Gargiullo L, Riccadi R. Current practice and recent advances in pediatric pain management. European Review for Medical Pharmacological Sciences. 2013;17(Suppl1):112-26.

Chieng YJS, Chan WCS, Liam JLW, Klaini-Yobas P, Wang W, He HG. Exploring influencing factors of postoperative pain in school-age children undergoing elective surgery. Journal for Specialists in Pediatric Nursing. 2012;18(3):243-52.

Chng HY, He HG, Chan SWC, Liam JLW, Zhu L, Cheng KKF. Parents' knowledge, attitudes, use of pain relief methods and satisfaction related to their children's postoperative pain management: a descriptive correlational study. Journal of Clinical Nursing. 2015;24:1630-42.

Chorney JM, Twycross A, Mifflin K, Archibald K. Can we improve parents' management of their children's postoperative pain at home? Pain Res Manag. 2014;19(4):e-115-23.

Cimpello LB, Khine H, Avner JR. Practice patterns of pediatric verus general emergency physicians for pain management of fractures in pediatric patients. Pediatric Emergency Care. April 2004;20(4):228-32.

Cramton REM, Gruchala NE. Managing procedural pain in pediatric patients. Curr Opin Pediatr. 2012;24:530-8.

Erskine A, Wiffen PJ, Conton JA. As required versus fixed schedule analgesic administration for postoperative pain in children. Cochrane Database of Systematic Reviews. 2015; 2:CD011404.

Fitzgerald M, Koltzenburg M. The functional development of descending inhibitory pathways in the dorsolateral funiculus of the newborn rat spinal cord. Brain Res. 1986;389:261-70.

Fongkaeo W. Normalizing: a study of young Thai children's experiences with postoperative acute abdominal surgical pain. Seatle, WA: University of Washington. 2002.

Fortier MA, Chou J, Maiurer EL, Kain ZN. Acute to chronic postoperative pain in children: preliminary findings. J Pediatr Surg. 2011;46:1700-5.

Heinrich M, Mechea A, Hoffmann F. Improving postoperative pain management in children by providing regular training and an updrated pain therapy concept. Eur J Pain. 2016;20:586-93.

Herrong JA. Tachdjian's Pediatric Orthopaedics from the Texas Scottish Rite Hospital for Children. Elsevier, Philadelphia, PA. 5th edition. 2481 pp.

Huth MM, Broome ME, Mussatto KA, Morgan SW. A study of the effectiveness of a pain management booklet for parents of children having cardiac surgery. Pain Management Nursing. 2003;4:31-9.

Jaaniste T, Hayes B, von Baeyer CL. Providing children with information about forthcoming procedures: a review and synthesis. Clinical Psychology: Science and Practce. 2007;14:124-43.

Joshi GP, Ogunnaike BO. Consequences of inadequate postoperative pain relief and chronic persistent operative pain. Anesthesiol Clin Noth America. 2005;23:21-36.

Kankkunen P, Vehvilainen-Julkunen K, Pietilä AM, Halonen P. Parents' perceptions of their 1-6-year-old children's pain. European Journal of Pain. 2003;7:203-11.

Kokki H, Karvinen M, Jekunen A. Pharmacokinetics of a 24-hour intravenous ketoprofen infusion in children. Acta Anaesthesiol Scand. 2002;46(2):194-8.

Kokki H, Tuovinen K, Hendolin H. Intravenous ketoprofen and epidural sulfentanil analgesia in children after combined spinal-epidural anaesthesia. Acta Anaesthesiol Scand. 1999;43(7):755-9.

Kokki H, Tuovinen K, Hendolin H. The effect of intravenous ketoprofen on post-operative epidural sulfentantil analgesia in children. Anesth Analg. 1999;88(5):1036-41.

Kokki H. Nonsteroidal anti-inflammatory drugs for postoperative pain. A focus on children. Pediatric Drugs. 2003;5(2):103-23.

Kuehn BM. FDA: no codeine after tonsillectomy for children. J Am Med ASsoc. 2013;309:1100.

Lee GY, Yamada J, Kylolo O, Shorkey A, Stevens B. Pediatric clinical practice guidelines for acute procedural pain: a systematic review. Pediatrics. 2014;133:500-15.

Schechter NL, Allen DA, Hanson K. Status of pediatric pain control: a comparison of hospital analgesic usage in children and adults. Pediatrics. 1986;77:11-5.

Schultz-Machata A-M, Weiss M, Becke K. What's new in pediatric acute pain therapy? Curr Opin Anesthesiology. 2014;27:316-22.

Selbst SM, Clark M. Analgesic use in the emergency department. Ann Emerg Med. 1990;19:1010-3.

Shavit I, Hershman E. Management of children undergoing painful procedures in the emergency department by non-anesthesiologists. IMAJ. 2004;6:350-5.

Taddio A, Katz J, Ilersich Al, Koren G. Effect of neonatal circumcision on pain response during subsequent routine vaccination. Lancet. 1997;349:599-603.

Weisman SI, Bernstein B, Schechter NL. Consequences of inadequate analgesia during painful procedures in children. Arch Pediatr Adolesc Med. 1998; 152:147-9.

WHO guidelines on the pharmacological treatment of persisting pain in children with medical illnesses. World Health Organization. 2012. 172pp.

7 | Displasia do desenvolvimento do quadril

David Gonçalves Nordon

INTRODUÇÃO

Termo preferido à "luxação congênita do quadril". Espectro de alterações do desenvolvimento do quadril.

- **Quadril luxado:** cabeça do fêmur encontra-se acima do lábrum. Sem congruência articular.
- **Quadril subluxado:** cabeça do fêmur encontra-se no nível do lábrum, em níveis variáveis. Há alguma congruência articular.
- **Quadril instável:** quadril que normalmente não está luxado, mas pode ser luxado através da manobra de Barlow.
- **Quadril displásico:** apresenta alterações acetabulares.
- **DDQ típica:** pré-natal ou pós-natal, ocorre em paciente de outra maneira saudável.
- **DDQ teratológica:** associada a doenças neuromusculares, é intrauterina.

EPIDEMIOLOGIA

- **Incidência:** 10:1.000 (subluxação e DDQ); 25-50:1.000, se realizada avaliação universal por ultrassonografia; entretanto, apenas 5:1.000 necessitam de tratamento.

Mais comum em meninas (80%) e do lado esquerdo (60%), sendo 20% bilateral.

O principal fator de risco é a apresentação pélvica e a posição agripina durante a gestação.

Outros fatores de risco: primogênito, deformidades posturais, oligodrâmnio e história familiar. A prematuridade não é mais considerada fator de risco.

QUADRO CLÍNICO

O quadro clínico é variável de acordo com a idade do paciente (Tabela 1).

Após os três meses, Barlow e Ortolani se tornam negativos. A partir desta idade, o achado mais confiável para o diagnóstico é limitação (sinal de Hart) e assimetria da abdução. A limitação após oito semanas é altamente associada a DDQ e deve ser investigada com ultrassonografia ou radiografia (conforme idade). A limitação bilateral, entretanto, não é um indicativo forte.

Achados clínicos que estão associados à DDQ e devem chamar a atenção ao seu diagnóstico:

- Metatarso varo
- Pé calcâneo-valgo
- Torcicolo congênito
- Plagiocefalia
- Contratura em extensão dos joelhos

DIAGNÓSTICO E CLASSIFICAÇÕES

A avaliação clínica leva à suspeita diagnóstica, porém o diagnóstico definitivo é feito através de exames de imagem. A radio-

Tabela 1 Achados clínicos do paciente com DDQ conforme faixa etária.

0 a 2 meses	3 a 12 meses	Após início da marcha
Sinais sugestivos: • Assimetria de pregas poplíteas e dobras das coxas • Galeazzi positivo • Assimetria das dobras inguinais • Frouxidão à extensão do quadril e do joelho • Projeção da linha de Klisic (do trocanter maior à espinha ilíaca anterossuperior [EIAS]) abaixo do umbigo • Ponta do trocanter maior acima da linha de Nélaton (linha traçada entre a EIAS e a tuberosidade isquiática) Testes diagnósticos: • Ortolani positivo • Barlow positivo	• Limitação da abdução a 90 graus de flexão (sinal de Hart) • Galeazzi positivo • Postura de rotação lateral do membro inferior com aparente encurtamento • Assimetria marcada das pregas e dobras (sinal de Peter-Bade) • Mobilidade de pistão ou sinal de telescopagem • Proeminência lateral do trocanter maior • Ortolani – pode ser positivo (incomum) ou negativo (deformidade rígida, irredutível) • Contratura em abdução contralateral	• Lordose lombar excessiva • Abdome protuberante • Trocanter maior proeminente • Marcha na ponta do pé • Trendelenburg positivo • Claudicação • Contratura em adução do quadril com joelho valgo compensatório

grafia só se torna confiável após 4-6 meses de idade, por isso a avaliação inicial é feita com ultrassonografia na maioria dos casos.

A *ultrassonografia* não deve, entretanto, ser realizada antes de 3-4 semanas de idade, devido à frouxidão fisiológica (leva a Graf IIa, i.e., inconclusivo pela imaturidade, ou a erros diagnósticos), que se resolve espontaneamente com seis semanas. Oitenta e oito a noventa por cento dos quadris levemente displásicos ao nascimento se resolvem espontaneamente. Por isso, indica-se uma estratégia de vigília ativa.

Indicações:

- Achados anormais ou anomalias dos quadris no exame físico ou por imagem;
- História familiar de DDQ;
- Apresentação pélvica;
- Oligodrâmnio ou outras causas que levem à moldagem postural;
- Condições neuromusculares; e
- Monitoramento de pacientes em tratamento conservador de DDQ.

A *classificação ultrassonográfica de Graf* (Tabela 2) dita o tratamento em recém-nascidos/lactentes. É importante avaliar as imagens para se certificar de que o exame foi feito adequadamente. Um exame bem realizado apresenta o ilíaco como uma linha reta, e não curva (Figura 1).

Tabela 2   Classificação ultrassonográfica de Graf.

Tipo	Ângulo alfa	Ângulo beta	Comentários
Ia	>60	<55	
Ib	>60	>55	
IIa	50-59	–	<3 meses
IIb	50-59	–	>3 meses
IIc	43-49	70-77	Concêntrico, acetábulo muito deficiente
IId	43-49	>77	Subluxação

(continua)

Tabela 2 Classificação ultrassonográfica de Graf. *(continuação)*

Tipo	Ângulo alfa	Ângulo beta	Comentários
III	<43	>77	Luxação baixa; diferenciável por alterações cartilaginosas em A e B
IV	Não mensurável	Não mensurável	Luxação alta; lábrum luxado interposto entre cabeça femoral e acetábulo; *labrum* invertido

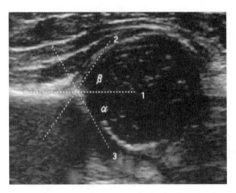

Figura 1 Imagem ultrassonográfica para avaliação dos ângulos do quadril.

Radiografias

O diagnóstico é feito através da incidência anteroposterior da bacia. Devem ser traçadas as linhas de Hilgenreiner, Perkins e arcos de Shenton, conforme Figura 2. A cabeça do fêmur deve estar no quadrante inferomedial do quadril. Se identificadas subluxação ou luxação, a incidência de Lauenstein deve ser solicitada para avaliar redutibilidade. O índice acetabular normal é de 30 graus e diminui progressivamente conforme a criança se desenvolve.

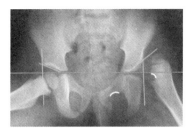

Figura 2 Radiografia de bacia em incidência anteroposterior com linhas e ângulos a serem traçados. Linha horizontal: linha de Hilgenreiner; Linha vertical: linha de Perkins; Linha diagonal: ângulo acetabular; Arco branco: arcos de Shenton. Como o quadril direito está em perfil, não é possível traçar o arco deste lado.

TRATAMENTO E COMPLICAÇÕES

O tratamento tem por objetivo proporcionar um quadril reduzido, com o mínimo de complicações, de forma mais breve possível. Assim, ele é dividido de acordo com a época do diagnóstico e com a obtenção de redução.

Ao nascimento

Quadril instável, mas não luxado: um período de observação de três semanas é seguro. Se não houver correção, inicia-se o uso do suspensório de Pavlik.

Quadril luxado: inicia-se imediatamente o uso do Pavlik.

Até seis meses

Uma vez identificado quadril instável ou luxado, deve-se iniciar o uso do suspensório de Pavlik, com retornos semanais. Se não houver indicação de redução após três semanas (Graf até 2c), indica-se redução incruenta e gesso pélvico-podálico.

O principal fator de risco para insucesso do Pavlik é idade do início de uso (acima de 4 meses).

- *Seguimento:* o gesso na redução incruenta deve ser mantido por três meses, com acompanhamento mensal por radiografias. Após a retirada, inicia-se a fisioterapia e o uso de órtese de Milgram por quatro semanas. Contudo, têm-se observado bons resultados sem o seu uso, e a tendência é abandoná-la em breve.

Quadro 1   Pérolas e armadilhas do tratamento com suspensório de Pavlik.

Suspensório de Pavlik
Indicação: 0 a 6 meses
Faixa anterior: controla flexão. Manter entre 90 e 110 graus Faixa posterior: controla abdução. Manter dentro da zona de segurança (área em que o quadril se encontra reduzido). A princípio, só deve bloquear adução
Paralisia do nervo femoral: por flexão excessiva. Geralmente, há perda de função do quadríceps do lado afetado na primeira semana. Porém, pode ocorrer resolução espontânea em até 2 semanas. Preditiva de mau resultado com Pavlik. Diminuir flexão do quadril para mínimo aceitável

De 6 a 18 meses

Na falha do uso do suspensório de Pavlik, independentemente da idade, ou a partir do momento em que ele não é mais aplicável (i.e., quando a criança rola, vira e senta, de forma que não fica fisiologicamente em decúbito dorsal com os quadris abduzidos), é indicado tentar redução em centro cirúrgico, inicialmente de forma incruenta e, no seu insucesso, cruenta.

Após a redução, é aplicado um GPP. Em reduções incruentas, costuma-se deixá-lo por três meses. Em reduções cruentas, um período inferior, de até oito semanas, tem sido suficiente. Em ambos os casos, após a retirada do gesso, usa-se uma órtese de tipo Milgram por mais quatro semanas. Entretanto, têm-se observado sucesso mesmo com sua utilização por menos tempo ou sem a sua utilização. Acredita-se que a tendência será abandonar seu uso, no pós-operatório, em breve.

Quadro 2 Pérolas e armadilhas da redução incruenta do quadril.

Redução incruenta	
Dificuldade de redução	Realizar tenotomia dos adutores Se houver redução após a tenotomia, testar estabilidade e zona de segurança e, em especial, estender o joelho. A tensão dos isquiotibiais é um fator que leva à luxação e pode aumentar a pressão da cabeça no acetábulo, podendo ocasionar subluxação, instabilidade ou até mesmo osteonecrose
Acessar qualidade da redução	*Artrografia intraoperatória:* pode indicar necessidade de redução cruenta (1) **(Conduta da instituição)** *Fluoroscopia:* permite avaliação da relação cabeça-acetábulo no plano coronal na incidência AP; a utilização da incidência *inlet* **(conduta da instituição)** ajuda na avaliação da relação no plano sagital (desvios anteriores ou posteriores), evitando a necessidade de realização de exames de maior complexidade *Ressonância nuclear magnética:* preferida em detrimento da tomografia computadorizada, por não emitir radiação. Pode ser feito um protocolo com cortes axial e coronal na ponderação T2 com supressão de gordura, protocolo que leva menos de 3 minutos por sequência e permite sua realização sem necessidade de sedação da criança
Área de segurança	Da abdução máxima ao grau de adução onde o quadril se encontra instável. Tenotomia dos adutores pode ampliá-la. Imobilizar o quadril dentro desta zona (de praxe, adicionar 10 graus à abdução limite de luxação), mas nunca em seus extremos
Necrose avascular	Complicação mais temida. Evitada quando se mantém a abdução na zona de segurança

(continua)

Quadro 2 Pérolas e armadilhas da redução incruenta do quadril. *(continuação)*

Redução incruenta	
Irredutível	Considerar redução aberta Observar *limbus* (alteração patológica de resposta à luxação); ligamento redondo; pulvinar; ligamento acetabular transverso; cápsula, constrita pelo iliopsoas. É interessante identificar todos estes fatores e intervir de acordo; com relação ao iliopsoas, sua desinserção no trocanter menor é preferida

Acima de 18 meses

Convencionalmente, crianças acima de 18 meses apresentarão a necessidade de redução cruenta, associada ou não a osteotomias de encurtamento femoral.

Naquelas menores de 18 meses em que a redução incruenta não apresentou sucesso, a redução cruenta é preconizada e a realização de intervenções ósseas é feita conforme necessidade, mas a osteotomia de encurtamento femoral raramente é necessária.

Após a redução, o gesso é usado por oito semanas com imobilização dentro da zona de segurança. Após retirada, indica-se fisioterapia.

Há controvérsias em relação à indicação de osteotomia acetabular entre os 18 e 36 meses; alguns autores favorecem a realização da osteotomia de Salter no mesmo momento em que realizam a redução para maximizar o potencial de remodelação do acetábulo. Observa-se que, uma vez reduzido o quadril, se ele permanece estável mesmo sem a osteotomia acetabular, há chance de remodelamento em crianças com menos de três anos.

Contudo, após três anos de idade ou se a redução ficou instável às custas da parede acetabular, é indicada a realização de osteotomias do quadril para corrigir as displasias.

Quadro 3 Pérolas e armadilhas da redução cruenta.

Redução cruenta	
Via de acesso	Smith-Petersen modificada
Incapacidade de redução	Encurtamento femoral. Um teste para avaliar a sua necessidade consiste em, com o quadril reduzido, realizar a extensão do joelho. Uma nova luxação indica encurtamento dos isquiotibiais, que é compensada com encurtamento femoral Avaliar quantidade de encurtamento a partir da sobreposição das partes do fêmur com o quadril reduzido após a osteotomia. Manter baixo limiar para sua realização, pois é o principal indicativo de necessidade de outro procedimento. A correta higiene do acetábulo, com retirada de partes do ligamento redondo, pulvinar, secção do ligamento transverso são essenciais. A realização de cortes radiais no lábio acetabular também auxilia na redução do quadril.
Reluxação	A liberação insuficiente da cápsula anteromedial e das estruturas articulares inferiores – ligamento acetabular transverso – frequentemente é negligenciada. Ligamento redondo protuberante. Abdução insuficiente no GPP.

Indicamos osteotomias corretivas, como Dega ou Salter, até os cinco anos de idade. Após, acreditamos que há perda do potencial de remodelamento do acetábulo e, por isso, recomenda-se osteotomias de salvamento ou de redirecionamento acetabular.

Acompanhamento

Preconiza-se um acompanhamento periódico, embora, uma vez reduzido o quadril, advoga-se a realização do mínimo de radiografias possível, para diminuir a exposição à radiação, uma vez que a patologia é crônica.

Quadro 4 Pérolas e armadilhas de osteotomias do quadril.

Osteotomias do quadril	
Salter	Deficiência na cobertura anterolateral em um quadril reduzido concentricamente Não indicada se acetábulo raso Necessário enxerto ósseo e fixação interna Melhores resultados: 1,5 a 4 anos
Dega	A utilizada nesta instituição apresenta bons resultados. Mesma indicação do Salter Não é necessário material para fixação Técnica simples Enxerto de origem da crista ilíaca ou da própria osteotomia femoral
Pemberton	Incompleta; não é necessária a fixação interna De 1,5 ano até a maturidade esquelética
Steel	Se a cartilagem trirradiada permanecer aberta Redução concêntrica é necessária Utiliza fixação interna e enxerto ósseo Criança mais velha ou adolescente
Ganz	Cartilagem trirradiada fechada Estável, carga com muletas imediatamente depois Redução concêntrica é necessária
Salvação (Shelf/ Chiari)	**Chiari**: maiores de 8 anos, ADM satisfatória, espaço articular preservado, pouca artrose **Shelf**: indicado quando a redução congruente é impossível; quando não há artrose grave ou é necessário aumentar a cobertura após outras osteotomias

CONDUTA DA INSTITUIÇÃO

Pacientes recém-nascidos são tratados com suspensório de Pavlik. Pacientes mais velhos, ou com insucesso, são submetidos à redução incruenta. Na sua falha, tenta-se a redução cruenta com ou sem a realização de osteotomias de encurtamento femorais. Se a displasia do quadril progredir, realizam-se osteotomias conforme indicação.

Em casos crônicos ou de crianças mais velhas, é realizada a redução cruenta, osteotomia de encurtamento e osteotomia acetabular, até os cinco anos de idade.

Em todos eles, após a retirada do gesso, tende-se a reduzir o tempo de uso ou não utilizar de todo a órtese de Milgram.

Após esse período, estão indicadas osteotomias de redirecionamento ou salvamento.

ALGORITMO DE TRATAMENTO

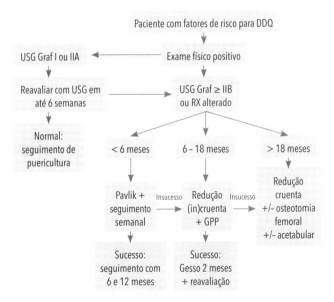

PONTOS-CHAVE

- Meninas, lado esquerdo.
- Diagnóstico precoce – alta suspeição. Exame físico, USG na suspeita, não indicado USG de rastreio até 6 semanas.
- Após 3 a 4 meses, preferir RX.
- Iniciar tratamento o mais breve possível.
- Ser tão agressivo quanto necessário para obter redução adequada do quadril.

BIBLIOGRAFIA

Albinana J, Dolan LA, Spratt KF, Morcuende J, Meyer MD, Weinstein SL. Acetabular dysplasia after treatment for developmental dysplasia of the hip. Implications for secondary procedures. J Bone Joint Surg Br. 2004;86:876-86.

American Institute of Ultrasound in Medicine; American College of Radiology. AIUM practice guideline for the performance of an ultrasound examination for detection and assessment of developmental dysplasia of the hip. J Ultrasound Med. 2009;28:114-9.

Aronsson DD, Goldberg MJ, Kling TF, Roy DR. Developmental dysplasia of the hip. Pediatrics. 1994;94:201-8.

Bache CE, Clegg J, Herron M. Risk factors for developmental dysplasia of the hip: ultrasonographic findings in the neonatal period. J Pediatr Orthop B. 2002;11:212-8.

Bialik V, Bialik GM, Blazer S, Sujov P, Wiener F, Berant M. Developmental dysplasia of the hip: a new approach to incidence. Pediatrics. 1999;103:93-9.

Castelein RM, Sauter AJ, de Vlieger M, van Linge B. Natural history of ultrasound hip abnormalities in clinically normal newborns. J Pediatr Orthop. 1992;12:423-7.

Chmielewski J, Albiñana J. Failures of open reduction in developmental dislocation of the hip. J Pediatr Orthop B. 2002;11:284-9.

Choudry Q, Goyal R, Paton RW. Is limitation of hip abduction a useful clinical sign in the diagnosis of developmental dysplasia of the hip? Arch Dis Child. 2013;98:862-6.

DelBello Da, Nattrass GR, Moseley CF, Watts HG. Acetabular development after open reduction in developmental dysplasia of the hip. The role of concurrent innominate osteotomy. Orthop Trans. 1995;19:298.

Gholve PA, Flynn JM, Garner MR, Millis MB, Kim YJ. Predictors for secondary procedures in walking DDH. J Pediatr Orthop. 2012;32:282-9.

Gillingham BL, Sanchez AA, Wenger DR. Pelvic osteotomies for the treatment of hip dysplasia in children and young adults. J Am Acad Orthop Surg. 1999;7:325-37.

Gould SW, Grissom LE, Niedzielski A, Kecskemethy HH, Bowen JR, Harcke HT. Protocol for MRI of the hips after spica cast placement. J Pediatr Orthop. 2012;32:04-9.

Graf R. The diagnosis of congenital hip-joint dislocation by ultrasonic Combound treatment. Arch Orthop Trauma Surg. 1980;97(2):117-33.

Guille JT, Pizzutillo PD, MacEwen GD. Developmental dysplasia of the hip from birth to six months. J AM Acad Orthop Surg. 2000;8:232-42.

Kershaw CJ, Ware HE, Pattinson R, Fixsen JA. Revision of failed open reduction of congenital dislocation of the hip. J Bone Joint Surg Br. 1993;75:744-9.

Malvitz TA, Weinstein SL. Closed reduction for congenital dysplasia of the hip. Functional and radiographic results after an average of thirty years. J Bone Joint Surg Am. 1994;76:1777-92.

Massa BSF, Guarniero R, Godoy RM Jr, Rodrigues JC, Montenegro NB, Cordeiro FG. Use of inlet radiographs in the assessment of reduction after the surgical treatment of developmental dysplasia oh the hip. JBJS. 2017;May 99-B(5):697-701.

Murnaghan ML, Brown e RH, Sucato DJ, Birch J. Femoral nerve palsy in Pavlik harness treatment for developmental dysplasia of the hip. J Bone Joint Surg Am. 2011;93:493-9.

Ömeroglu H, Köse N, Akceylan A. Success of Pavlik Harness Treatment decreases in patients ≥ 4 months and in ultrasonographically dislocated hips in developmental dysplasia of the hip. Clin Orthop Relat Res. 2015; Epub ahead of print. (PMID: 2233698026047647)

Orak MM, Onay T, Gümüsts SA, Gürsoy T, Muratli HH. Is prematurity a risk factor for developmental dysplasia of the hip: A prospective study. Bone Joint J. 2015;97-B:716-20.

Rosendhal K, Dazateux C, Fosse KR, Aase H, Aukland SM, Reigstad H, Alsaker T, Moster D, Lie RT, Markestad T. Immediate treatment versus sonographic surveillance for mild hip dysplasia in newborns. Pediatrics 2010;125:e9-16.

Schwend RM, Shaw BA, Segal LS. Evaluation and treatment of developmental hip dysplasia in the newborn and infant. Pediatrics Clin North Am. 2014;61:1095-1107.

Shorter D, Hong T, Osborn DA. Cochrane Review: Screening programmes for developmental dysplasia of the hip in newborn infants. Evid Based Child Health. 2013;8:11-54.

Tarassoli P, Gargan MF, Atherton WG, Thomas SR. The medial approach for the treatment of children with developmental dysplasia of the hip. Bone Joint J. 2014;96-B:406-13.

Thomas SR. A review of long-term outcomes for late presenting developmental hip dysplasia. Bone Joint J. 2015;97-B:729-33.

Vitale MG, Skaggs DL. Developmental dysplasia of the hip from six months to four years of age. J Am Acad Orthop Surg. 2001;9:401-11.

Doença de Legg-Calvé Perthes | 8

Roberto Guarniero
Patrícia Moreno Grangeiro
David Gonçalves Nordon

INTRODUÇÃO

Identificada por três autores diferentes ao mesmo tempo, Legg, Calvé e Perthes, a doença de Legg-Calvé-Perthes (DLCP) é a osteonecrose idiopática da epífise proximal do fêmur, de patogênese ainda incerta, embora se acredite que eventos repetitivos de comprometimento da vascularização sejam necessários para a ocorrência da doença.

EPIDEMIOLOGIA

- Afeta principalmente crianças entre 4 e 8 anos de idade.
- Afeta entre 4 e 32 crianças a cada 100.000.
- Cinco vezes mais comum em meninos.
- Há alguns dados sociodemográficos que, apesar de clássicos, apresentam pouco significado no nosso meio: é mais comum em caucasianos, em países de maior latitude, em classes de menor nível socioeconômico e áreas menos populosas.

QUADRO CLÍNICO

Waldenström dividiu a DLCP em quatro estágios, que ocorrem ao longo de quatro anos de doença, aproximadamente, e possuem apresentações clínicas distintas. Há o estágio inicial e o de fragmentação, que são os estágios mais sintomáticos, nos quais a criança apresenta uma dor insidiosa no quadril, irradiada ou não para o joelho ipsilateral, claudicação e perda de movimentos do quadril acometido, em especial rotação interna, mas também flexão e abdução. Nos estágios seguintes, o de reossificação e o residual, a dor desaparece e é substituída pela restrição de movimentos, causada pela deformidade, e por uma dor mecânica relacionada ao comprometimento da qualidade articular, ou ao impacto do trocânter maior na bacia durante a abdução. Sinais como o de Trendelenburg podem se tornar mais evidentes nessa fase, em razão da alteração do braço de alavanca do mecanismo abdutor do quadril e de uma relativa insuficiência glútea.

DIAGNÓSTICO E CLASSIFICAÇÕES

O diagnóstico da DLCP é feito, predominantemente, a partir da radiografia de bacia nas incidências anteroposterior e de Lauenstein. O aumento do espaço medial da articulação, em razão da diminuição da altura da cabeça, e o aumento da densidade epifisária (esclerose) são achados precoces, seguidos por fratura subcondral e fragmentação epifisária. Os achados radiográficos são explicados pelas classificações, sendo a classificação de Waldenström modificada (Figuras 1 e 2, Quadro 1) a de compreensão mais fácil.

Outra classificação clássica é a de Herring (Quadro 2, Figura 3), ou a classificação do pilar lateral. Contudo, ela só pode ser utilizada na fase de fragmentação, o que compromete, de forma considerável, sua utilização clínica.

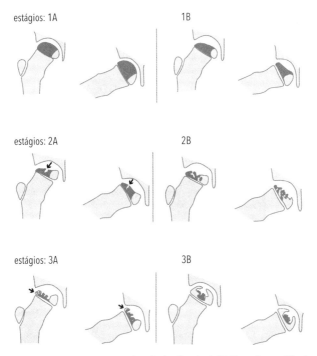

Figura 1 Representação esquemática da classificação de Waldenström modificada. Na sequência: 1a, 1b, 2a, 2b, 3a, 3b. O estágio 4, ou residual, não está representado.

Uma classificação de relevância para o seguimento, após a resolução da doença, é a classificação de Stulberg (Quadro 3, Figura 4). Ela é dividida em cinco classes, porém a heterogeneidade entre avaliadores pode ser grande, dependendo da experiência de cada um. De forma prognóstica, contudo, pode-se dividir a clas-

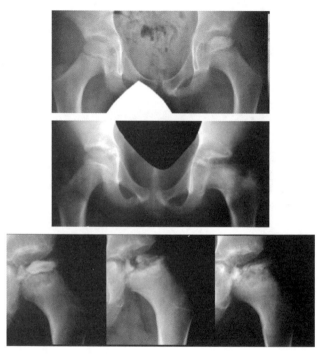

Figura 2 Evolução da doença de acordo com Waldenström: necrose, fragmentação e reossificação residual.

sificação em duas categorias: as de bom prognóstico (classes I e II) e as de mau prognóstico (III a V), baseando-se principalmente na esfericidade e no tamanho da cabeça, além da relação com o acetábulo, sendo que cabeças centradas e esféricas apresentam melhores prognósticos.

Quadro 1 Classificação de Waldenström modificada.

Estágio	Descrição
1	Necrose avascular ou estágio inicial (+/− 1 ano)
1a (precoce)	Radioluscência da cabeça femoral. Sem perda de altura
1b (tardio)	Achatamento do topo da cabeça femoral; uma fratura subcondral pode ser visível. Não há sinais de fragmentação
2	Fragmentação ou estágio reabsortivo (de 1 a 1,5 ano)
2a (precoce)	Densidade irregular; uma fragmentação precoce pode ser percebida, com uma ou duas fissuras visíveis na incidência AP ou lateral
2b (tardio)	Fragmentação avançada, sem novo osso lateral à epífise fragmentada visível
3	Reossificação (de 2 a 3 anos)
3a (precoce)	Neoformação óssea no perímetro da cabeça femoral, cobrindo menos de um terço da largura da epífise
3b (tardio)	O osso neoformado gradualmente preenche a área central e o contorno da cabeça se torna mais bem definido. Há crescimento ósseo de mais de 1/3 do tamanho da epífise
4	Residual. A cabeça se encontra homogênea, mas aumentada, achatada, com colo curto. Não se observa radiograficamente osso avascular

Quadro 2 Classificação de Herring.

Classificação	Descrição
A	Sem envolvimento do pilar lateral
B	> 50% da altura do pilar lateral mantida
B/C	Pilar lateral fino ou pouco ossificado, com perda de 50% do pilar lateral
C	< 50% da altura do pilar lateral mantida

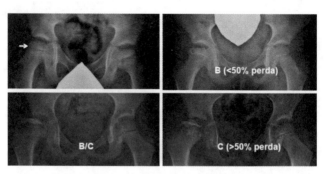

Figura 3   Classificação de Herring modificada.

Quadro 3   Classificação de Stulberg.

GRUPO	ACHADOS RADIOGRÁFICOS
I	Congruente, esférico
II	Congruente, esférico, porém com algum achatamento menor que 2 mm nos círculos de Moesley.
III	Congruente, não esférico (elíptico), não cabe dentro do círculo de 2 mm.
IV	Não esférico, congruente, com alteração acetabular.
V	Não esférico, incongruente.

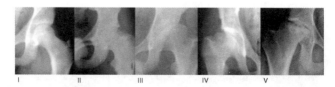

Figura 4   Classificação de Stulberg.

TRATAMENTO E COMPLICAÇÕES

Fatores prognósticos:

- Idade do paciente no início da doença (menores de seis anos apresentam melhor prognóstico, quando comparados a maiores de oito anos, no diagnóstico da doença);
- Estágio da doença (estágios iniciais apresentam melhores prognósticos);
- Extensão do envolvimento epifisário (quanto maior o envolvimento, pior o prognóstico); e
- Extrusão lateral da cabeça (é o principal sinal de cabeça em risco e de mau prognóstico).

Outros fatores associados a pior prognóstico são: sexo feminino, excesso de peso, rigidez com perda progressiva de ADM, contratura em adução e duração prolongada da doença.

Princípio da contenção

É o fator de decisão entre tratamento cirúrgico e não cirúrgico. Contenção, nesse caso, significa a capacidade de manter a cabeça locada no acetábulo durante todo o desenvolvimento da doença, o que a protege de forças deformantes. A contenção é avaliada radiograficamente, embora a radiografia possa ser insuficiente para se avaliar tridimensionalmente a contenção da cabeça. Não existe consenso sobre qual o limite de contenção ideal para um bom resultado.

Tratamento conservador

Existem diversos tratamentos conservadores prescritos, que focam, de modo geral, a retirada de carga da articulação afetada, através do uso de muleta, cadeira de rodas ou imobilizadores.

A restrição de carga é controversa, não somente porque não há evidências experimentais contundentes de que ela modifique a evolução da doença, mas também porque é extremamente desafiador fazer com que uma criança não se apoie na perna afetada. Por isso, em nosso serviço, não indicamos a restrição de carga, mas somente a diminuição de atividades de impacto, como correr e pular.

Com relação a imobilizadores, em determinados serviços são utilizados gesso de Petrie (ou *broomstick*) ou órteses de abdução (Atlanta e Toronto). No nosso serviço, entretanto, não indicamos gessos ou braces, pois não há evidências claras de que funcionem.

Tratamento cirúrgico

O objetivo do tratamento cirúrgico é obter a contenção da cabeça. As técnicas de tratamento atuais, contudo, ainda apresentam efeitos relativamente modestos, por isso ainda se procura um tratamento ideal para a DLCP, embora haja evidências que indicam que crianças mais velhas (maiores de oito anos) são as que mais se beneficiam de tratamento cirúrgico.

Osteotomias

A osteotomia varizante proximal deve ser realizada antes do estágio tardio de fragmentação (Waldentröm modificada 2b). A indicação clássica é para crianças com oito ou mais anos de idade, logo após o diagnóstico da doença e mais de 50% de acometimento da cabeça femoral.

Técnica: varizar no máximo 20°, pelo encurtamento do membro. Se necessário, realiza-se a tenotomia dos abdutores para ganhar amplitude de movimento do quadril. Deve-se fazer o corte planejando uma varização de 20°.

Ela apresenta resultados semelhantes à osteotomia de Salter, que é outra opção para o tratamento.

Artrodiastase

Os estudos sobre artrodiastase ainda são pouco conclusivos. Acredita-se que, ao negativar o estresse na articulação, permita-se a recuperação da epífise. Indicada nos estágios iniciais da doença, essa pode ser uma opção de salvamento para pacientes com mais de oito anos de idade, com doença avançada.

- **Indicações:** opção de salvamento para colapso da cabeça, perda de amplitude de movimento e subluxação; cabeça em risco na fase de fragmentação.
- **Preparo pré-operatório:** todos os nossos pacientes passam por avaliação psicológica, fisioterapia e assistência social para certificação de que estão em condição para realizar a cirurgia.
- **Técnica:** Inicia-se com a tenotomia do adutor longo (e de outros adutores, caso necessário) para que se ganha abdução e avaliação fluoroscópica da redução do quadril. Realiza-se a montagem com três pinos de Schanz supra-acetabulares, com montagem em pirâmide e o superior inclinado para inferior, entre os dois inferiores ou logo acima deles; três pinos de Schanz na diáfise femoral, ligados a dois sextos de anéis ("bananas"), com três barras entre si para permitir a distração (Figura 5).
- **Cuidados pós-operatórios:** a artrodiastase é mantida pelo período de quatro meses, durante os quais se observa recuperação da altura da cabeça. O paciente deve iniciar fisioterapia logo após a realização da cirurgia, para treino de marcha com a perna saudável e para manutenção da amplitude de movimentos do joelho do lado acometido.

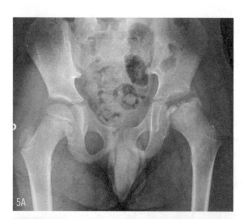

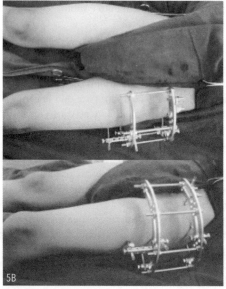

8 Doença de Legg-Calvé Perthes 83

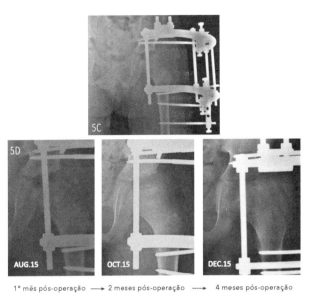

1º mês pós-operação ⟶ 2 meses pós-operação ⟶ 4 meses pós-operação

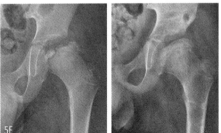

Figura 5 Caso clínico de paciente submetido à artrodiastase.
Paciente com 7 anos e 10 meses, classificado com Waldenström modificado 3a e Herring C (5A). Dor e claudicação de início havia 18 meses e redução de rotação interna e abdução. As figuras 5B e 5C demonstram a montagem clínica do fixador e seu aspecto na radiografia. A figura 5D apresenta a evolução da cabeça femoral durante o uso do fixador e a figura 5E, o resultado final.

Quadro 4 Pérolas e armadilhas no tratamento cirúrgico da DLCP.

	Pérolas	Armadilhas
Artrodiastase	Indicar no início da fase de fragmentação e de acordo com os critérios listados. Realizar pequena hipercorreção, com o arco de Shenton com degrau para baixo (figura 6).	Schanz muito anterior pode causar dor e fibrose do quadríceps; Schanz muito posterior pode levar a lesão de pele e dor. Atenção a hipocorreção e consequente subluxação do quadril.
Osteotomia femoral varizante	Avaliar a contenção obtida com o quadril em abdução máxima. Realizar varização de 10 a 20 graus, no máximo.	Varização abaixo de 10 graus e acima de 20 graus apresenta resultados ruins. Ocorrerá diferença de comprimento das pernas e perda de força do mecanismo abdutor.

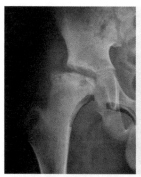 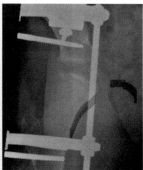

Figura 6 Hipercorreção obtida com fixador externo na artrodiastase. Observar a alteração na quebra do arco de Shenton, inicialmente com o colo ascendido e, posteriormente com o colo inferiorizado.

Correção de deformidades

Nos estágios mais tardios, pode ocorrer uma abdução em dobradiça, em razão de um quadril não contido e de uma epífise deformada.

Complicações

No tratamento conservador, pode haver complicações como: problemas gerais com a utilização das órteses e dos aparelhos gessados; encurtamento do membro inferior no lado acometido; rigidez das articulações envolvidas no tratamento.

Quadro 5 Opções de tratamento para correção de deformidades por sequelas da DLCP.

Tratamento	Indicação	Benefícios
Osteotomia valgizante	Quadril se encontra contido, quando em adução	Correção da abdução em dobradiça, correção do encurtamento, melhora do mecanismo abdutor
Osteotomia em prateleira	Para realizar a cobertura lateral de um quadril incongruente	Apresenta melhores resultados quando realizada precocemente, em comparação com indicação como cirurgia de salvamento
Luxação controlada	Correção de deformidades intra e extra-articulares	Permite osteocondroplastia da transição colo-cabeça, corrigindo assim impacto e coxa magna.
Alongamento do colo femoral	Para correção do colo encurtado	Correção do mecanismo abdutor, ganho de ADM, melhora do impacto
Abaixamento do trocanter maior	Supercrescimento do trocanter maior	Correção do mecanismo abdutor, ganho de ADM, melhora do impacto
Artroplastia	Artrose	Melhora da ADM e da dor, correção da discrepância de comprimento

No tratamento operatório, lesões e cicatrizes na pele; perda da contenção da cabeça femoral; marcha em Trendelenburg; dor persistente; e ruptura de material de implante são as principais complicações.

CONSENSO

Há pouco consenso no tratamento da DLCP. Um estudo realizado pela EPOS observou, na prática dos ortopedistas pediátricos, que:

- É consenso que crianças jovens com boa ADM devem seguir tratamento conservador.
- Há uma tendência para que crianças mais velhas, com ADM ruim ou com subluxação ou cabeça em risco devam ser tratadas com cirurgia. Na Europa, indicam-se mais osteotomias pélvicas ou combinadas do que osteotomia femoral isoladamente.

CONDUTA DA INSTITUIÇÃO

Pacientes com suspeita de doença de Perthes são avaliados com radiografias em AP e Lauenstein da bacia. A complementação com ressonância nuclear magnética de ambos os quadris é indicada para pacientes entre oito e onze anos, para avaliar a extensão do envolvimento da cabeça e indicar tratamento precoce, antes mesmo de conseguir a classificação radiográfica.

Pacientes com menos de seis anos ou na 1ª fase de Waldenström modificada são tratados de forma conservadora, com fisioterapia para manutenção da amplitude de movimentos. A restrição de carga é adotada somente para alívio de dor, caso o paciente sinta-se mais confortável.

Pacientes com mais de seis anos de idade e Waldenström modificada 1, com dor, limitação da abdução e sem sinais de cabeça em risco são submetidos a tenotomia dos adutores.

Pacientes na fase 2 de Waldenström modificada, com ou sem sintomas; ou na fase 3, sintomáticos, ou com sinais de cabeça em risco, são tratados cirurgicamente, com artrodiastase, quando cabível, ou osteotomia varizante do fêmur.

Na fase 3, sem sintomas, adota-se observação e fisioterapia para possibilitar uma ossificação com melhor contorno da cabeça.

Na fase 4 de Waldenström modificada, são realizadas cirurgias de salvamento, com plastia do colo, abaixamento do trocanter maior e acetabuloplastias. Quando a fise de crescimento do trocanter maior ainda está aberta, realizamos epifisiodese do trocanter maior para diminuir o impacto femoroacetabular.

ALGORITMO DE TRATAMENTO

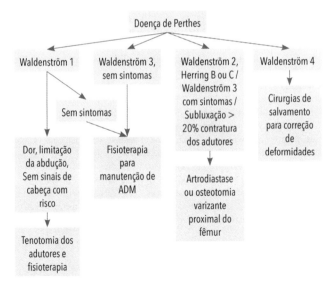

PONTOS-CHAVE

- Doença autolimitada de osteonecrose idiopática da cabeça do fêmur.
- Mais comum em meninos.
- Melhor prognóstico em menores de 6 anos.
- Tratamento conservador para crianças menores de 6 anos de idade em estágios iniciais; tratamento cirúrgico para crianças com mais de 8 anos de idade, com resultados modestos. O objetivo deve ser obter a congruência articular do quadril.

REFERÊNCIAS BIBLIOGRÁFICAS

Barker DJP, Dixon E, Taylor JF. Perthes' disease of the hip in three regions of England. J Bone Joint Surg Br. 1978 Nov;60-B(4):478-80.

Bennett JT, Stuecker R, Smith E, Winder C, Rice J. Arthrographic findings in Legg-Calvé-Perthes disease. J Pediatr Orthop B. 2002 Apr;11(2):110-6.

Calvé J. On a particular form of pseudocoxalgia associated with a characteristic deformity of the upper end of the femur. 1910. Clin Orthop Relat Res. 2006 Oct;451:14-6.

Chaudhry S, Phillips D, Feldman D. Legg-Calvé-Perthes disease: an overview with recent literature. Bull Hosp Jt Dis (2013). 2014;72(1):18-27.

Ghanem I, Haddad E, Haidar R, Haddad-Zebouni S, AounN, Dagher F, Kharrat K. Lateral shelf acetabuloplasty in the treatment of Legg-Calv´e-Perthes disease: improving midterm outcome in severely deformed hips. J Child Orthop. 2010 Feb;4(1):13-20. Epub 2009 Nov 13.

Hall AJ, Barker DJ, Dangerfield PH, Taylor JF. Perthes' disease of the hip in Liverpool. Br Med J (Clin Res Ed). 1983 Dec 10;287(6407):1757-9.

Hefti F, Clarke NMP. The management of Legg-Calvé-Perthes' disease: is there a consensus? A study of clinical practice preferred by the members of the European Paediatric Orthopaedic Society. J CHild Orthop. 2007;1:19-25.

Herring JA, Neustadt JB, Williams JJ, Early JS, Browne RH. The lateral pillar classification of Legg-Calvé-Perthes disease. J Pediatr Orthop. 1992 Mar--Apr;12(2):143-50.

Ibrahim T, Little DG. The pathogenesis and treatment of Legg-Calvé-Perthes disease. JBJS Reviews. 2016;4(7):e4.

Joseph B, Varghese G, Mulpuri K, Narasimha Rao K, Nair NS. Natural evolution of Perthes disease: a study of 610 children under 12 years of age at disease onset. J Pediatr Orthop. 2003 Sep-Oct;23(5):590-600.

Kotnis R, Spiteri V, Little C, Theologis T, Wainwright A, Benson MK. Hip arthrography in the assessment of children with developmental dysplasia of the hip and Perthes' disease. J Pediatr Orthop B. 2008 May;17(3):114-9.

Legg AT. An obscure affection of the hip joint. 1910. Clin Orthop Relat Res. 2006 Oct;451:11-3.

Morcuende JA, Weinstein SL. Complications associated with the treatment of Legg-Calvé-Perthes disease. In: Epps Jr CH, Bowen JR. Complications in pediatric orthopaedic surgery. Philadelphia: Lippincott; 1995. p. 385-418.

Perry DC, Machin DM, Pope D, Bruce CE, Dangerfield P, Platt MJ, et al. Racial and geographic factors in the incidence of Legg-Calvé-Perthes' disease: a systematic review. Am J Epidemiol. 2012 Feb 1;175(3):159-66. Epub 2012 Jan 5.

Perthes G. The classic: On juvenile arthritis deformans. 1910. Clin Orthop Relat Res. 2012 Sep;470(9):2349-68.

Pillai A, Atiya S, Costigan PS. The incidence of Perthes' disease in Southwest Scotland. J Bone Joint Surg Br. 2005 Nov;87(11):1531-5.

Purry NA. The incidence of Perthes' disease in three population groups in the Eastern Cape region of South Africa. J Bone Joint Surg Br. 1982;64(3):286-8.

Rang M. Perthes' disease. In: Wenger D, Rang M. The art and practice of children's orthopedics. New York: Raven Press; 1993. p. 297-330.

Rossi JBDMBA. Moléstia de Perthes IN (editor) Guarniero R. Ortopedia Pediátrica. São Paulo, Universidade de São Paulo. Faculdade de Medicina. Departamento de Ortopedia e Traumatologia, 1993. p. 1-5.

Rowe SM, Jung ST, Lee KB, Bae BH, Cheon SY, Kang KD. The incidence of Perthes' disease in Korea: a focus on differences among races. J Bone Joint Surg Br. 2005 Dec;87(12):1666-8.

Stulberg SD, Cooperman DR, Wallensten R. The natural history of Legg-Calvé-Perthes disease. J Bone Joint Surg Am. 1981 Sep;63(7):1095-108.

Epifisiolistese do fêmur proximal | 9

Roberto Guarniero
Rui Maciel Godoy

INTRODUÇÃO

Doença de etiologia desconhecida.

O enfraquecimento do anel pericondral da fise proximal do fêmur leva ao escorregamento gradual da metáfise do colo do fêmur, para anterior e inferior em relação à fise proximal, que permanece locada no acetábulo.

EPIDEMIOLOGIA

Acomete principalmente adolescentes obesos e com esqueleto imaturo.

Bilateral em 20 a 30% dos pacientes, sendo, em metade dos casos, simultâneo. Quando inicial, o acometimento contralateral geralmente ocorre em 18 meses.

Mais comum em meninos (entre 2 e 5 para cada menina), em negros e do lado esquerdo.

Atinge meninos dos 13 aos 15 anos e meninas dos 11 aos 13 anos, ou seja, adolescentes no segundo estirão do crescimento.

QUADRO CLÍNICO

Varia conforme o grau de escorregamento e de sua velocidade.

Inicia-se com dor de fraca intensidade na face medial do joelho, associada ou não à claudicação. Progressivamente a dor pode se localizar na região inguinal; entretanto, esta evolução pode levar meses ou anos.

Frequentemente associada a um trauma de pequena monta que, na maioria das vezes, não tem relação com a doença, mas piora os sintomas pré-existentes.

Ao exame físico, pode-se notar claudicação e encurtamento proporcionalmente mais graves, conforme a gravidade do escorregamento; predominância da rotação externa e abdução do membro inferior afetado. À flexão do quadril estendido em neutro, ocorre uma rotação externa (sinal de Drehmann).

DIAGNÓSTICO E CLASSIFICAÇÕES

O diagnóstico é feito através da radiografia anteroposterior da bacia. Se possível, realizar o perfil verdadeiro. Recomenda-se evitar a incidência de Lauenstein nos casos de escorregamento agudo pelo risco de acentuação do escorregamento.

- **Linha de Klein**: traçada tangenciando o colo do fêmur, ela deve cruzar a epífise femoral no seu terço superior. Quanto maior o escorregamento, menos da epífise é cruzado pela linha de Klein, até o ponto em que não há cruzamento (sinal de Trethowan).

- **Ângulo de Southwick:** realizado na incidência de Lauenstein. Calculado a partir de uma linha perpendicular à epífise (perpendicular a uma linha que passa pelos pontos das extremidades superior e inferior da fise) e de sua intersecção pela linha do eixo do colo não deformado.

Achados radiográficos

- **Fase pré-deslizamento:** alargamento e irregularidade da fise, com perda das suas ondulações naturais (fise careca). Geralmente observada quando se diagnostica doença contralateral.
- **Sinal da crescente metafisária de Steel (ou lua cheia):** aumento da densidade da metáfise – sobreposição do colo com a cabeça.
- **Sinal de Scham:** perda do triângulo hiperdenso formado pela sobreposição do colo e da porção inferomedial do acetábulo.

Classificação temporal

- **Aguda:** queixa há menos de três semanas.
- **Crônica:** dor há mais de três semanas; forma mais frequente.
- **Crônica agudizada:** dor insidiosa há mais de três semanas, com piora há menos de três semanas. Observa-se um deslizamento da cabeça com remodelamento do colo, o que indica um processo instalado há mais de três semanas.

Classificação funcional

- **Estável:** capaz de suportar carga.
- **Instável:** incapaz de suportar carga.
- **Classificação de Lovell-Winter:** avaliada pelo grau de deslizamento da fise em relação à largura do colo femoral:

- **Leve:** menos de um terço.
- **Moderada:** um terço a metade.
- **Grave:** mais da metade.

Classificação de Southwick

Baseada no ângulo de Southwick, que é calculado como segue (Figura 1):

Na incidência de Lauenstein, traça-se o eixo perpendicular à linha que une as duas extremidades da fise; traça-se o eixo central da parte não deformada do colo do fêmur. Subtrai-se do valor obtido no quadril contralateral. Quando o acometimento é bilateral, subtrai-se 10.

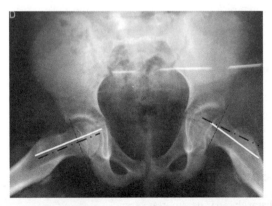

Figura 1 Cálculo do ângulo de Southwick. Linha lisa: eixo do colo não deformado. Linha tracejada: eixo epifisário. Linha de ponto e traço: perpendicular ao eixo epifisário. Note que no quadril direito são colineares, enquanto no quadril esquerdo formam angulação entre si.

- **Leve:** 0-30 graus.
- **Moderada:** 30-60 graus.
- **Grave:** maior que 60 graus.

TRATAMENTO E COMPLICAÇÕES

O tratamento conservador é indicado apenas para casos de sequela de escorregamento em que não há possibilidade de plastia do colo e inclui analgésicos, fisioterapia e preparação para futura prótese de quadril.

Tratamento cirúrgico

Fixação *in situ*: é a técnica mais utilizada atualmente em casos de escorregamentos leves e moderados. Cada vez mais, discute-se seu uso para escorregamentos graves, com osteotomia valgizante subtrocantérica após o fechamento da fise, pois induziria menores índices de osteonecrose da cabeça femoral do que osteotomias como a de Dunn. Realizamos sob escopia, com a passagem de um parafuso canulado 7,0 mm (Figura 2). As pérolas e armadilhas são mostradas no Quadro 1.

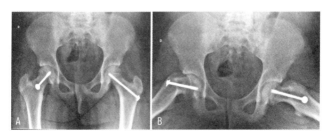

Figura 2 Fixação *in situ* bilateral.

Quadro 1   Pérolas e armadilhas na realização da fixação *in situ* da epífise femoral proximal.

Técnica	Pérolas	Armadilhas
Fixação *in situ*		
– Ponto de entrada	O ponto de entrada do fio-guia é tão mais anterior quanto é grave o escorregamento	Um ponto de entrada muito lateral não fixará a epífise de forma adequada
– Orientação na epífise	O parafuso deve apontar perpendicularmente à fise em ambos os planos	Quanto menor o ângulo de entrada do parafuso na fise, menor seu poder de fixação
– Visualização intraoperatória	Realize o perfil fletindo o quadril em 90° e deixando a ampola de escopia encostada à coxa, pela face medial	Realizar o perfil tradicional, como na incidência de Lauenstein, provoca entortamento e quebra do fio
– Retirada do parafuso	Apenas quando for realizar outra cirurgia	Parafusos com rosca parcial são mais difíceis de retirar

- **Osteotomia de Dunn modificada:** é a osteotomia mais utilizada. Realizada através da ressecção de uma cunha trapezoidal da base anterior do colo do fêmur, ela permite reposicionamento da epífise sem lesão dos vasos anteroinferiores encurtados. O Quadro 2 apresenta suas pérolas e armadilhas.
- **Redução incruenta aguda:** apresenta maus resultados, com alta incidência de osteonecrose, caiu em desuso.
- **Redução cruenta aguda com fixação:** caiu em desuso, devido ao alto índice de complicações, porém tem sido mais estudada recentemente, aparentemente com bons resultados em seguimentos de curto prazo. Diante de seus bons resultados em casos de escorregamentos estáveis e instáveis leves a moderados com fixação *in situ*, tem sido advogada nos casos

Quadro 2 Pérolas e armadilhas da osteotomia de Dunn.

Técnica	Pérolas	Armadilhas
Osteotomia de Dunn	■ É a técnica que apresentam maior poder corretivo de deformidade ■ A ressecção de cunhas menores tem mostrado menor incidência de osteonecrose	■ Só pode ser realizada quando não há barras ósseas ■ O encurtamento excessivo leva à perda do momento abdutor ■ Apresenta maus resultados em pacientes com síndrome de Down

instáveis moderados a graves, que já apresentaram maus resultados. Entretanto, não é uma conduta que seguimos na nossa instituição.

■ **Fixação profilática contralateral:** o acometimento contralateral pode ocorrer em até 80% das crianças mais jovens afetadas pela doença e em 100% daqueles com endocrinopatia. Dessa forma, é indicada a fixação profilática nos casos de: dor contralateral, pacientes mais jovens, endocrinopatia e dificuldades de seguimento.

Complicações:

■ **Condrólise:** relaciona-se principalmente à penetração do parafuso na superfície articular. É observada através da diminuição da cartilagem da cabeça do fêmur, verificada pelo tamanho de sua cabeça na radiografia. As opções de tratamento são: retirada do parafuso, troca por parafuso menor e artrodiastase com fixador externo.

■ **Osteonecrose:** Ocorre em 6 a 58% das epifisiolisteses instáveis tratadas e, virtualmente, em 0% das estáveis tratadas. Sua ocorrência deve-se à demora para realização da cirurgia, à gravidade do escorregamento, à maior jovialidade, ao pródromo mais curto, ao aumento da pressão intracapsular e à técnica cirúrgica. A alocação do parafuso no canto posterossuperior da cabeça aumenta o risco de ONCF.

Impacto

Há dois tipos de impacto: o mecânico, que ocorre nos casos de deformidade mais grave, em razão do impacto proximal do fêmur no acetábulo, o que reduz a amplitude de movimentos; e o de inclusão, que ocorre em escorregamentos leves a moderados, nos quais forma-se uma "lombada" anterior, que consegue entrar no acetábulo durante a flexão, às custas de lesão labral e cartilaginosa. As opções para correções incluem, por via aberta ou artroscópica, a osteocondroplastia do fêmur proximal, no momento da fixação *in situ*; a osteotomia corretiva, subcapital ou subtrocantérica (que apresenta menor poder de correção, porém índices muito inferiores de ONCF); e o abaixamento do trocanter maior.

Artrose: a ocorrência de artrose relaciona-se tanto ao grau de deformidade quanto ao impacto femuroacetabular. Em última instância, seu tratamento definitivo é feito com a artroplastia total do quadril, uma vez que o paciente tenha atingido idade suficiente para tal.

CONDUTA DA INSTITUIÇÃO

Os pacientes com epifisiolistese são internados imediatamente após o seu diagnóstico, independentemente de os casos serem agudos ou crônicos, com o objetivo de prevenir a piora do escorregamento. São submetidos à fixação *in situ* tão breve quanto possível nos casos leves. Nos casos moderados, indicamos fixação *in situ* e, posteriormente, a plastia do colo. Nos casos graves, indicamos osteotomia de Dunn, e a fixação profilática contralateral é indicada pelos critérios citados anteriormente.

ALGORITMO DE TRATAMENTO

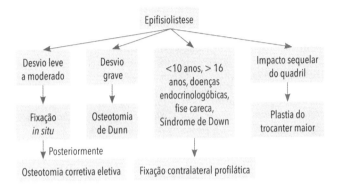

PONTOS-CHAVE

- Doença da camada hipertrófica da fise.
- Mais comum em meninos, negros, adolescentes e obesos. Até 30% bilateral.
- Fixação *in situ* é indicada para casos graves a moderados. Casos graves são tratados com osteotomia de Dunn.

BIBLIOGRAFIA:

Betz RR, Steel HH, Huss GK, et al. Treatment of slipped capital femoral epiphysis, p. Spica cast immobilization. J. Jt Surg. 1990;72-A:587-600.

Bittersohl B, Hosalkar HS, Zilkens C, Krauspe R. Current concepts in management of slipped capital femoral epiphysis. Hip Int 2015;25 (2):104-14.

Blom ML, Crawford AH. Slipped capital femoral epiphysis. An assessment of treatment modalities. Orthopaedics. 1985;8:36-40.

Brenkel TJ, Iqbal SJ, Gregf PJ. Thyroid homone levels in patients with slipped capital femoral epiphysis. J. Pediat. Orthop1988;8:22-25.

Cameron H, Wang M, KOreska J. Internal fixation of slipped femoral capital epiphysis. Clin. Orthop. 1978;137:148-153.

Chung SMK, Baternan SC, Brighton C. Shear strength of the human femoral capital epiphyseal plate. J. Bone Jt Surg. 1976;58-A:94-103.

Clement ND, Vats A, Duckworth AD, Gaston MS, Murray AW. Slipped capital femoral epiphysis. Is it Worth the risk and cost no to offer prophylactic fixation of the contralateral hip? Bone Joint J 2015;97-B:1428-34.

Crawford A. Current concepts review slipped capital femoral epiphysis. J. Bone Jt Surg. 1988;70-A:1422-1427.

Friberg S, Larsson S, Dahlstrom H. Complications associated with extraction of the ao epiphysiodesis screw. Acta Orthop. Scand. 1984;55:684.

Georgiadis AG, Zaltz I. Slipped Capital Femoral Epiphysis. How to evaluate with a review and update of treatment. Pediatr Clin N Am 2014;61:1119-35.

Klein A, Joplin RJ, Reidy JA, Hanelin J. Management of the contralateral hip in slipped capital femoral epiphysis. J. Bone Jt Surg. 1953;35-A:81-87.

Larsson S, Friberg S. Complications at extraction of the ASIF epiphysiodesis screws. Acta Orthop. Scand. 1987;58:483-484.

Leblanc E, Bellemore JM, Cheng T, Little DG, Birke O. Biomechanical considerations in slipped apital femoral epiphysis and insights into prophylactic fixation. J Child Orthop 2017;11:120-7.

Lehman WB, Menche D, Grant A, Norman A, Pugh J. The problem of evaluating of slipped capital femoral epiphysis: An experimental model a review of 63 consecutive cases. J. Pediatr. Orthop. 1984;4:297-303.

Nectoux E, Décaudain J, Accadbled F, Hamel A, Bonin N, Gicquel P. Evolution of slipped capital femoral epiphysis after in situ screw fixation at a mean 11 years' follow-up: a 222 case series. Orthopaedics & Traumatology: Surgery & Research 2015;101:51-4.

Newman PH. The surgical treatment of slipping of the upper femoral epiphysis. J. Bone Jt Surg.1960;42:280-288.

Schleslinger WT. Slipped capital femoral epiphysis. Unsolved adolescent hip disorder. Orthop. Rev. 1987;16:33-48.

Skinner SR, Berkheimer GA. Valgus Slip of the Capital femoral Epiphysis. Clin. Orthop. 1978;135:90-92.

Southwick WO. Slipped Capital Femoral Epiphysis. J. Bone Jt Surg., v. 66-A, p. 1151-1152, 1984.

Tronzo RG. Acute Slipped Capital Femoral Epiphysis. J. Bone surg., v.57, p. 433-1975.

Walters R, Simon SR. Joint Destruction, p. A Sequel of Unrecognized Pin Penetration in Patientes With Slipped capital Femoral Epiphysis. "In" the Hip, p. Proceeding of the Eighth Open Cientific Meeting of the hip Society, p. 145-164. St Louis, C.V. Mosby, 1980.

Wilberg G. Considerations on the Surgical Treatment of Slipped Epiphysis with Special Reference to Nail Fixation. J. Bone Jt Surg., v.66 A, p. 1153-1168, 1984.

Wilcox PG, Weiner DS, Leighley B. Maturation Factors in Slipped Femoral Epiphysis. J. Pediat. Orthop., v. 196-200. 1988.

Wilson PD, Jacobs B, Schechter L. Slipped Capital Femoral Epiphysis. J. Bone Jt Surg., v.47, p. 1128-1145, 1965.

10 | Coxa vara do desenvolvimento

Luiz Renato Agrizzi de Angeli

INTRODUÇÃO

O termo "coxa vara" é definido como qualquer diminuição do ângulo cérvico-diafisário do fêmur abaixo dos seus valores normais.

Já a coxa vara do desenvolvimento (ou coxa vara congênita) é uma doença caracterizada por:

- Um defeito primário da fise femoral proximal;
- Diminuição do ângulo cérvico-diafisário do fêmur;
- Encurtamento do colo femoral;

Esta condição pode se apresentar isoladamente, ou pode fazer parte de uma displasia esquelética generalizada, como a displasia metafisária múltipla (Figura 1).

Na literatura, há muita discussão em relação aos termos utilizados para definição dos tipos de coxa vara. Aqui, ela será dividida em dois tipos:

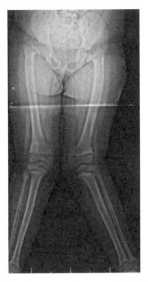

Figura 1 Coxa vara bilateral em um paciente com displasia metafisária múltipla (arquivo pessoal, Dr. Luiz Renato Agrizzi de Angeli).

1. Coxa vara do desenvolvimento ou coxa vara congênita: são sinônimos e apresentam as características acima citadas.
2. Coxa vara adquirida: secundária a várias causas, como trauma, epifisiolistese, doença de Legg-Calvé-Perthes e infecção, dentre outras.

Acredita-se que a coxa vara associada ao defeito femoral focal proximal ou ao fêmur curto congênito deva ser tratada como outra entidade em separado, porém alguns autores a descrevem como um tipo de coxa vara congênita.

EPIDEMIOLOGIA

- **Incidência:** 1-25.000 nascidos vivos
- **Gênero:** Afeta igualmente ambos os sexos (1:1)
- **Raça:** Não há predileção por raça
- **Lateralidade:** A ocorrência em ambos os quadris é igual. A doença é bilateral em 30 a 50% dos pacientes
- **Genética:** alguns estudos apontam para um padrão de transmissão autossômico dominante com penetrância incompleta.

ETIOLOGIA

É associada a várias síndromes displásicas, como a displasia metafisária múltipla e a displasia cleidocraniana, que apresenta cunho genético bem definido.

Quando ocorre como condição isolada, a coxa vara do desenvolvimento ainda não tem uma causa conhecida. A teoria mais aceita é a de um defeito primário da ossificação endocondral da porção medial do colo femoral. Outras teorias, como a do excesso de pressão intrauterina e as teorias vasculares, ainda não foram comprovadas.

QUADRO CLÍNICO

Os sintomas geralmente não se manifestam até o início da marcha:

- Marcha claudicante, geralmente sem dor;
- Discrepância de comprimento dos membros (em casos unilaterais), geralmente menor que 3 cm;
- Sinal de Trendelenburg (ou marcha de Trendelenburg);

Presença ou não de dor em razão da fadiga da musculatura abdutora do quadril.

Ao exame físico podem apresentar:

- Limitação da abdução e rotação interna do quadril;
- Proeminência do trocanter maior à palpação;
- Teste de Trendelenburg positivo;
- Ausência de sinais de instabilidade do quadril.

Achados radiográficos

Os achados radiográficos característicos incluem:

- Diminuição do ângulo cérvico-diafisário do fêmur;
- Colo femoral encurtado;
- Alargamento global da fise femoral proximal;
- Imagem característica que, contudo, não está presente em todos os casos, trata-se de duas linhas radioluscentes na região inferomedial do colo femoral, em formato de "V" invertido, contendo em seu interior um fragmento ósseo (Figura 2);
- Possibilidade de displasia acetabular.

Os ângulos e as medidas radiográficas que auxiliam no diagnóstico e tratamento são (Figura 3):

- Ângulo Hilgenreiner-epifisário:
  - Ângulo formado entre a linha de Hilgenreiner e uma linha paralela à fise proximal do fêmur. Seu valor normal varia de 0 a 25°;
  - É a principal medida utilizada para guiar o tratamento desta doença.

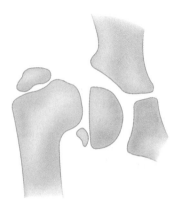

Figura 2 Desenho esquemático de uma coxa vara. Observe o sinal do "V" invertido com o fragmento ósseo inferomedial em seu interior.

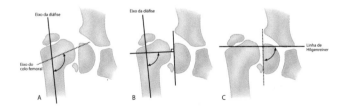

Figura 3 Ângulos utilizados para mensuração da coxa vara. A: Ângulo cérvico-diafisário. B: Ângulo cabeça-diáfise (ângulo de Southwick). C: Ângulo Hilgenreiner-Epifisário.

- Ângulo cabeça-diáfise (ângulo de Southwick)
  - Ângulo formado pela linha do eixo longo da diáfise femoral e por outra perpendicular à linha da base da epífise femoral.
- Ângulo cérvico-diafisário
  - Ângulo formado pela linha do eixo longo da diáfise femoral e pela linha do eixo longo do colo femoral;
  - Seus valores normais decrescem com a idade, sendo que, ao nascimento, apresentam-se em torno dos 150°; aos 9 anos, em torno de 138°; e, na maturidade esquelética, em torno de 120°.
  - Essa medida não é tão fidedigna para quantificar a gravidade da doença, visto que a alteração principal se encontra na fise da cabeça femoral e não exatamente no colo femoral. Logo, ela tem menor utilidade nessa condição.

TRATAMENTO

Os objetivos do tratamento são:

- Correção da angulação em varo para uma posição fisiológica;
- Mudar a transferência de carga para a fise femoral proximal, de cisalhamento, para compressão;
- Corrigir a discrepância de comprimento dos membros inferiores;
- Restabelecer a função mecânica normal da musculatura abdutora do quadril.

Tratamento conservador

- O tratamento conservador é indicado para: Pacientes com ângulo Hilgenreiner-epifisário menor que 45° e assintomáticos;

- Pacientes com ângulo Hilgenreiner-epifisário menor que 45°, com sintomas leves decorrentes da discrepância de comprimento dos membros e/ou da fraqueza da musculatura abdutora do quadril;
- Pacientes com ângulo Hilgenreiner-epifisário entre 45 e 60°, assintomáticos e sem progressão da deformidade durante o seguimento radiográfico.
- Algumas recomendações são: Deve-se repetir a radiografia de bacia na incidência anteroposterior a cada seis meses para seguimento;
- Medidas como tração, repouso na cama e aplicação de gesso pelvicopodálico não são eficazes e não alteram a história natural da doença;
- Recomenda-se a equalização da discrepância de comprimento dos membros com o uso de palmilhas ou calçados de compensação, além do fortalecimento da musculatura abdutora dos quadris, para controle dos sintomas.

Tratamento cirúrgico

- **O tratamento cirúrgico** (Tabela 1) é indicado para: Pacientes com ângulo Hilgenreiner-epifisário maior que 60°;
- Pacientes com ângulo Hilgenreiner-epifisário entre 45 e 60° e sintomáticos ou com progressão da deformidade durante o seguimento radiográfico.
- Pacientes com ângulo Hilgenreiner-epifisário menor do que 45°, sintomáticos, que não melhoraram com medidas conservadoras.

Obs.: Não há fatores preditivos de recidiva após tratamento cirúrgico.

Tabela 1 Pérolas e armadilhas do tratamento cirúrgico da coxa vara.

Técnica	Pérolas	Armadilhas
OVDF		
Correção	Hipercorrigir para 130-150° (Fig. 4), e ângulo de Hilgenreiner-epifisário <40° para evitar recidiva.	Ultrapassar a fise proximal com o implante pode levar a seu fechamento
Rotação interna	Rodar o fragmento proximal internamente para corrigir anteversão aumentada	A determinação do grau de rotação com fios de Kirschner pode ser comprometida pela pele; marcações com bisturi podem ser perdidas durante a intervenção
Idade de correção	6 anos	Menor que 2 anos apresenta maior recorrência e menores opções de fixação
Tenotomia dos adutores	Realizar quando impedem a abdução do quadril	Resultados ineficazes
Epifisiodese do trocanter maior isolada		
Implante	Placa lâmina ou bloqueada	

OVDF: Osteotomia valgizante derrotativa interna proximal do fêmur.

CONDUTA DA INSTITUIÇÃO

- Pacientes com ângulo Hilgenreiner-epifisário < 45°:
    - Devem ser acompanhados com radiografias de seis em seis meses e, se sintomáticos, devem receber prescrição de fisioterapia para fortalecimento da musculatura abdutora

do quadril, além de serem compensados para discrepância de comprimento dos membros inferiores;
- Pacientes com ângulo Hilgenreiner-epifisário entre 45 e 60°:
  - Se assintomáticos, devem ser acompanhados com radiografias de seis em seis meses. Devem receber prescrição de fisioterapia para fortalecimento da musculatura abdutora do quadril, além de serem compensados para discrepância de comprimento dos membros inferiores;
  - Se durante o seguimento houver progressão da deformidade, deve-se planejar a OVDF, preferencialmente após os seis anos de idade;
  - Se sintomáticos, deve-se planejar a OVDF de preferência após os seis anos de idade
- Pacientes com ângulo Hilgenreiner-epifisário > 60°s:
  - Deve-se planejar a OVDF, de preferência após os seis anos de idade.

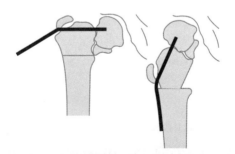

Figura 4 Desenho esquemático de uma osteotomia valgizante derrotativa interna proximal do fêmur (OVDF) com uma placa lâmina. Este procedimento também pode ser realizado com placas bloqueadas infantis para fêmur proximal.

ALGORITMO DE TRATAMENTO

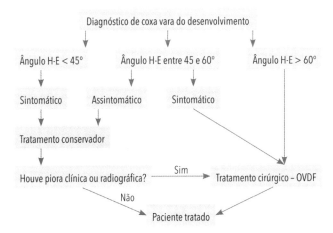

BIBLIOGRAFIA

Amstutz HC, Freiberger RH. Coxa vara in children, Clin Orthop. 1962;22:73.

Amstutz HC, Wilson PD Jr. Dysgenesis of the proximal femur (coxa vara) and its surgical management, J Bone Joint Surg Am. 1962;44:1.

Blockey NJ. Observations on infantile coxa vara. J Bone Joint Surg Br. 1969;51:106.

Carroll K, Coleman S, Stevens PM. Coxa vara: surgical outcomes of valgus osteotomies.] Pediatric Orthop. 1997;17:220-224.

Daentl DL, Smith DW, Scott CI, et al. Femoral hypoplasia: unusual facies syndrome, J Pediatr. 1975;86:107.

Delitala F: Sulla coxa vara congenita: contributo anatomopatologico, Arch Orthop. 1913;30:382.

Duncan GA. Congenital coxa vara occurring in identical twins. Am J Surg. 1937;37:112.

Fisher RL, Waskowitz WJ. Familial developmental coxa vara. Clin Orthop. 1972;86:2-5.

Golding FC: Congenital coxa vara and the short femur, Proc R Soc Med 32:641, 1938.

Haas SL: Lengthening of the femur with simultaneous correction of coxa, J Bone Joint Surg Am. 1933;15:219.

Hamanishi C. Congenital short femur: clinical, genetic and epidemiological comparison of the naturally occurring condition with that caused by thalidomide, J Bone Joint Surg Br. 1980;62:307.

Hamilton CD, DeLuca PA. Valgus osteotomy in the treatment of developmental coxa vara. Orthop Trans. 1994;18:1111.

Herring JA. Tachdjian's Pediatric Orthopaedics From The Texas Scottish Rite Hospital For Children. 5th edition. Philadelphia: Saunders Elsevier; 2014.

Johanning K. Coxa vara infantum. I. Clinical appearance and actiological problems. Act. Orthop Scand. 1951;21:273-299.

Letts RM, Shokeir MH. Mirror-image coxa vara in identical twins. Bone joint Surg Am. 1975;57:117-118.

Magnusson R. Coxa vara infantum. Aetlt Orthop Scand. 1954;23: 284-308.

Pylkkancn PV. Coxa vara infantum. Aetlt Orthop Scand. 1960;48(Suppl 48): 1-120.

Roberts DW, et al. Long Term Outcomes of Operative and Nonoperative Treatment of Congenital Coxa Vara. J Pediatr Orthop. 2016;00:000-000.

Serafin J, Szulc W. Coxa vara infantum, hip growth disturbances, etiopathogenesis, and long-term results of treatment. Clin Orthop. 1991;272:103-113.

Wenstein SL, Flynn JM. Lovell and Winter's Pediatric Orthopaedics. 7th edition. Philadelphia: Lippincott Williams & Wilkins; 2014.

Zadck I. Congenital coxa vara. Arch Surg. 1935;30:62.

Geno varo e geno valgo | 11

Natasha Vogel Majewski Rodrigues

INTRODUÇÃO

O geno varo e o geno valgo são deformidades que ocorrem no plano coronal e são queixas frequentes no ambulatório de ortopedia pediátrica. Na maioria das vezes, são assintomáticas e estão presentes durante o crescimento e o desenvolvimento da criança de forma fisiológica.[1]

O joelho, formado pela região distal do fêmur proximal, da tíbia e patela, é a articulação mais frequentemente acometida por esses desvios. Quando a alteração no alinhamento acontece no plano frontal, denominamo-na geno varo ou geno valgo, sendo que a definição de cada uma dessas deformidades depende do tipo de desvio do eixo do membro: mecânico ou anatômico.

DEFINIÇÕES:

- **Geno varo:** o centro do joelho está lateral ao eixo mecânico do membro inferior.[2,3]
- **Geno valgo:** o centro do joelho está medial ao eixo mecânico do membro inferior.[2,3]

- **Eixo mecânico do fêmur:** é uma linha que vai do centro da cabeça femoral até o ponto médio da região intercondilar, entre os ligamentos cruzados.[4]
- **Eixo mecânico da tíbia:** é uma linha do centro do platô tibial que se estende distalmente até o centro do tornozelo.[5]
- **Eixo mecânico do membro inferior:** o ângulo formado entre esses dois eixos é de 180°.[6]

Desenvolvimento fisiológico dos joelhos

O trabalho observacional de Salenius e Vankka definiu o varo e o valgo extremos do joelho de acordo com cada faixa etária. Concluíram que crianças recém-nascidas até um ano apresentam um desvio em varo de até 15°, que diminui durante seu desenvolvimento. Entre um ano e um ano e meio, a perna torna-se alinhada. E, dos dois aos três anos, atingem o extremo valgo com até 12°, corrigindo-o nos anos subsequentes. Já na maturidade esquelética, os membros inferiores apresentam de 5° a 7° de valgo, os quais são atingidos entre seis a oito anos.[7]

Contudo, crianças que permanecem com geno varo após os dois anos ou com geno valgo maior de 7° após os oito anos merecem investigação complementar e multidisciplinar. Levine e Drennan definiram o varo patológico como a presença de mais de 10° de varo bilateral observada depois dos 18 meses de idade.[8]

Nesse contexto, o primeiro passo para caracterizar a deformidade do membro inferior é a avaliação clínica do paciente. O reconhecimento do alinhamento normal e dos desvios patológicos para cada faixa etária é fundamental para definir o que deve ser realmente investigado e acompanhado e aquilo que deve ser tratado.

QUADRO CLÍNICO

O quadro clínico (Quadro 1) pode variar desde desconforto estético até alterações no padrão da marcha, o que pode causar dificuldades ao correr, desconforto nos joelhos, mau alinhamento e instabilidade patelar ou ligamentar.[1,9,10,31] A longo prazo, principalmente nos casos de geno varo, podemos observar degeneração articular precoce.[11]

DIAGNÓSTICO

O diagnóstico é estabelecido com a anamnese, o exame físico e os exames complementares de imagem, como a radiografia.

Avaliação radiográfica

As radiografias passam a ser mais fundamentais na avaliação de crianças com mais de 15 meses de idade, em deformidades maiores de 20°, nos casos que foram observados impulso lateral, criança com estatura relativamente baixa (percentil <20) ou se houver suspeita de osteopatia metabólica.[15]

Quadro 1 Quadro clínico do geno varo e geno valgo

Deformidade	Geno varo	Geno valgo
Quadro clínico	• Marcha precoce (<1 ano)[12-14] • História familiar + bilateral • Pés voltados para dentro • Protrusão dinâmica lateral (fase de apoio) • Sem frouxidão articular (se tiver é fator de risco para Blount)[15]	Fisiológico: simétrico Desvio do pé para fora Subluxação patelar lateral

No ambulatório de ortopedia pediátrica do Hospital da Clínicas de São Paulo, foi estipulado como padrão para avaliação da deformidade a radiografia panorâmica dos membros inferiores em incidência anteroposterior, que contempla desde a crista ilíaca até os pés, em posição ortostática e com patelas para a frente centradas nos joelhos.

Após realizado esse exame, com uma boa técnica, são utilizados como parâmetro o eixo mecânico do membro inferior, traçado pela união de dois pontos: o primeiro, no centro da cabeça femoral, e o segundo, no centro do tornozelo (HKA). Após traçado esse eixo, é possível identificar se há desvio no eixo de carga do membro (LBA). Idealmente, essa linha deveria cruzar o joelho na região entre as espinhas tibiais. Caso haja um desvio medial dessa linha, estará diagnosticada a deformidade em varo (Figura 1). Se essa linha passar lateralmente as espinhas, o diagnóstico é de deformidade em valgo (Figura 1).

No varo fisiológico, a distribuição do varo ocorre difusamente no fêmur distal, tíbia proximal e tíbia distal. Na doença de Blount precoce, por exemplo, a distribuição está mais focada na tíbia proximal. [15]

Confirmada a hipótese diagnóstica, o primeiro passo será realizar uma investigação complementar com o auxílio de endocrinopediatra, hematopediatra, geneticista, entre outros, para confirmar ou excluir eventuais desordens hormonais, deficiências, síndromes ou doenças ósseas que cursam com esse tipo de deformidade.

Diagnóstico diferencial

No geno varo, o diagnóstico diferencial consiste em diferenciar o fisiológico do patológico (ver Quadro 2). Ocorre o varo patológico nos casos de doença de Blount, osteopatia metabólica e

11 Geno varo e geno valgo 117

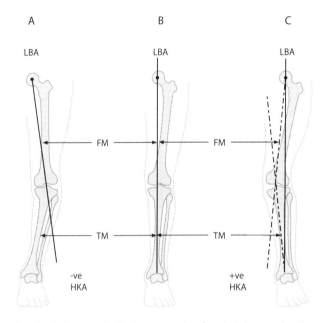

Figura 1 Ilustração dos desvios dos eixos no plano frontal. Alinhamento de A. Varo: o centro do joelho é lateral ao LBA (Alinhamento HKA é negativo). B. Alinhamento neutro: O centro do joelho está localizado no LBA (HKA = 0°); os eixos mecânicos femorais e tibiais são colineares. Alinhamento de C. Valgo: o centro do joelho é medial para o LBA (HKA é positivo).
LBA: eixo de carga, HKA: ângulo do quadril-joelho-tornozelo, FM: eixo mecânico femoral, TM: eixo mecânico tibial. (Fonte: COOKE T.D.V; SLED E.A. Scudamore RA. Frontal Plane Knee alignment: a call for standardized measurement. **J Rhematol** 2007; 34;1796-1801.)

displasias esqueléticas. Entre esses casos, o Blount é, com maior frequência, diferenciado entre varo fisiológico. [15]

Na criança, o raquitismo (mais frequentemente raquitismo hipofosfatêmico ligado a X, ou HLX) é a doença com maior chance de se apresentar inicialmente com deformidade em varo das extremidades inferiores (para mais detalhes, confira o capítulo 23, Raquitismo). [15]

Em pacientes com HLX, a cartilagem da fise dará impressão de ser anormalmente larga, com a metáfise expandida e posicionada em torno da cartilagem da fise com um aspecto de corneta. Serão notadas alterações semelhantes em todas as áreas metafisárias/fisárias. Em geral, a densidade óssea estará menor, com corticais diafisárias/metafisárias particularmente pouco definidas. O diagnóstico é estabelecido pela análise do cálcio e do fosfato do soro e na urina.[15]

Caracteristicamente, a condrodisplasia metafisária (do tipo de Schmid – autossômica dominante –, ou McKusick – autossômica recessiva) apresenta metáfises anormais, epífises normais, cabelo fino e ralo, baixa estatura, instabilidade atlantoaxial, alterações imunológicas e do trato gastro intestinal, geno varo persistente e baixa estatura. A criança que apresenta deformidade de arqueamento associada a displasia esquelética será muito baixa, geralmente abaixo do 5º percentil.[15]

Os casos com acondroplasia muitas vezes se apresentam com varismo do joelho, entretanto, achados físicos peculiares daquela devem permitir a diferenciação.

A princípio, pacientes com pseudo-acondroplasia podem apresentar varo ou valgo, em associação com frouxidão ligamentar. Também nesses casos os pacientes apresentam estatura muito baixa e achados físicos diferenciadores.

Geralmente, crianças, tanto com varo fisiológico como com doença de Blount, andam precocemente e, caracteristicamente,

Quadro 2 Diagnósticos diferenciais de geno varo

Geno varo patológico[15]	Achados clínicos e radiográficos
Doença de Blount (principal diagnóstico diferencial)	Varismo focado principalmente na tíbia proximal
Osteopatia metabólica	Deformidade de múltiplos ossos, alteração da qualidade óssea
Displasias esqueléticas	Deformidade de múltiplos ossos, alteração da qualidade óssea
Distúrbios fisários secundários ao trauma ou infecção	Alteração focal observável na fise de crescimento, geralmente mais bem avaliada por tomografia História de trauma ou infecção
Raquitismo hipofosfatêmico ligado ao cromossomo X	Deformidade de múltiplos ossos, alteração da qualidade óssea Varo geralmente distribuído entre tíbia e fêmur
Raquitismo nutricional	Deformidade de múltiplos ossos, alteração da qualidade óssea Varo geralmente distribuído entre tíbia e fêmur
Acondroplasia	Baixa estatura, alteração no desenvolvimento de ossos longos
Pseudoacondroplasia	Baixa estatura, alteração no desenvolvimento de ossos longos
Condrodisplasia metafisária	Alteração metafisária, fise preservada Múltiplas deformidades ósseas
Doença neoplásica	Lesão óssea

são apresentadas para avaliação entre os 15 e 18 meses de idade. A princípio, pode não ser óbvia a diferenciação radiográfica, pois as alterações de Langenskiöld que são diagnósticas para Blount não ficam bem diferenciadas antes de serem atingidos os 2 ou 3 anos de idade.[15]

Displasia fibrocartilaginosa focal é uma displasia focal unilateral, progressiva, de ocorrência muito rara na metáfise tibial medial proximal. A apresentação clínica é muito semelhante à doença infantil de Blount unilateral. Na radiografia, observa-se indentação focal característica na cortical metafisária-diafisária medial em associação com a tíbia vara. A epífise terá aspecto normal. História natural: com o tempo desaparece (benigna).[15]

Já para o geno valgo, deve-se diferenciar o geno valgo fisiológico do idiopático, do pós-traumático, das doenças metabólicas e das síndromes. Ele, geralmente, envolve osteopatia metabólica, como raquitismo, valgo pós-traumático ou displasia esquelética.

Quadro 3   Diagnósticos diferenciais de geno valgo

Geno valgo patológico
Osteomalacia
Fratura de Cozen
Displasia condroectodérmica (doença de Ellis-van Creveld)
Mucopolissacaridose tipo IV (Morquio)
Displasia espondiloepitelial tardia

TRATAMENTO

Estabelecido o diagnóstico, o tratamento pode variar de um simples acompanhamento até a correção cirúrgica. Ressalta-se, entretanto, a necessidade de acompanhamento multidisciplinar e de tratamento clínico para as doenças que houver.

Geno varo e geno valgo fisiológicos

No ambulatório, os pais devem ser informados da possibilidade de fazer uma previsão de correção espontânea para o varo fisiológico, o que deverá ocorrer entre 1 e 2 anos de idade. Deve-se explicar que o uso de aparelhos, como órteses ou palmilhas, não influencia na progressão ou na correção da doença. O geno valgo também deve ser observado até os sete anos, quando permanecerá com até 7°. [15]

Nos casos de deformidades mais moderadas, talvez não haja necessidade de visitas de acompanhamento, porque tanto o arqueamento quanto a rotação interna também são corrigidos com o crescimento.

Já para deformidades mais pronunciadas ou mais persistentes, as visitas de acompanhamento deverão ser marcadas com intervalo de quatro a seis meses.

Geno varo e geno valgo patológicos

Em pacientes com deformidades pronunciadas, o uso de KAFO (*knee ankle foot orthosis*) pode ser indicado para crianças com sinais de tíbia vara de Blount ou risco para tal, mas, para as outras deformidades, o uso da órtese é ineficiente na correção do varo. Para o geno valgo, o uso da órtese é pouco tolerado e, por isso, não é indicado.[15]

Portanto, na falha do tratamento clínico ou na evolução da deformidade, opta-se pela correção cirúrgica. São inúmeras as opções de técnicas para promover o alinhamento, osteotomias, hemiepifisiodeses definitivas ou temporárias; mas escolher o método ideal para cada paciente exige experiência técnica e embasamento teórico, a fim de evitar sub/sobrecorreções ou recidivas.

As osteotomias são mais indicadas para pacientes com pouco potencial de crescimento ou deformidades graves, maiores de 20° de valgo, pois sabe-se que a correção exclusiva por meio do crescimento guiado não seria suficiente ou acarretaria um encurtamento importante do membro.

Com o trabalho de Green e Anderson, que afirmam que 71% do crescimento femoral ocorre no aspecto distal do fêmur, e 57% do crescimento tibial, no aspecto proximal da tíbia, e as observações de Bowen et al., os quais afirmam que a correção com a hemiepifisiodese da tíbia proximal é de 5° por ano, enquanto a do fêmur distal é 7° por ano, métodos foram elaborados para calcular o momento exato da hemiepifisiodese, seja ela definitiva ou temporária, para corrigir o alinhamento do membro.

Segundo Stevens, a indicação de cirurgia para correção do geno valgo é: distanciamento intermaleolar maior que 5 cm, dor na região anterior dos joelhos, instabilidade patelar, marcha em "circundação" e estética. Para serem submetidos a esse tratamento, os pacientes devem ter pelo menos seis meses de potencial de crescimento.[9]

Concluiu-se que o geno valgo persistente maior de 10° depois de oito anos; entre 15-20° em qualquer faixa etária ou com distância intermaleolar maior que 10 cm após os dez anos é patológico e deve ser submetido à correção cirúrgica.[1,32] Nos casos em que a hemiepifisiodese for realizada em crianças mais novas ou no fêmur distal, é recomendado um acompanhamento mais frequente (de 3 em 3 meses).[33]

O geno varo está relacionado a degeneração articular precoce, por isso essa deformidade é menos tolerável. Pacientes com desvio de 5 a 7° do que seria fisiológico já podem ser submetidos a correção cirúrgica.

Técnicas cirúrgicas

Atualmente, o crescimento guiado, conceito introduzido por Peter Stevens, é o principal instrumento para correção do geno valgo e do geno varo em crianças que não atingiram a maturidade esquelética. Ele pode ser utilizado tanto para a completa correção da deformidade quanto para auxiliar outros procedimentos no total alinhamento do membro. Atualmente, a hemiepifisiodese é um tratamento ortopédico operatório bem estabelecido[9,16] para as correções de deformidades angulares do joelho, já que utiliza uma compressão assimétrica na placa epifisária.[17]

Hemiepifisiodese definitiva

- Phemister: primeira técnica de epifisiodese. É um procedimento cirúrgico no nível da fise que "destrói" a região fisária com hipercrescimento e que, durante o desenvolvimento da criança, permite a correção do desvio. Originalmente, o procedimento consiste em uma incisão de seis centímetros, medial ou lateral à linha fisária do fêmur ou da tíbia, na qual um fragmento corticometafisário de 3 cm de comprimento, 1 cm de largura e 1 cm de profundidade é excisado, cruzando a linha fisária e englobando 1 cm da epífise. Esse fragmento é retirado e reinserido de forma invertida.[18] Essa técnica permite que a região operada tenha seu crescimento cessado definitivamente e promove a correção da discrepância dos membros ou os desvios no plano coronal.
- Bowen and Johnson:[19] método percutâneo guiado por fluoroscopia, no qual uma porção da fise é retirada por uma pequena incisão. Em seguida, é feita uma curetagem na região. Após um período de três a seis meses, o fechamento parcial da fise é observado e a correção angular é acompanhada.

Quadro 4 Pérolas e armadilhas das técnicas para tratamento das deformidades em varo e valgo dos membros inferiores

Técnica	Pérolas	Armadilhas
Phemister	Permite a correção da discrepância de crescimento dos membros ou desvios coronais	Irreversível Tecnicamente mais difícil Necessita de cálculo preciso de quando realizar
Bowen and Johnson	Superior a Phemister: menor tempo de permanência hospitalar, incisões mais cosméticas, maior independência da fisioterapia[21,22]	Irreversível Necessita de cálculo preciso quando realizada[20]
Blount	Menos invasiva Reversível	Correção lenta, crescimento assimétrico, extrusão do grampo, incerteza da evolução após a retirada
Placa oito	Menos invasiva Reversível Menor índice de soltura Mecanicamente mais eficiente Menor índice de quebra[24-26]	Precisa ser reavaliada e trocada quando seu potencial é esgotado
Metaizeau	Incisão pequena Pode ser retirado após correção Preferir parafusos de rosca total e com rosca reversa na cabeça para retirada Boa opção também quando considerada epifisiodese definitiva	Sobrecorreção Quebra Dificuldade de retirada quando se usam parafusos de rosca parcial
Osteotomias	Grande potencial de correção Podem ser feitas a qualquer momento Grande variedade de materiais de fixação	Risco de lesões neurovasculares, síndrome compartimental, maiores incisões e dor pós-operatória[15,20]

(continua)

Quadro 4 Pérolas e armadilhas das técnicas para tratamento das deformidades em varo e valgo dos membros inferiores *(continuação)*

Técnica	Pérolas	Armadilhas
Fixador externo circular	Grande potencial de correção da deformidade de forma tridimensional	Dificuldades de correção quando a lesão é na fise Aceitabilidade do paciente Manejo e cuidados por parte da família

- Ogilvie et al.[22] descreveram uma nova técnica de epifisiodese, usando uma broca de alto torque em baixa velocidade, para realizar a ablação da placa fisária por uma incisão de 1 cm, com auxílio do intensificador de imagem. No controle radiográfico, a fise funde-se no primeiro mês pós-operatório.

Hemiepifisiodese temporária

- Blount, em 1949, descreveu o uso dos grampos para a correção das deformidades e discrepâncias nos membros inferiores de forma reversível. Três grampos perpendiculares eram colocados na placa fisária sob a imagem radiográfica de frente e perfil, provocando a parada quase imediata e completa da região. Acreditava-se que a cirurgia era menos invasiva e apresentava menor risco de complicações que os outros métodos empregados. No caso de correções irregulares durante o acompanhamento, estas poderiam ser revertidas com a reabordagem, por meio da retirada dos grampos e da retomada do crescimento.[23] No entanto, a epifisiodese de Blount não deve ser realizada antes dos 9 anos em meninas e dos 11 anos em meninos, pois, nesse trabalho, 79% das complicações ocorreram em crianças operadas com menos de 8 anos.

- Metaizeau et al. utilizam parafusos percutâneos, inseridos de forma transfisária, pela metáfise contrária à deformidade, com uma disposição ortogonal ou cruzada em relação à cartilagem epifisária.[27] A retomada do crescimento é observada após a retirada, porém esse método é mais indicado para crianças próximas à maturidade esquelética, em razão do risco de formação de barra óssea, que provocaria uma epifisiodese definitiva.
- Placas em oito e parafusos têm substituído os grampos de Blount. Esse recurso é composto por uma placa não bloqueada extra-periosteal e dois parafusos, com uso do princípio de banda de tensão e restrição do crescimento fisário. A cirurgia é realizada por uma incisão de 2 a 3 cm e a placa é colocada na linha média, no perfil, sem violar o periósteo e sem necessidade de imobilização no pós-operatório[16]. A lógica, simplicidade e versatilidade são os motivos de elegibilidade dessa técnica pelos cirurgiões. Devido a sua reversibilidade, a intervenção precoce (em crianças com menos de 5 anos)[24] pode ser realizada, prevenindo ou revertendo deformidades secundárias, além de simplificar o gerenciamento cirúrgico dessa população desafiadora.[34] O principal fator relacionado à complicação cirúrgica é a presença de obesidade, pois evolui com falha do material, principalmente, quebra do parafuso canulado.[25]

Osteotomias

Para pacientes no final da maturidade esquelética, com menos de 2 anos de potencial de crescimento, as osteotomias são cirurgias bem indicadas como cirurgias definitivas para a correção do eixo mecânico do membro inferior. Elas podem ser utilizadas como técnica única de correção ou como técnica auxiliar.

Fixador externo circular

O fixador externo circular é utilizado em correção de grandes deformidades ou correções tardias, nas quais as osteotomias corretivas não podem ser realizadas agudamente, pois o risco de lesão nervosa ou vascular é grande.

Nesses casos, a programação cirúrgica é fundamental. Utilizamos os métodos de Paley e Testsworth[6,28] de correção da deformidade com o fixador externo circular. Com base na análise, uma estratégia cirúrgica é planejada para a correção da deformidade em um momento único. Em seguida, o fixador externo é montado para a correção progressiva da deformidade.

Dada a complexidade do seu uso e aceitabilidade por parte do paciente e sua família, é nosso protocolo que os pacientes sejam avaliados pela equipe de fisioterapia, psicologia e assistência social para definir sua elegibilidade ao tratamento.

Após corrigida a deformidade e formado o calo ósseo, o fixador pode ser retirado com segurança.

CONDUTA DA INSTITUIÇÃO

Para o geno varo, nossa instituição utiliza como parâmetro para investigação e avaliação para tratamento cirúrgico a referência de crianças com mais de dois anos e 4° de desvio em varo dos joelhos.

Para essa idade, definimos como angulação não aceitável e passível de correção cirúrgica desvios maiores de 16° de valgo e maiores de 4° de varo, pois a deformidade angular é considerada um fator predisponente para artrose.[29]

Já em crianças com geno valgo, definimos como angulação não aceitável e passível de correção cirúrgica desvios maiores de 16° graus de valgo.

Em ambos os casos, os pacientes serão encaminhados para avaliação multidisciplinar e a realização de exames complementares da investigação e da complementação diagnóstica.

Para crianças com pelo menos dois anos de potencial de crescimento, optamos pela técnica de hemiepifisiodese temporária, que utiliza o crescimento guiado. Sabemos que a fise femoral distal corrige 7° por ano, enquanto a fise proximal da tíbia corrige 5° por ano.[30] Cientes disso, usamos cálculos, por meio do método *Multiplier*, para definir a progressão da doença e o prazo máximo para realizar a hemiepifisiodese, a fim de obter total alinhamento do membro.

Quando a criança não possui 2 anos de potencial de crescimento, podemos utilizar técnicas de hemiepifisiodese definitiva, como metodologia definitiva ou complementar a outro procedimento cirúrgico, como osteotomias ou correções progressivas com auxílio do fixador externo circular.

As osteotomias com correção aguda e fixação são indicadas para casos menos graves, em que não há potencial de crescimento. Em casos graves, nos quais o risco neurovascular para correções agudas é alto, optamos por realizar a correção gradual com fixador externo circular.

Para o geno valgo, dos 2 aos 3 anos, as crianças atingem o extremo da deformidade com até 12° que, fisiologicamente, corrige-se nos anos subsequentes. Entre seis e oito anos apresentam 5° a 7° de valgo, que perduram na maturidade esquelética.[7] Para crianças com mais de 16° de valgo, em qualquer faixa etária, indica-se tratamento cirúrgico e, se houver persistência de 10° após os 10 anos de idade, também recomenda-se a correção. Seguindo o mesmo raciocínio do geno varo para crianças com menos de dois anos de potencial de crescimento, utilizamos técnicas de hemiepifisiodese definitiva, como metodologia definitiva ou complementar a outro procedimento cirúrgico, como osteotomias ou correções progressivas com auxílio do fixador externo circular.

Para crianças com mais de dois anos de potencial de crescimento, opta-se pela técnica de hemiepifisiodese temporária e crescimento guiado com o auxílio do método *Multiplier*.

ALGORITMO DE TRATAMENTO

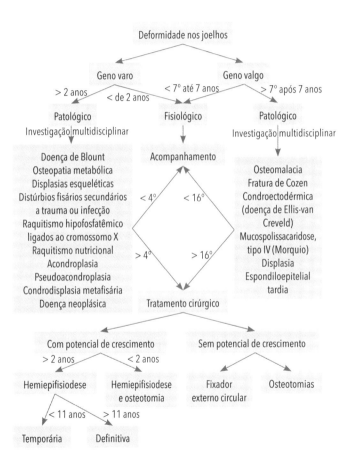

PONTOS-CHAVE

- Deformidade no plano coronal do alinhamento dos membros.
- Associada a diversas síndromes.
- Varo: aceito até os 2 anos de idade da criança.
- Valgo acima de 7°: aceito até os 7 anos de idade da criança.
- Intervenções possíveis: hemiepifisiodese temporária ou definitiva, correção com osteotomias ou fixador externo circular.

REFERÊNCIAS BIBLIOGRÁFICAS

1. Tachdjian MA. Pediatrics Orthopedics. 4. ed. Philadelphia: Williams and Wilkins, 2008.
2. Cooke TDV, Seudamore A. Healthy knee alignment and mechanics. In: Callaghan JJ, Rosenberg AG, Rubash HE, et al. (eds). The adult knee. Philadelphia: Lippincott Williams & Wilkins, 2003. p. 175-86.
3. Testsworth K, Paley D. Malalignment and degenerative arthropathy. Orthop Clin North Am. 1994;25:367-77.
4. Yoshioka Y, Siu D, Cooke TD. The anatomy and functional axes of the femur. J Bone Joint Surg Am. 1987;69:873-80
5. Yoshioka Y, Siu DW, Scudamore RA, et al. Tibial anatomy and functional axes. J Orthop Res. 1989;7:132-7.
6. Cooke TDV, Sled EA, Scudamore RA. Frontal Plane Knee alignment: a call for standardized measurement. J Rhematol. 2007; 34;1796-1801.
7. Salenius P, Vankka E. The development of the tibiofemoral angle in children. J Bone Joint Surg. 1975;57A:259Y261
8. Levine AM, Drennan JC. Physiological bowing and tibia vara. The metaphyseal-diaphyseal angle in the measurement of bowleg deformities. J Bone Joint Surg Am. 1982;64:1158.
9. Stevens PM, Maguire M, Dales MD, et al: Physeal stapling for idiopathic genu valgum. J Pediatr Orthop. 1999; 19:645.

10. Tachdjian MO: Developmental genu valgum. In: Tachdjian MO, ed. Pediatric Orthopaedics. 2. ed. Philadelphia: WB Saunders; 1990. p. 2827.

11. Sharma L, Song J, Nevitt M, et al. Varus and valgus alignment and incident and progressive knee osteoarthritis. Ann Rheum Dis. 2010 69:1940-1945.

12. Golding JSR, McNeil-Smith JDG. Observations on the etiology of tibia vara. J Bone Joint Surg Br. 1963;45:320.

13. Langenskiold A, Riska EB. Tibia vara (osteochondrosis deformans tibiae) a survey of seventy-one cases. J Bone Joint Surg Am. 1964;46:1405.

14. Bathfield CA, Beighton PH. Blount's disease. A review of etiological factors in 110 patients. Clin Orthop Relat Res. 1978;135:29.

15. Morrissy RT, Weinstein SL. Title: Lovell & Winter's Pediatric Orthopaedics. 6. ed.

16. Stevens PM. Guided growth for angular correction a preliminary series using a tension band plate. J Pediatr Orthop. 2007; 27(3):253-9.

17. Sanpera IJr, Rauly-Collado D, Frontera-Juan G, Ramos-Asensia R, Tejada-Gavela S, Sanpera-Iglesias J. Histological diferences between various methods of hemiepiphysiodesis is guided groth really diferent?. J Pediatr Orthop . 2015 Jul; 24(4): 308-14.

18. Phemister DB: Operative arrestment of longitudinal growth of bones in treatment of deformites. J Bone Joint Surg Am. 1933;15:1.

19. Bowen JR, Johnson WJ: Percutaneus epiphysiodesis. Clin Orthop. 2001;21:354.

20. Tolo VT, Skaggs LD. Pediatria. Master techniques in Orthopaedic Surgery. Williams and Wilkins, 2008.

21. Horton GA, Olney BW. Epiphysiodesis of the lower extremity: results of the percutaneous technique. K Pediatr orthop 1996; 16:180

22. Liotta FJ, Ambrose TA 2nd, Eilert RE: fluoroscopic thecnique versus Phemister technique for epiphysiodesis.j Pediatr Orthop 1992;12:248

23. Ogilvie JW: epiphysiodesis: evaluation of a new technique. J Pediatr Orthop. 1986;6:147.

24. Scott AC, Urquhart BA, Cain TE: percutaneus vs Modified Phemister epiphysiodesis of the lower extremity. Orthopedics 1996;19:857

25. Blount WP. A mature look at epiphyseal stapling. Clin Orthop. 1971; 77:158

26. Burghardt RD, Herzenberg JE, Standard SC, Paley D. Temporary hemiepiphyseal arrest using a screw and plate device to treat knee and ankle deformities in children: a preliminar report. J Child Orthop. 2008 Jun; 2(3):187-97.

27. Burghardt RD, Specht SC, Herzenberg JE. Mechanical failures of eight-plateguieded growth system for temporary hemiepiphysiodesis. J Pediatr Orthop B. 2010 Sep; 30(6):594-7.

28. Burghardt RD, Herzenberg JE. Temporary hemiepiphysiodesis with the eight-Plate for angular deformities: mid-term results. J Orthop Sci. 2010 Sep;15(5):669-704.

29. Métaizeau JP, Wong-Chung J, Bertrand H, et al: Percutaneous epiphysiodesis using transphyseal screws (PETS). J Pediatr Orthop 1998;18:363.

30. Mielke C, Stevens P. Hemiepiphyseal stapling for knee deformities in children younger than ten. J Pediatr Orthop. 1996;16:423-429.

31. Niethard M, Deja M, Rogalski M. Correction of angular deformity of the knee in growing children by temporary hemiepiphyseodesis using the eight-plate. Z orthop Unfall, 2010 Mar, 148 (2):215-21.

32. Stephens DC, Herrick W, MacEwen GD. Epiphysiodesis for limb length inequality; results and indications. Clin Orthop Relat Res. 1978;(136):41-48.

33. Dovris D, Mavrogenis AF, Christogiannis I, Nomikos G, Papaparaskeva K, Koulalis D, Papalois A, Karameris A, Babis GC. Hemiepiphysiodesis for guided growth in children. J Long Term Eff Med Implants. 2014;24(2-3):121-9.

34. Bowen JR, Torres RR, Forlin E. Partial epiphysiodesis to address genu varum or genu valgum. J Pediatr Orthop. 1992;12(3):359-64.

35. Mahapatra SK, Hampannvar A, Sahoo MM. Tension band plating in growth modulation: a review of current evidences. Acta Orthop Belg. 2015;81(3):351-7.
36. Stevens PM, Klatt JB. Guided growth for pathological physes: radiographic improvement during realignment. J Pediatr Orthop. 2008;28(6):632-9.

12 | Doença de Blount

Nei Botter Montenegro

INTRODUÇÃO

Toda criança apresenta, ao nascer, pernas com curva fisiológica em varo, que são corrigidas de forma espontânea durante o primeiro ano de vida. Algumas mantêm esse padrão, que pode não ser patológico e melhorar com o crescimento (veja capítulo 5, Geno varo e valgo).

A doença de Blount é uma deformidade em varo da região proximal da tíbia, progressiva, uni ou bilateral, em crianças ou adolescentes, causada por um distúrbio de crescimento da fise proximal medial da tíbia.

EPIDEMIOLOGIA

- Afeta predominantemente crianças de 2 a 5 anos (no tipo infantil).
- Hereditariedade sem padrão definido.
- Mais comum em afrodescendentes, crianças obesas e nas que iniciam a marcha precocemente (antes de um ano de idade).

- Em adolescentes, pode se relacionar a um trauma prévio, tem desenvolvimento mais lento e os acomete após os dez anos de idade.

QUADRO CLÍNICO

A rotação interna da perna afetada é notável e pode auxiliar no diagnóstico diferencial.

Nos casos infantis, não há preferência de lado quando o acometimento é unilateral, sendo bilateral em 40 a 60% dos casos.

A queixa principal dos familiares é o caminhar com os joelhos para fora. Conforme a criança cresce e a doença se desenvolve, o platô tibial medial apresenta uma "queda" progressiva, que predispõe à flambagem do joelho afetado durante a marcha. Alongamento de partes moles laterais com subsequente instabilidade em varo do joelho é comum.

DIAGNÓSTICO E CLASSIFICAÇÕES

Diagnóstico radiológico

O diagnóstico radiológico é dificultado antes dos dois anos de idade, pois a deformidade característica da doença de Blount (achatamento do platô medial, espícula metafisária medial) demora a aparecer.

O grau de deformidade é avaliado pelo ângulo metadiafisário de Levinne-Drennan. O cálculo correto do ângulo não é difícil, porém muitos o fazem de forma errônea.

É extremamente importante salientar que, para o cálculo adequado do ângulo, é necessário que a radiografia, preferencialmente de perna ou panorâmica de membros inferiores (que permite o cálculo do eixo mecânico e do varo do membro inferior como um todo), seja feita com as patelas voltadas para a frente, e não com os pés voltados para a frente, como é hábito dos técnicos de radiologia, uma vez que, caso haja torção tibial interna, o posicionamento dos pés invariavelmente levará a um joelho rodado externamente e a um cálculo subestimado do ângulo.

Traça-se uma linha tangencial à cortical lateral da tíbia, que é a mais reta, e uma linha perpendicular a esta, na altura da fise de crescimento. Ela servirá de base para o cálculo do ângulo, que deverá interceptar esse ângulo reto e se projetar até o ponto mais medial da espícula metafisária (Figura 1).

Classicamente, um ângulo abaixo de 11° favorece o diagnóstico de tíbia vara fisiológica; acima de 16°, favorece o diagnóstico de doença de Blount.

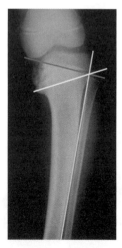

Figura 1 Ângulo de Levinne-Drennan calculado entre as linhas cinza e branca horizontal.

Diagnósticos diferenciais

O principal diagnóstico diferencial é a tíbia vara fisiológica, que ocorre até os dois anos de idade, embora possa se prorrogar. Em geral, nesses casos, não ocorre a torção tibial interna.

O segundo diagnóstico diferencial mais comum é o raquitismo, causado pela deficiência de vitamina D, ou hipofosfatêmico. A diferenciação torna-se mais fácil quando o acometimento é unilateral, uma vez que o raquitismo gera deformidades difusas. Em casos bilaterais, no entanto, alguns achados favorecem o diagnóstico do raquitismo, como: deformidade em varo dos fêmures e das tíbias, uniforme ao longo do osso; alargamento da fise de crescimento; metáfise em taça; entre outros (para mais detalhes, veja o capítulo de raquitismo).

Por fim, deve ser sempre excluída a possibilidade de sequelas de traumas e infecções, mais comuns em adolescentes do que em crianças, embora casos de pioartrites sépticas do recém-nascido possam simular a doença de Blount, ainda que raramente.

Classificações

Pela idade de acometimento: Há dois tipos da doença: a infantil e a do adolescente.

Radiográfica: Nos casos infantis, a classificação radiográfica de Langenskiöld considera a idade do paciente, a forma da região proximal da tíbia e a evolução da doença. Os pacientes divididos em seis tipos que demonstram o grau da deformidade e o estágio de amadurecimento da fise proximal medial:

- **Tipo I** – Tem como principal característica o varo da tíbia proximal, em crianças de dois a três anos. Há irregularidade de ossificação na zona metafisária, com separação de ilhas de radioluscência de tecido calcificado no osso metafisário.

- **Tipo II** – Entre o segundo e quarto anos de vida, a tíbia apresenta depressão medial na linha de crescimento, com a formação de um "bico" na metáfise medial.
- **Tipo III** – Dos quatro aos seis anos. A depressão da cartilagem na metáfise com radioluscência medial cria a aparência de escada, mas a placa epifisária continua aberta.
- **Tipo IV** – Entre cinco e dez anos, com aumento da maturação óssea, o crescimento da epífise óssea alarga. A imagem em escada na metáfise aumenta de profundidade e a epífise óssea ocupa a depressão na parte medial da metáfise. Ocorre formação de barra óssea pela cartilagem fisária vertical deformada, difícil de ser detectada, exceto pela ressonância magnética.
- **Tipo V** – Já na pré-adolescência, dos nove aos onze anos de idade, a banda clara transversa medialmente para porção lateral da placa epifisária separa a epífise óssea em duas porções, dando a aparência de "placa epifisária dupla parcial". A superfície medial superior do final da tíbia é deformada, com inclinação medial e distal da área intercondilar. Ocorre ainda a profunda desorganização do crescimento da cartilagem fisária e do tecido ósseo adjacente normal, com barra óssea visível ao raio X.
- **Tipo VI** – Entre dez e treze anos, há fusão dos ramos da parte medial da placa epifisária ossificada, na qual o crescimento continua normal na parte lateral. A porção medial da epífise funde, em um ângulo de 90°, com depressão articular. Há fechamento epifisário medial, só cresce lateralmente.

Nos estágios IV, V e VI, a deformidade estrutural da placa epifisária é irreparável.

A criança, não necessariamente, seguirá a sequência da classificação e a sua idade, não necessariamente, é a citada na descrição da classificação, em cada estágio.

TRATAMENTO E PROGNÓSTICO

Tratamento conservador com órteses

A utilização de órteses valgizantes para os membros inferiores é indicada principalmente para pacientes com idade inferior a três anos, com doença uni ou bilateral, e estágios I ou II de Langeskiöld. Pacientes com mais de quatro anos de idade, com percentil de peso compatível com idade acima de 90 anos, com deformidade progressiva não apresentam boa evolução ao receber tratamento conservador. Por isso, nesses casos, indica-se o uso de órteses desenvolvida no IOT-HCFMUSP, moldadas individualmente para crianças em estágios precoces da doença, com uso noturno para descompressão da face medial proximal da perna acometida.

Para realizar descompressão medial da região proximal da perna, foram confeccionadas órteses pela equipe de terapia ocupacional, em material termoplástico de baixa temperatura, moldadas diretamente na perna do paciente, mantendo três pontos de contato total. Assim, a órtese aplica forças em suas extremidades proximal (posicionada na borda interna coxa) e distal (medial da tíbia distal) e, também, no fulcro localizado na extremidade proximal lateral da tíbia (Figuras 2 e 3), o que resulta em um dispositivo único, não articulado, modulado pela força aplicada no fulcro e nos apoios proximal e distal, de forma que a órtese exerça trabalho mecânico similar a um ensaio de flexão, exercendo descompressão na borda interna do joelho, sem que produza movimento de rotação (Figuras 3 e 4).

Os responsáveis são orientados a colocar a órtese nos pacientes apenas no período noturno, durante o sono, por pelo menos 8 horas. Não recomendamos o uso em períodos de sono durante a manhã ou a tarde. Ajustes e eventuais reparos nas órteses são realizados mensalmente. Após o terceiro mês, os retornos são rea-

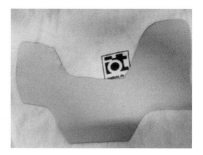

Figura 2 Molde para confecção da órtese.

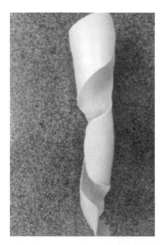

Figura 3 Órtese moldada para membro inferior esquerdo.

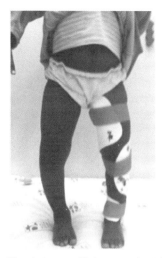

Figura 4 Criança utilizando órtese moldada em membro inferior esquerdo. Observe os três pontos de contato total (borda interna da coxa, borda externa proximal da tíbia e borda interna distal da tíbia), promovendo descompressão na borda medial proximal da tíbia.

lizados trimestralmente e avaliados com radiografias panorâmicas dos membros inferiores, até a melhora do ângulo metadiafisário de Levine Drennan (Figura 5). Cada órtese é trocada semestralmente por causa do crescimento das crianças.

Tratamento cirúrgico

As órteses são indicadas para quase todos os pacientes. Entretanto, aqueles que não têm controle do ângulo de Levine-Drennan, não se enquadram na indicação de órtese em razão da gravidade

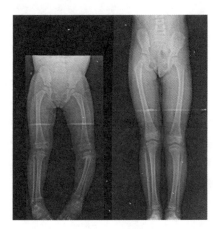

Figura 5 Radiografias panorâmicas pré (à esquerda) e pós-tratamento (à direita) com órtese de uma paciente com tíbia vara de Blount, à esquerda.

da doença ou por razões clínicas que lhes impedem de utilizar da órtese, como obesidade ou não adaptação, é indicado o tratamento cirúrgico.

Osteotomia corretiva

A osteotomia corretiva, realizada na região subtuberositária da tíbia corrige o varo; a rotação interna, e, consequentemente, o eixo mecânico e anatômico do membro inferior. A fixação pode ser feita com fios de Kirchner e subsequente imobilização com gesso (preferencialmente para crianças mais novas) ou placas (conforme o tamanho da tíbia). Em pacientes mais velhos, com deformidade significativa, nos quais a correção aguda possa comprometer a pele ou o estado neurovascular, optamos pela mesma osteotomia, porém com a montagem de um fixador externo circular para correção progressiva da deformidade (Figura 6).

Nos casos em que a fise de crescimento já está fechada (Langenskiöld IV a VI), não há, portanto, mais risco de lesão da fise de crescimento da tuberosidade anterior da tíbia e pode ser realizada osteotomia metaepifisária do côndilo medial e introdução de enxerto em cunha, fixado por placa.

Metafisiólise

Nas osteotomias corretivas com fise ainda aberta, a falha óssea do côndilo medial da tíbia não é tratada, podendo haver hipercrescimento do côndilo lateral do fêmur, em inclinação me-

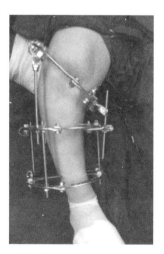

Figura 6 Montagem de fixador externo circular para correção da tíbia vara de Blount em adolescente.

dial da linha articular. Para a correção do côndilo, antes do fechamento da fise patológica medial (Langeskiöld I a III), a tração da epífise tibial medial por meio de fixação externa circular pode ser indicada. Por meio da tração do côndilo medial, o tecido ósseo metafisário é formado, sem a necessidade de osteotomia, fenômeno descrito por Ilizarov como metafisiólise, elevando o planalto tibial medial (Figura 7).

Epifisiodese

A hemiepifisiodese lateral (Figura 8) pode ser utilizada tanto em pacientes com deformidade leve, em vez da realização de cirurgias maiores como osteotomias, ou para prevenção de deformidades após o tratamento com osteotomias ou fixador externo circular.

Tratamento cirúrgico no paciente adolescente

A deformidade iniciada na adolescência tem por característica a formação normal da epífise medial quando a deformidade em varo se inicia. Sendo assim, a osteotomia subtuberositária é suficiente para corrigir a deformidade, já que o côndilo medial tem aspecto normal.

PROGNÓSTICO

Importantes são a recidiva e a progressão da deformidade. Por vezes, até o final do crescimento, são descritas até três intervenções cirúrgicas com osteotomias corretivas. Para diminuir esse número, a hemiepifisiodese provisória lateral da tíbia por meio de placas, com parafusos acima e abaixo da fise, pode ser utilizada, com a desvantagem de diminuir o comprimento da perna afetada. Entretanto, o menor crescimento é causado pelo defeito do

12 Doença de Blount 145

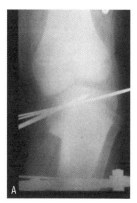
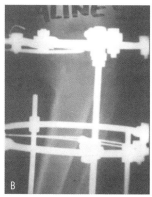
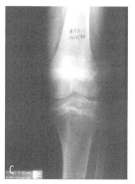

Figura 7 A: Montagem inicial do fixador externo circular, com fios de Kirchner paralelos à linha fisária medial. B: Tração progressiva com formação de novo osso metafisário. C: Aspecto final após retirada do fixador externo circular.

crescimento medial, apenas acompanhado pela epifisiodese. Nos casos bilaterais, a realização da epifisiodese não causa assimetria dos membros inferiores.

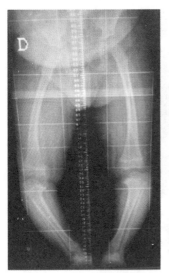 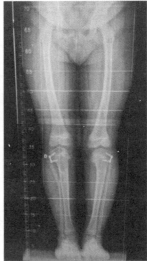

Figura 8 Hemiepifisiodese lateral da tíbia proximal para correção da deformidade em varo na doença de Blount.

CONDUTA DA INSTITUIÇÃO

Pacientes com suspeita de doença de Blount são avaliados com radiografias panorâmicas dos membros inferiores e dos joelhos. Triagem para doenças metabólicas, como raquitismo, são realizadas concomitantemente. Com a confirmação diagnóstica, em torno dos dois anos de idade, se inicia o uso de órteses noturnas.

Se não houver correção satisfatória, entre os três e quatro anos, indica-se o tratamento cirúrgico, de acordo com a gravidade da deformidade: hemiepifisiodese em casos leves, com anteriorização do parafuso metafisário de modo a promover uma correção concomitante da rotação interna do membro inferior ou osteotomia corretiva.

Pacientes que apresentam fechamento da fise medial são submetidos a osteotomias metafisárias corretivas para levantamento do platô medial.

Pacientes com deformidades graves, que possam apresentar complicações, como comprometimento de pele ou neurovascular, são submetidos a osteotomia corretiva e correção progressiva com fixador externo circular. Se a fise ainda estiver aberta, pode-se realizar a metafisiólise, nesses casos.

Na doença de Blount do adolescente, optamos por correção progressiva com fixador externo circular.

ALGORITMO DE TRATAMENTO

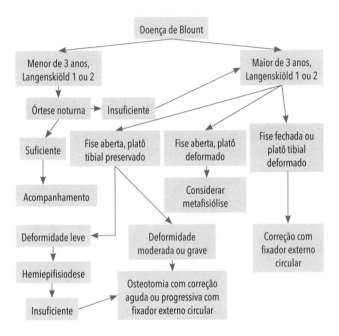

PONTOS-CHAVE

- Doença que provoca deformidade em varo das pernas. Mais comum em crianças obesas e deambuladoras precoces.
- Deve ser diferenciada do raquitismo, especialmente pelo caráter focal e rotacional da deformidade.
- Pode ser tratada, de acordo com a sua gravidade, com órtese noturna, hemiepifisiodese, osteotomia e correção aguda ou correção progressiva com fixador externo circular.

BIBLIOGRAFIA

Birch JG. Blount disease. J Am Acad Orthop Surg 2013;21: 408-418.

Blount WP. Tibia vara: osteochondrosis deformans tibiae. In: Adams JP, ed. Current practice in orthopaedic surgery, volume 3. St. Louis: Mosby, 1966. p. 141-56.

Blount WP. Tibia vara: osteochondrosis deformans tibiae. J Bone Joint Surg Am. 1937;19(1):1-29.

Bradway JK, Klassen RA, Peterson HA. Blount disease: a review of the English literature. J Pediatr Orthop. 1987;7:472-80.

Erlacher P. Deformierende Prozesse der Epiphysengegend bei Kindern. Arch Orthop Unfallchir. 1922;20:81.

Ferriter P, Shapiro F. Infantile tibia vara: factors affecting outcome following proximal tibial osteotomy. J Pediatr Orthop. 1987;7:1-7.

Greene WB. Infantile tibia vara: instructional course lecture. J Bone Joint Surg [Am]. 1993;75:130-43.

Hoffman A, Jones RE, Herring JA. Blount's disease after skeletal maturity. J Bone Joint Surg [Am]. 1982;64:1004-9.

Johnston CE. Infantile tibia vara. Clin Orthop. 1990;255:13-23.

Kirkwood BR, Sterne JAC. Essential medical statistics. 2. ed. Blackwell Science: Massachusetts, 2006. p. 502.

Kling TF. Angular deformities of the lower limb in children. Orthop Clin North Am. 1987;18:513-27.

Kumar SJ, Barron C, MacEwen GD. Brace treatment of Blount's disease [Abstract]. Orthop Trans. 1985;9:501.

Langenskioeld A, Riska EB. Tibia vara (osteochondrosis deformans tibiae): a survey of seventy-one cases. J Bone Joint Surg Am. 1964;46:1405-1420.

Langenskiöld A. Tibia vara: osteochondrosis deformans tibiae: Blount's disease. Clin Orthop. 1981;158:77-82.

Loder RT, Johnston CE. Infantile tibia vara. J Pediatr Orthop. 1987;7:639-46.

McCullagh P, Nelder JA. Generalized linear models. 2. ed. Chapman and Hall: New York, 1989. p. 511.

Raney EM, Topoleski TA, Yaghoubian R, Guidera KJ, Marshall JG. Orthotic treatment of infantile tibia vara. J Pediatr Orthop. 1998;18:670-4.

Richards BS, Katz DE, Sims JB: Effectiveness of brace treatment in early infantile Blount's disease. J Pediatr Orthop. 1998;18(3):374-380.

Sabharwal S, Zhao C, McClemens E. Correlation of body mass index and radiographic deformities in children with Blount disease. J Bone Joint Surg Am.

Sabharwal S. Blount disease. J Bone Joint Surg Am. 2009;91:1758-76.

Schoenecker PL, Meade WC, Pierron RL, Sheridan JJ, Capelli AM. Blount's disease: a retrospective review and recommendations for treatment. J Pediatr Orthop. 1985;5:181-6.

Stanitski D. Tibial deformity and Blount's disease. In: Richards BS, ed. Orthopaedic knowledge update: pediatrics. Rosemont, IL: AAOS, 1996. p. 177-84.

Takatori Y, Iwaya T. Technique: orthotic management of severe genu varum and tibia vara. J Pediatr Orthop. 1984;4:633-5.

Zayer M. Natural history of osteochondrosis tibiae (mb. Blount). Lund, Sweden: Lagerblads, 1973. p. 9-82.

Zionts LE, Shean CJ: Brace treatment of early infantile tibia vara. J Pediatr Orthop. 1998;18(1):102-109.

Pé torto congênito | 13

Patricia Moreno Grangeiro
Bruno Sérgio Ferreira Massa
David Gonçalves Nordon
Tulio Fernandes Diniz

INTRODUÇÃO

O pé torto congênito é a deformidade musculoesquelética mais comum ao nascimento. Costuma apresentar-se com as seguintes deformidades, conhecidas pelo mnemônico **CAVE**: **C**avo e **A**duto do antepé e do mediopé; **V**aro e **E**quino, do retropé.

Há diferentes tipos de pé torto congênito:

- Pé torto congênito idiopático: deformidade clássica que surge durante o desenvolvimento intrauterino.
- Pé torto congênito teratológico: deformidade em equino, varo, cavo e aduto associada à outra síndrome (como artrogripose, mielomeningocele etc.). Apresenta maior rigidez.
- Pé torto congênito complexo: são curtos, gordinhos, com flexão grave dos metatarsos e uma prega medial que cruza toda a sua planta. O hálux é hiperestendido, e o tendão de Aquiles, muito mais encurtado que o usual. Pode ocorrer também como uma deformidade iatrogênica, associada principalmente a erros técnicos durante o tratamento.

152 SOS Residência em Ortopedia Pediátrica

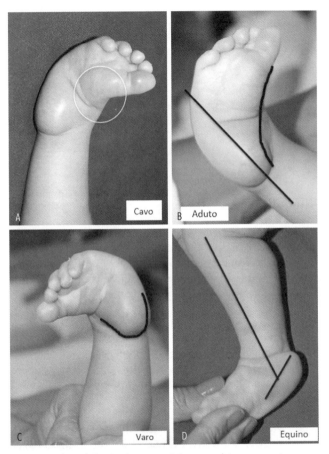

Figura 1 Deformidades do pé torto congênito: cavo, aduto, varo e equino.

- Pé torto posicional: pé que apresenta as mesmas deformidades do pé torto congênito, mas pode ser corrigido passiva, total ou quase totalmente por simples manipulação manual.
- Pé torto congênito negligenciado: todos aqueles que não foram tratados até o início da marcha, uma vez que este seria um divisor a partir do qual se agravam as deformidades dos pés.
- Pé torto congênito recidivado: pé torto tratado com boa correção inicial, mas que apresenta recidiva de alguma de suas deformidades (cavo, aduto, varo ou equino).

EPIDEMIOLOGIA

- Acomete 1 a 4 para cada 1.000 nascidos vivos.
- Bilateral em 50%.
- Afeta mais meninos do que meninas (2:1), porém sem diferenças na gravidade do acometimento.
- Não há relação com displasia do desenvolvimento do quadril, não sendo necessária USG para *screening*.

ETIOPATOLOGIA

Alterações na cadeia neuromuscular provocam a deformidade que se apresenta entre oito e catorze semanas, tornando o diagnóstico possível em 16 semanas. Acredita-se que haja componente genético, visto que há ocorrência de história familiar em 25% dos casos e predominância masculina.

As anormalidades iniciam-se com a retração de partes moles com nodos fibrosos anterolateral, anteromedial e posterolateralmente, o que leva a anormalidades ósseas que envolvem o tálus, o comprimento do arco lateral (aumentado) e o medial (diminuído), além do encurtamento do membro inferior (geralmente mais

QUADRO CLÍNICO

curto e de menor circunferência em relação ao contralateral). Outras anormalidades anatômicas também estão presentes, como agenesia ou hipoplasia da artéria tibial anterior ou posterior, músculo sóleo acessório, entre outros.

QUADRO CLÍNICO

Nessa condição, o pé apresenta um espectro de deformidades, que abrange desde uma deformidade leve até uma deformidade grave, apresentando um aspecto em inversão, com adução do antepé, varo do retropé e pronação relativa do primeiro raio, o que leva a um cavo. Além disso, há equino do retropé e a cabeça do tálus fica evidente à inspeção e palpação.

O pé acometido é menor do que o pé contralateral, assim como a perna, que apresenta menor diâmetro.

Crianças começam a andar apesar da deformidade, apoiando-se na borda lateral do pé, que desenvolve uma calosidade de proteção. As deformidades se tornam progressivamente mais estruturadas com o tempo, com encurtamento das partes moles mediais.

DIAGNÓSTICO E CLASSIFICAÇÕES

O diagnóstico pode ser feito durante a gestação, por meio de ultrassonografia morfológica. Entretanto, ele só é confirmado, clinicamente, com a avaliação da deformidade após o nascimento e a diferenciação entre o pé torto congênito e o pé torto posicional.

A classificação de Pirani, que é a mais utilizada, atinge até seis pontos e inclui três elementos morfológicos do retropé (rigidez do equino, vazio do calcâneo, prega posterior) e três do mediopé (borda lateral, cobertura do tálus, prega medial).

Outra classificação menos utilizada é a de Dimeglio, que atinge até 20 pontos e avalia: equino, adução, varo, derrotação do bloco

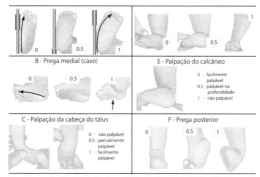

Classificação de Pirani para PTC. Fonte: Pirani e Naddumba 110

Figura 2 Classificação de Pirani.

calcâneo-podálico, prega posterior, prega medial, cavo e condição muscular ruim.

Ambos os escores são subjetivos, com variações interobservadores, mas importantes, principalmente, para avaliação da evolução do tratamento, apesar de não terem valor prognóstico.

Avaliação radiográfica

Não é utilizada investigação radiográfica na avaliação inicial do paciente, mas apenas no caso de recidivas, deformidades complexas e ao fim do tratamento.

Avaliação clínica da marcha

É especialmente importante, durante o acompanhamento do paciente, para observar deformidades dinâmicas como a supinação do pé na fase de balanço. Assim, avaliam-se as fases de apoio e de balanço, os três rolamentos do pé, a base de apoio (se plantígrada ou sobre a borda lateral), e o funcionamento muscular. Calosidades da sola indicam alterações na dinâmica da pisada.

TRATAMENTO E COMPLICAÇÕES

Tratamento conservador – Técnica de Ponseti

Atualmente, o tratamento conservador pela técnica de Ponseti é o padrão ouro, pois os pés tratados sem cirurgia são mais flexíveis e funcionais do que os pés submetidos à cirurgia.

O tálus é o único osso que se encontra em sua posição habitual na mortalha tibiofibular e o restante do pé, geralmente, está invertido em relação a ele. Assim, para o adequado tratamento, os demais ossos (calcâneo, navicular e cuboide) devem se mover em relação ao tálus. Porém, como o calcâneo e os ossos do mediopé e antepé são firmemente unidos pelos ligamentos interósseos, todos se movem como um bloco, acompanhando a mobilização do calcâneo e, à medida que ocorre a abdução do mediopé e do antepé com a cobertura do tálus pelo navicular, ocorre a eversão simultânea do calcâneo em relação ao tálus. Dada a orientação da articulação subtalar, o calcâneo everte corrigindo o varo, a adução e flexão plantar, sem que ele seja tocado.

- **Conceito 1:**
  - Todo o pé se move, em conjunto, abaixo do tálus. *"Bloco calcaneo pedis".*
- **Conceito 2:**
  - O antepé e o retropé são corrigidos simultaneamente por meio da abdução.

A técnica de tratamento de Ponseti foi descrita na década de 1960 e usa a cinemática normal da articulação subtalar para a

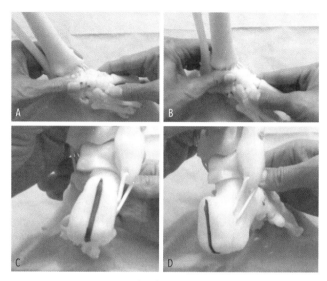

Figura 3 Representação, em modelo de plástico, da técnica de correção de acordo com Ponseti. Correção com apoio na cabeça do tálus; movimentação do bloco calcâneo pedis em abdução; correção do retropé de varo para valgo.

correção da deformidade do pé torto, aproveitando a resposta biológica do tecido conectivo e ósseo jovem para uma mudança posicional corretiva com manipulação e gesso. Entretanto, a adesão estrita aos detalhes descritos em sua técnica apresenta impactos diretos nos resultados e as variações metodológicas comprometem sua eficácia.

A técnica é realizada com trocas gessadas semanais. Nela, o gesso é inguinopodálico com o joelho em 90 graus. Ao término da correção, a maioria dos pacientes necessita de tenotomia do tendão de Aquiles.

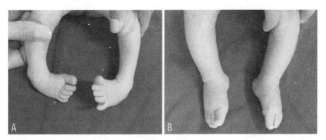

Figura 4 Aspecto dos pés, em um caso de pé torto congênito bilateral, antes do início do tratamento e ao término.

O uso da órtese de abdução com a inclusão de ambos os pés, mesmo que a doença seja unilateral, pelo tempo preconizado, é essencial para os resultados. Acredita-se que as recidivas sejam decorrentes, principalmente, da não adesão ao seu uso. Apenas 7% das recorrências não se devem diretamente ao não uso da órtese.

Em um estudo comparativo entre instituições, a que seguia a técnica de Ponseti à risca apresentou necessidade de cirurgias maiores em apenas 1,7% dos casos. Por outro lado, a instituição que fazia um tratamento não uniforme, baseado na técnica de Ponseti, apresentou 46% de casos com necessidade de procedimentos cirúrgicos.

Quando iniciar o tratamento

Não é necessário iniciar o tratamento na maternidade. O mais importante é que a família esteja preparada, a fim de que a espera de algumas semanas não atrapalhe os resultados. Há evidências, porém, de que são necessários mais gessos se a deformidade

TÉCNICA DE PONSETI PARA TRATAMENTO DO PÉ TORTO CONGÊNITO

Fase gessada

Esta é a fase de correção das deformidades.

Antes de cada troca gessada, o pé da criança é avaliado e classificado. Na nossa instituição, utilizamos o escore de Pirani e a avaliação da correção do cavo, do varo, e dos graus de dorsiflexão e abdução. Neste momento, é realizado também o alongamento de partes moles pela manipulação do pé, que ajuda a ganhar o posicionamento desejado: 70º de abdução.

O gesso é feito com uma camada mínima de algodão e é colocado em contato muito próximo com o pé, a fim de manter a posição obtida em cada manipulação. Em seguida, o fulcro de correção é aplicado na cabeça do tálus.

No primeiro gesso (Figura 5), é realizada a supinação do primeiro raio, que visa alinhar o retropé ao medioantepé, alongando o cavo plantar. Com a correção do cavo, progride-se para abdução do medioantepé (Figuras 6 a 8), sem forçar a dorsiflexão e com leve supinação para alongar os ligamentos mediais do tarso, o que leva a uma correção progressiva das deformidades em adução e varo, com reposicionamento da subtalar. O gesso deve ser sempre inguinopodálico, com o joelho em 90 graus, pois é necessário para manter a rotação externa do tornozelo e do tálus. O uso de gesso suropodálico leva a falha em 37,5% dos casos.

A correção é considerada satisfatória quando atinge 60 a 70º de abdução.

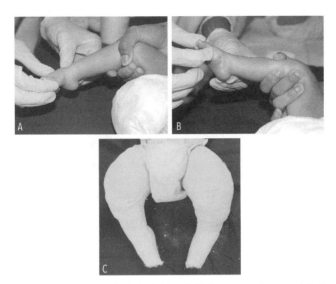

Figura 5 Primeiro gesso da técnica de Ponseti. Alinha-se o antepé ao retropé. O pé tem a aparência de uma deformidade "piorada".

Tenotomia

A tenotomia é indicada pela técnica quando as deformidades estão corrigidas (cavo corrigido, abdução de 70º e equino inferior a 15º) e o pé atinge uma abdução suficiente para o calcâneo se posicionar abaixo do tálus em neutro ou ligeiro valgo. De acordo com a classificação de Pirani, quando a escala do retropé for maior que um; do mediopé, menor que 1, e a cabeça do tálus estiver coberta, a tenotomia é realizada de forma percutânea 1 cm acima da prega do calcâneo após assepsia com clorexidine alcoólico, anestesia local e com bisturi de lâmina 15.

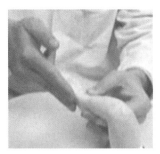

Figura 6 Técnica de duas mãos para confecção do gesso. Com o polegar da mão externa, apalpe a cabeça do tálus, o restante da mão não pode tocar o calcanhar, mas o maléolo medial (ou lateral). Com o segundo e terceiro dedos da mão interna, apoie e alongue a fáscia plantar. Em seguida, proceda com a rotação externa do mediopé.

Ademais, na técnica percutânea, apenas 44% dos tendões são totalmente cortados 7e, geralmente, a porcentagem média do tendão cortado é de 77%, o que pode ser visualizado através de ultrassonografia (USG). Entretanto, não há correlação entre a quantidade de tendão seccionado, a dorsiflexão média e a taxa de deformidade recorrente, de forma que, uma vez que a dorsiflexão for atingida, o resultado será satisfatório. O tendão se refaz completamente em até um ano. O equino residual após a tenotomia se associa a alto índice de recorrência[20].

A correção obtida com a tenotomia indica o risco de novas intervenções; quando se obtém ao menos 10º de dorsiflexão com a tenotomia, nova tenotomia não é necessária em 88% dos pacientes; por outro lado, em casos de dorsiflexão neutra ou negativa, 64% apresentam necessidade de nova tenotomia posteriormente[21].

A tenotomia é necessária na grande maioria dos pacientes. Nossa experiência clínica é de que ela é feita em 95% dos pacientes tratados pela técnica de Ponseti.

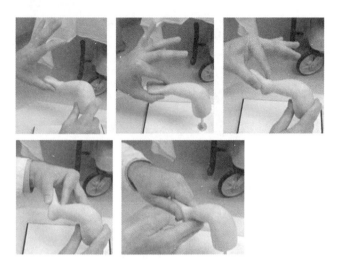

Figura 7 Técnica de uma mão para confecção do gesso. Mão externa com o indicador no tálus e o polegar no cavo. A mão interna pode ser utilizada para moldar o calcâneo.

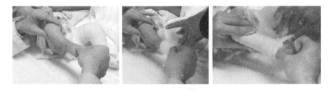

Figura 8 Forma de apoio do auxiliar para confecção dos gessos subsequentes.

Tabela 1 Pérolas e armadilhas da fase de gesso do tratamento do pé torto pela técnica de Ponseti.

	Pérola	Armadilha
Apoio	Na cabeça do tálus	Apoio em outras estruturas compromete a capacidade de correção
Cálculo da abdução	Utiliza a crista tibial como referência	Rotação externa da perna pode superestimar a abdução
Moldagem do gesso	Contato íntimo entre pele, algodão e gesso. Moldar bem o calcâneo e a prega poplítea impede o escorregamento	Gessos mal moldados ou frouxos podem escorregar e levar a um pé complexo
Altura do gesso	Especialmente em pacientes com coxas mais grossas, o gesso adquire a forma de funil. É importante abrir a fralda do paciente e fazer o gesso o mais alto possível. A adução da coxa, enquanto o algodão e o gesso são passados, impede que ele fique mais distal do que poderia, no aspecto lateral	Além de não promover a correção adequada, gessos mais curtos apresentam maior chance de escorregamento e não conseguem bloquear a contratura da musculatura biarticular do membro inferior
Lesão de pele	Apoio na cabeça do tálus para fulcro e molde para o gesso. Apoiar apenas a área do dedo suficiente para apoiar o tálus, com pouca pressão. Fazer pressões intermitentes, apertando e soltando o dedo, em vez de pressão contínua	Lesão de pele não é comum e indica erro na técnica. Apoio com toda a polpa digital ou com força na região da cabeça do tálus leva a lesão de pele
Acabamento do gesso	A parte plantar do gesso deve apoiar todos os pododáctilos. A parte dorsal deve ser recortada, mostrando a raiz dos dedos, o que permite avaliar sua perfusão e serve de parâmetro para avaliar escorregamento O apoio das cabeças dos metatarsos com o polegar ajuda a moldar o gesso e evita deformidade em arco	Gessos mais curtos no pé deixam os dedos fletidos e aumentam o risco de lesões e deformidades A compressão excessiva da parte dorsal do componente podálico pode causar dor e lesões de pele

(continua)

Tabela 1 Pérolas e armadilhas da fase de gesso do tratamento do pé torto pela técnica de Ponseti. *(continuação)*

	Pérola	Armadilha
Correção do cavo	A correção do cavo continua sendo feita nos gessos subsequentes ao primeiro. O apoio do polegar em todo o primeiro raio, associado ao alongamento de partes moles, auxilia na correção durante todo o tratamento	O apoio somente na cabeça do primeiro metatarso, sem apoiar o primeiro raio por completo, compromete a capacidade de correção do cavo
Interrupção da correção	Fazer sempre a fase de abdução com flexão plantar A correção inadequada do cavo plantar pode impedir a progressão da correção de outras deformidades	Realizar a abdução em dorsiflexão provoca bloqueio da articulação subtalar, o que impede a progressão da correção

- **Gesso após tenotomia:** o objetivo do gesso após a tenotomia é manter a dorsiflexão que foi alcançada, sem deixar de manter a abdução de 60 a 70° obtida até então. Um erro comum é fazer o gesso com dorsiflexão inferior ao que se deveria, ou abdução inferior ao que foi obtido. O gesso após a tenotomia permanece por três semanas.

Fase de órtese

Esta é a fase de manutenção da correção, ou seja, nesse momento, as deformidades devem estar totalmente corrigidas para que a utilização da órtese, que é colocada após três semanas da tenotomia. Deve incluir os dois pés, com uma barra do tamanho da distância entre os ombros da criança, e uma curvatura para baixo que mantenha os pés em 10° de dorsiflexão. O pé afetado é mantido em 60° de abdução; o pé normal, a 40°. Ela deve ser usada até os quatro anos de idade.

Ela é usada 23 horas por dia durante três meses e, depois, 14 horas por dia até os quatro anos de idade.

Na nossa instituição, indicamos fisioterapia para alongamento, fortalecimento de eversores, treino de marcha e recrutamento adequado da musculatura (ver dúvidas comuns no seguimento).

Protocolarmente, o acompanhamento periódico do paciente é estabelecido com intervalos semanais e mensais. Após três meses de uso da órtese, por 14 horas por dia, o retorno torna-se trimestral. Se necessário, antecipa-se o retorno.

Evidências da importância do uso da órtese

A não aderência ao uso da órtese é a principal responsável pela recorrência (risco entre 5 e 183 vezes), o que não se relaciona ao status socioeconômico e educacional dos pais.

Em um estudo realizado em Bangladesh, a aderência ao uso do *brace* nos primeiros três meses foi de 91%; após 12 meses, somente 65% utilizavam-no durante as doze horas preconizadas; e, ao término do seguimento de quatro anos, somente 40% ainda usavam as órteses.

Há evidências de que o uso da órtese por menos de 28 meses aumenta o risco de necessidade de cirurgias extensas, quando se compara com pacientes que a usaram por mais de 33 meses. Os não aderentes apresentam 7,9 vezes mais chances de necessidade de cirurgias.

Intervenções cirúrgicas da técnica descrita por Ponseti

Transferência do tendão tibial anterior

A transferência do tendão tibial anterior é indicada quando há presença de supinação persistente durante a marcha. Geralmente, ela é mais indicada para crianças entre 30 meses e cinco anos de idade, sendo necessário que a cunha lateral esteja ossificada.

Tabela 2 Pérolas e armadilhas do uso da órtese.

	Pérolas	Armadilhas
Não consegue utilizar pelo tempo indicado	Tirar e colocar a órtese apenas uma vez ao dia, o que facilitará a aderência dos pais. Uma possibilidade é colocá-la antes de dormir e retirá-la apenas quando completar as 14 horas	Utilizar a órtese apenas nos períodos de sono da criança pode levar a quantidade inadequada de horas de uso. Além disso, pode ser mais difícil colocá-la, nas horas em que a criança está desperta
Criança não se adapta ao uso da órtese	O começo da utilização da órtese é um desafio, mas a criança (e os pais) se adaptarão. A regra é insistir, insistir e insistir. Oriente os cuidadores a transformarem esse momento em um momento prazeroso, em um momento especial: ler histórias, contar histórias, fazer brincadeiras, para que a criança associe uma sensação boa a este momento	Desistir precocemente pode levar à perda de todo o tratamento. É importante lembrar aos pais que a fase de órtese depende, quase que integralmente, do comprometimento deles
Criança remove a órtese durante a noite	Órteses com presilhas são mais difíceis de serem retiradas do que as órteses com velcro. Uma opção é prender a órtese com fitas adesivas ou cobrir com tecido	A noite é o período em que os pais não supervisionam a criança, sendo assim é mais difícil controlá-las. No entanto, é necessário insistir e estabelecer rotinas para elas
Lesão de pele causada pelo uso da órtese	Utilização de curativos protetores. Afrouxamento da tira que está machucando. Estimular a hidratação da pele. Em úlceras graves, interromper o uso da órtese até a melhora do quadro	Força e pressão excessivas nas tiras e órtese mal moldada ou mal colocada aumentam as chances de lesões de pele. É essencial identificar o ponto de pressão e sua relação com as estruturas da órtese a fim de identificar a causa do machucado. Nesses casos, a órtese deve ser consertada ou substituída

(continua)

13 Pé torto congênito 167

Tabela 2 Pérolas e armadilhas do uso da órtese. *(continuação)*

	Pérolas	Armadilhas
Progressão da deformidade em adução do pé	Manter o primeiro raio bem apoiado na órtese previne a deformidade	Órtese curta, que deixa o primeiro raio sem apoio suficiente, permite que a ação anormal dos músculos promova piora da deformidade
Progressão da deformidade em equino	Manter o calcâneo bem apoiado previne a progressão	Órteses mal moldadas ou mal colocadas, em especial com a faixa central solta, ou com técnica errada de colocação, promovem piora do equino

Em alguns casos, pode ser indicada em razão de recidivas frequentes decorrentes da má aderência à órtese. Qualquer deformidade fixa deve ser corrigida por dois ou três gessos antes da transferência, seguindo a mesma técnica descrita para o tratamento inicial.

- Técnica: Incisão sobre a inserção distal do tendão tibial anterior, com dissecção e desinserção. Sutura com fio absorvível grosso (zero) para preparar o tendão. Liberar pela mesma incisão o tendão até o mais proximal possível, avaliando se ele alcançará o local de destino sem tensão. Identificar o cuneiforme lateral com agulha, à escopia; incisão sobre o local, dissecção até o osso. Perfurar com broca larga, o suficiente para o tendão passar. Dissecar o subcutâneo, passando o tendão sobre o retináculo dos extensores, até o local; e o fio de sutura, por um fio de Kirschner perfurado ou por dentro de uma agulha grossa. O fio deve passar através da pele e ser fixado com esponja, ou o equivalente, e um botão. A posição para fixação é com o pé neutro em relação a varo valgo, com 10° de flexão plantar, sem suporte. As incisões são suturadas e o anestésico local é injetado. Gesso inguinopodálico com joelho em 90° é mantido por seis semanas, quando é retirado com o botão. O resultado é avaliado pela criança que deambula e ela é encaminhada para fisioterapia para treino de marcha. Após o procedimento, a órtese é mantida até o final do tratamento.

Tabela 3 Pérolas e armadilhas da transferência do tendão tibial anterior.

	Pérolas	Armadilhas
Correção das deformidades	A dorsiflexão é necessária para o bom resultado da transferência, de forma que, se não houver dorsiflexão suficiente, deve-se considerar nova tenotomia de Aquiles	Realizar a transferência sem ter corrigido completamente a deformidade pode piorá-la
Hemitransferência		Pode levar à correção insuficiente
Local da transferência	A cunha lateral é o local ideal para transferência, já que permite boa correção	Transferência para o cuboide pode levar a uma eversão excessiva do pé

Há evidências científicas de que a transferência do tibial anterior melhora a distribuição da pressão ao longo do pé e a força de eversão. Os resultados são iguais, funcionalmente, nos pés que não necessitaram de intervenção. Pode haver recorrência em até 20%, o que, no geral, associa-se, principalmente, à não adesão à órtese e à idade de realização (quanto mais tardio, maior a possibilidade de recorrência).

Dúvidas comuns no seguimento do tratamento pela técnica de Ponseti:

- **Quando trocar a órtese:** observe se os dedos atingirem o limite do apoio; pois eles não podem ficar para fora. Ademais, é importante observar a face medial da órtese, na qual a cabeça do primeiro metatarso pode começar a perder apoio antes de a órtese ficar pequena para o paciente. Nesse caso, uma opção é reforçar a face medial, como é de rotina em uma oficina ortopédica.
- **Como tratar a adução ativa do hálux:** a adução ativa do hálux é comum durante a marcha da criança com pé torto congênito, pela ativação anormal da musculatura. É tratada com técnicas fisioterápicas de propriocepção. Outra opção é a utilização de bandagem ou esparadrapagem, embora o ideal seja técnica ativa para correção da ativação muscular.
- **Quando valorizar a adução do antepé:** alguma deformidade em adução residual do antepé é comum no tratamento do pé torto congênito. Em nossa instituição, segue-se o mesmo protocolo utilizado para metatarso aduto, ou seja: se flexível, costuma-se utilizar tratamento conservador; se rígido, considera-se o tratamento cirúrgico. Entretanto, é importante considerar que o aparecimento da adução do antepé pode ser uma indicação de recidiva, principalmente associada ao mau uso da órtese, devendo-se checar a aderência ao seu uso; uma deformidade progressiva pode indicar a necessidade de intervenção. Assim, é importante fazer o diagnóstico diferencial das causas de *intoeing* (veja capítulo de *Intoeing*) e realizar radiografias, caso a criança já tenha idade suficiente para tal, a fim de identificar os ângulos normais do pé, a cobertura do tálus e eventuais deformidades.
- **Quando interromper o uso da órtese:** indica-se manter a órtese até os quatro anos de idade, indiferentemente da gravidade do quadro. Entretanto, algumas deformidades residuais, que não apresentam indicação cirúrgica, podem apontar para

a necessidade da utilização da órtese por ainda algum tempo, em período noturno. Geralmente, quando o paciente atinge quatro anos, orientamos aos pais colocarem a órtese na criança durante a noite até que ela não sirva mais. Após a conclusão do uso, solicitamos uma radiografia dos pés nas incidências AP e de perfil, com carga e oblíqua, para avaliação do posicionamento dos ossos, estabelecendo o retorno trimestral no primeiro ano, e anual a partir do segundo ano.

Quadro 1   Dicas para os pais sobre o uso da órtese de abdução dos pés.

Para avaliar se a órtese está bem colocada, utiliza-se uma órtese em abdução dos pés confeccionada na nossa própria instituição, com abdução de 60° para o pé acometido, 40° para o pé não acometido, e dorsiflexão de 10°. A avaliação de sua colocação é feita em quatro fases: 1. Observar se a tira central está bem ajustada: para tal, o dedo do responsável deve conseguir entrar parcialmente sob a tira. Se ele não entrar sob a tira, está muito apertado; se passar com facilidade até o outro lado, está frouxo. 2. Observar se a tira distal está bem ajustada. 3. Avaliar se a tira proximal está bem ajustada. 4. Avaliar se o pé está bem assentado, observando o orifício do calcâneo, que deve estar bem encostado à parede posterior da órtese e à palmilha. Meias brancas auxiliam a avaliação.

Cuidados com a pele: a pele fica bastante fragilizada durante o uso do gesso e, depois, da órtese, por isso é importante hidratar bastante a pele do bebê. O uso de meias também auxilia na proteção, e a meia deve ser longa para cobrir toda a superfície da perna envolvida pela órtese. Recomendamos também cortar a extremidade distal a fim de observar os dedos e a perfusão.

Tirantes muito apertados ou muito largos: a utilização de duas meias ou a confecção de um furo intermediário entre os furos já existentes permitem o ajuste adequado da órtese. Tirantes de couro geralmente laceiam com o tempo e isto deve ser considerado.

Tratamento cirúrgico

O tratamento padrão-ouro do pé torto congênito é o tratamento gessado pela técnica de Ponseti, ficando o cirúrgico restrito a casos complexos, sindrômicos, ou não responsivos ao tratamento conservador.

No seguimento em longo prazo, o tratamento cirúrgico apresenta piores resultados funcionais e de controle de dor em relação ao tratamento com técnica de Ponseti.

O tratamento cirúrgico proposto é para a correção de deformidades conforme apresentadas: liberação de partes moles posteromediais; fasciotomia plantar; osteotomias extensoras; tenotomia e sutura do fibular longo ao fibular curto; osteotomia do cuboide para abdução do antepé; e, como última opção, artrodese tripla, indicada para crianças com mais de nove anos e deformidade rígida. A astragalectomia é mais indicada para crianças entre um e seis anos, com deformidades graves associadas a ausência de musculatura de pernas, como na mielomeningocele ou artrogripose (veja capítulos respectivos).

Complicações
Recidivas

A recidiva é definida pelo reaparecimento de alguma deformidade da doença. Geralmente, o primeiro a reaparecer é o equino. Ela é incomum após os cinco anos de idade e rara após os sete, independentemente de a correção ter sido completa ou não.

Resistência ao tratamento

A presença do sinal de Samir-Adam, isto é, do hálux relativamente estendido em relação aos outros é um preditor de músculo flexor digital acessório, o que pode aumentar a chance de resistência ao tratamento gessado. Assim, há pouco poder de eversão do pé.

Fatores preditores de recidiva

Adução residual do antepé, após a conclusão do gesso, indica a possibilidade de recidiva, já é esperada em 14% dos casos.

Fatores preditivos de necessidade de cirurgia adicional

Segundo cinco estudos, a não realização de nova manipulação e gesso na recidiva, o uso de órtese suropodálica (em vez da órtese em abdução) para crianças mais velhas ou o fato de não se considerar a transferência do tibial anterior aumentam as taxas de cirurgia adicional.

Tratamento da recidiva

O tratamento da recidiva deve ser feito com um novo ciclo de tratamento gessado, na maioria das vezes associado à tenotomia (a dorsiflexão obtida deve ser de pelo menos 15°, para não ser necessária tenotomia). Na presença de supinação dinâmica do antepé, há indicação de transferência do tibial anterior para a cunha lateral.

Deformidades residuais

O tratamento da deformidade em cavo-varo residual pode ser feito com manipulações e trocas gessadas (dois ou três gessos, com intervalos de duas semanas cada), seguidas por fasciotomia plantar percutânea e transferência do tendão tibial anterior para a cunha lateral. O tendão de Aquiles deve ser alongado em caso de necessidade. Em deformidades mais graves, o extensor do hálux pode ser transferido para a diáfise do primeiro metatarso.

No pé torto negligenciado, há cada vez mais evidências da efetividade do tratamento pela técnica de Ponseti.

Pé torto complexo

O pé torto complexo necessita de um tratamento diferenciado. Nele, uma mão apoia o dedo indicador na região posterior da fíbula e o polegar na cabeça do talus. Enquanto a outra mão faz a correção, alongando a parte medial com o pé em supinação de 60°. Porém, a manobra clássica pode piorar a deformidade. Mesmo que a adução seja corrigida rapidamente, corrigir o cavo é essencial.

O calcâneo varo deve se corrigir em três a quatro trocas gessadas. Uma vez corrigido, corrigem-se simultaneamente o equino e o cavo, apoiando-se o tornozelo com ambas as mãos e elevando com os polegares simultaneamente às cabeças dos metatarsos, enquanto os dedos médios empurram o calcanhar para baixo.

Deve-se imobilizar o pé em 40º de flexão, com talas para reforço, e manter o joelho fletido em 110º, com talas anteriores para reforço, a fim de evitar escorregamento do gesso.

CONDUTA DA INSTITUIÇÃO

Na nossa instituição, todos os pacientes com pé torto congênito são tratados com a técnica de Ponseti, mesmo em caso de recidivas, pés resistentes, complexos ou negligenciados.

Casos graves são tratados com gesso até que se atinja o platô de correção, a partir do qual são indicados procedimentos cirúrgicos conforme a necessidade. Não raro, atendem-se pacientes com pés tortos negligenciados, ou tratados inadequadamente em outros serviços, com mais de cinco anos de idade, que apresentam bons resultados mesmo com tratamento gessado.

Organização da clínica de Ponseti

Nossa clínica de Ponseti funciona em um dia por semana, pela manhã. Neste período, todos os nossos profissionais estão voltados unicamente para o atendimento da clínica de Ponseti, não tendo nenhuma outra atividade do grupo em horário concomitante, pois acreditamos que atenção total deve ser dada à clínica, para realizar um bom tratamento.

Ao iniciar o tratamento de uma criança, temos o protocolo padrão de fotografias para registro, que incluem a visão anterior e posterior dos pés e da criança inteira (Figura 9).

Os pacientes na fase de gesso são atendidos primeiro; crianças com gesso sintético, sobre o gesso comum para prevenir quebra (pois, quando aprendem a andar, elas, raramente, são limitadas pelo gesso), necessitam a retirada, ao menos da camada sintética, com serra de gesso. Todas as outras têm o gesso retirado em banheira, com água quente, para evitar angústia, medo e/ou trauma ocasionado pela serra (Figura 10).

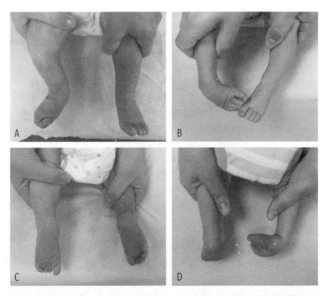

Figura 9 Fotografias-padrão da avaliação inicial do paciente para início do tratamento na clínica de Ponseti.

Este é um momento de troca de afeto entre a criança e seu cuidador, que aproveita para, após a retirada do gesso, dar-lhe um banho de banheira. As famílias são orientadas a trazer shampoo e sabonete de sua preferência, toalha, trocas de roupa, hidratante, pomada e outros produtos de higiene que queiram.

Este também é um momento para acalmar a criança, que, em geral, é amamentada antes da colocação de gesso.

A oportunidade de retirar o gesso no local é de grande importância para o sucesso da nossa técnica, pois ao retirá-lo é possível vê-lo e observar eventuais falhas, quebras e desgastes. Além disso, o tempo entre a retirada e a nova colocação é muito curto, de forma que há pouca perda de correção.

Os gessos são realizados por profissionais treinados, ou em treinamento, sob supervisão próxima. O treinamento consiste em aulas teóricas, treinamento em modelos até atingir gesso de boa qualidade e posterior confecção do gesso em pacientes, sob supervisão.

As trocas de gessos são realizadas semanalmente.

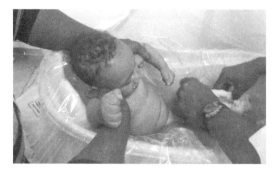

Figura 10 Banheira para retirada do gesso.

Uma vez atingida a correção desejada para indicar a tenotomia, esta é realizada em um centro cirúrgico, porém, devido à solicitação do serviço de controle de infecção hospitalar, segue os mesmos princípios de Ponseti, com anestesia local e corte com lâmina número 15.

A órtese é medida no dia do último gesso ambulatorial e encaminhada à oficina ortopédica, onde é confeccionada.

Após três semanas, a criança retorna ao ambulatório de Ponseti – Órtese e, na sequência ou concomitantemente, ao ambulatório de gesso. O gesso é retirado e a mãe é orientada sobre a colocação correta da órtese, seguindo os intervalos de retorno e tempo de uso apresentados neste capítulo, indiferentemente da gravidade do quadro, como orientado pela técnica original de Ponsetti (Figura 10).

Todas as medidas de avaliação são adicionadas ao banco de dados global de pé torto congênito, contribuindo para estudo desta doença.

Como colocar?

 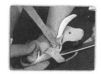

Comece pelo pé que foi tratado. Após encostar o calcanhar no fundo da órtese, aperte primeiramente a tira do meio, bem firme, para segurar o calcanhar na sua posição.

Em seguida, aperte a fita da ponta do pé.

E, por último, aperte a fita do tornozelo.

Faça o mesmo com o outro pé.

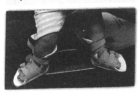

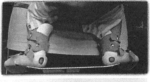

Verifique sempre se os calcanhares estão bem encostados no fundo da órtese

Figura 11   Técnica de colocação da órtese de abdução.

ALGORITMO DE TRATAMENTO

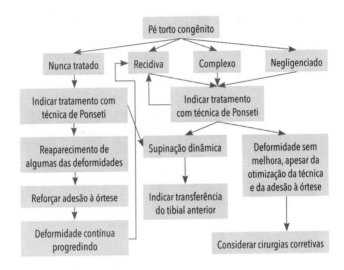

PONTOS-CHAVE

- Doença com deformidade em cavo, varo, aduto e equino do pé.
- O tratamento padrão-ouro é realizado com a técnica de Ponseti.
- Recidivas relacionadas, principalmente, à má-adesão à órtese, que devem ser tratadas com novo ciclo de gesso.
- Para supinação dinâmica, indica-se a transferência do tendão tibial anterior para a cunha lateral.

BIBLIOGRAFIA

Abdelgawad AA, Lehman WB, van Bosse HJ, Scher DM, Sala Da. Treatment of idiopathic clubfoot using the Ponseti method: minimum 2-year follow-up. J Pediatr Orthop B. 2007;16(2):98-105.

Adachi N, Fukuhara K, Nakasa T, et al. Conservative treatment of severe clubfoot using a novel functional dynamic splint. J Pediatr Orthop B. 2015;24:11-7.

Aydin BK, Senaran H, Kirac Y, et al. The need for Achilles tenotomy in the Ponseti method: is it predictable at the initiation or during treatment? J Pediatr Orthop B. 2015;24:341-4.

Banskota B, Banskota AK, Regmi R, Rajbhandary T, Shrestha OP, Spiegel DA. The Ponseti method in the treatment of children with idiopathic clubfoot presenting between five and ten years of age. Bone Joint J. 2013;95-B:1721-5.

Bashi RH, Baghdadi T, Shirazi MR, Abdi R, Aslani H. Modified Ponseti method of treatment for correction of neglected clubfoot in older children and adolescents—a preliminary report. J Pediatr Orthop B. 2016;25:99-103.

Chou DTS, Ramachandran M. Prevalence of developmental dysplasia of the hip in children with clubfoot. J Child Orthop. 2013;7:263-7.

Chu A, Labar A, Sala D, van Bosse H, Lehman W. Clubfoot classification: correlation with Ponseti cast treatment. J Pediatr Orthop. 2010;30:695-9.

Dimeglio A, Bensahel H, Souchet P, Mazeau P, Bonnet F. Classification of clubfoot. J Pediatr Orthop B. 1995;4:129-36.

Dobbs M, Gurnett C. Update on clubfoot: etiology and treatment. Clin Orthop Relat Res. 2009;467:1146-53.

Dodwell E, Risoe P, Wright J. Factors associated with increased risk of clubfoot—a Norwegian national cohort analysis. J Pediatr Orthop. 2015;35:e104-9.

Evans AM, Chowdhury MMH, Kabir MH, Rahman F. Walk for life – the national clubfoot Project of Bangladesh: the four-year outcomes of 150 congenital clubfoot cases following Ponseti method. Journal of Foot and Ankle Research. 2016;9:42.

Faizan M, Jilani LZ, Abbas M, Zahid M, Asif N. Management of idiopathic clubfoot by Ponseti technique in children presenting after one year of age. J Foot Ankle Surg. 2015;54:967-72.

Gelfer Y, Dunkley M, Eastwood DM, et al. Evertor muscle activity as a predictor of the mid-term outcome following treatment of the idiopathic and non-idiopathic clubfoot. Bone Joint J. 2014;96-B:1264-8.

Gibbons PJ, Gray K. Update on clubfoot. J Paediatr Child Health. 2013;49:E434-7.

Goldstein RY, Seehausen DA, Chu A, Lehman WB, et al. Predicting the need for surgical intervention in patients with idiopathic clubfoot. J Pediatr Orthop. 2015;35:395-402.

Gray K, Burn J, Little D, Bellemore M, Gibbons P. Is tibialis anterior tendon transfer effective for recurrent clubfoot? Clin Orthop Relat Res. 2014;472:750-8.

He JP, Shao JF, Hao Y. Comparison of diferent conservative treatments for idiopathic clubfoot: Ponseti's versus non-Ponseti's methods. Journal of International Medical Research. 2017;45(3):1190-9.

Holt JB, Oji DE, Morcuende JA, et al. Long-term results of tibialis anterior tendon transfer for relapsed idiopathic clubfoot treated with Ponseti method: a follow-up of thirty-seven to fifty-five years. J Bone Joint Surg Am. 2015;97:47-55.

Hosseinzadeh P, Peterson ED, Milbrandt TA, et al. Residual forefoot deformity predicts the need for future surgery in clubfeet treated by Ponseti casting. J Pediatr Orthop. 2016;25:96-8.

Hosseinzadeh P, Steiner RB, Hayes CB, Muchow R, Iwinski HJ, Walker JL. Initial correction predicts the need for secondary achilles tendon procedures in patients with idiopathic clubfoot treated with Ponseti casting. Journal of Pediatric Orthopaedics. 2016, January;36(1):80-83.

Hosseinzadeh P, Steiner RB, Milbrandt TA, et al. Initial correction predicts the need for secondary Achilles tendon procedures in patients with idiopathic clubfoot treated with Ponseti casting. J Pediatr Orthop. 2016;36:80-3.

Howren AM, Jamieson DH, Alvarez CM. Early ultrasoundgraphic evaluation of idiopathic clubfeet treated with manipulations, casts, and Botox: a double-blind randomized control trial. J Child Orthop. 2015;9:85-91.

Jean KA, Tulchin-Francis K, Crawford L, Karol LA. Plantar pressures following anterior tibialis tendon transfers in children with clubfeet. J Pediatr Orthop. 2014;34:552-8.

Jochymek J, Turek J. The ultrasonography evaluation of talar dysplasia as a potential prognostic fator for predicting the course and outcomes of clubfoot deformity treatment using Ponseti technique. Acta Orthop Traumatol Turc. 2018 Feb 13. pii S1017-995X(16)30057-8.

Karami M, Dehghan P, Moshiri F, ShamamiMS. Effect of unintentional partial Achilles tenotomy on Ponseti clubfoot management outcomes. J Pediatr Orthop B. 2015;24:1-5.

Knutsen AR, Avoian T, Sangiorgio SN, Zionts LE, et al. How do different anterior tibial tendon transfer techniques influence forefoot and hindfoot motion? Clin Orthop Relat Res. 2015;473:1737-43.

LuckettMR, Hosseinzadeh P, Ashley P, Milbrandt TA, et al. Factors predictive of second recurrence in clubfeet treated by Ponseti casting. J Pediatr Orthop. 2015;35:303-6.

Mahan ST, Yazdy MM, Kasser JR,Werler MM. Is it worthwhile to routinely ultrasound screen children with idiopathic clubfoot for hip dysplasia? J Pediatr Orthop. 2013;33:847-51.

Maripuri SN, Gallacher PD, Bridgens J, Kuiper JH, Kiely NT. Ponseti casting for clubfoot – above- or below-knee? A prospective randomized clinical trial. Bone Joint J. 2013;95-B:1570-4.

Miller NH, Carry PM, Mark BJ, Dobbs MB, et al. Does strict adherence to the Ponseti method improve isolated clubfoot treatment outcomes? A two--institution review. Clin Orthop Relat Res. 2016;474:237-43.

Nasr P, Berman L, Rehm A. Ultrasound findings after Achilles tenotomy during Ponseti treatment for clubfoot: is ultrasound a reliable tool to assess tendon healing? J Child Orthop. 2014;8: 405-11.

Niki H, Nakajima H, Hirano T, Okada H, Beppu M. Ultrasonographic observation of the healing process in the gap after Ponseti-type Achilles tenotomy for idiopathic congenital clubfoot at two-year follow-up. J Orthop Sci. 2013;18:70-5.

O'Shea RM, Sabatini CS. What is new in idiopathic clubfoot? Curr Rev Musculoskeleta Med. 2016;9:470-7.

Pavone V, Testa G, Costarella L, Pavone P, Sessa G. Congenital idiopathic talipes equinovarus: an evaluation in infants treated by the Ponseti method. Eur Rev Med Pharmacol Sci. 2013;17(19):2675±9. PMID: 24142617

Ponseti IV. Congenital Clubfoot: Fundamentals of Treatment. Oxford, UK: Oxford University Press; 1996.

Ponseti IV. Relapsing clubfoot: causes, prevention, and treatment. Iowa Orthop J. 2002; 22:55±56. PMID: 12180612.

Shabtai L, Hemo Y, Segev E, et al. Radiographic indicators of surgery and functional outcome in Ponseti-treated clubfeet. Foot Ankle Int. 2015. doi:10.1177/1071100715623036.

Shaheen S, Mursal H, Rabih M, Johari A. Flexor digitorum accessories longus muscle in resistant clubfoot patients: introduction of a new sign predicting its presence. J Pediatr Orthop B. 2015;24:143-6.

Smith PA, Kuo KN, Harris GF, et al. Long-term results of comprehensive clubfoot release versus the Ponseti the method: which is better? Clin Ortho Relat Res. 2014;472:1281-90.

Wicart P, Tourne Y. Pied bot varus equin congenital. In: Les deformations du pied de l'enfant et de l'adulte. In: Cahiers d'Enseignement de la SOFCOT. Paris: Elsevier Masson SAS; 2010.p. 93-126.

Zhao D, Li H, Zhao L, et al. Results of clubfoot management using the Ponseti method: do the details matter? A systematic review. Clin Orthop Relat Res. 2014;472:1329-36.

Zionts KE, JewMH, Ebramzadeh E, Sangiorgio SN. The influence of sex and laterality on clubfoot severity. J Pediatr Orthop. 2015;0:1-5.

Zionts LE, Sangiorgio SN, Cooper SD, Ebramzadeh E. Does clubfoot treatment need to begin as soon as possible? J Pediatr Orthop. 2016 Sep;36(6):558-64. doi: 10.1097/BPO.0000000000000514.

Leitura complementar

Bor N, Herzenberg JE, Frick SL. Ponseti management of clubfoot in older infants. Clinical orthopaedics and related research. 2006;444:224-8. https://doi.org/10.1097/01.blo.0000201147.12292.6b PMID: 16456307.

Choubey R, Jain A. Comparison of percutaneous Tenotomy techniques for correction of Equinus deformity in congenital Talipes Equino Varus. J Evolut Med Dent Sci. 2015;4(57):9865-70.

El Tayeby HM. Multiple tenotomies after Ponseti method for management of severe rigid clubfoot. The Journal of Foot & Ankle Surgery. 2012;51:156-60.

Elgohary HS, Abulsaad M. Traditional and accelerated Ponseti technique: a comparative study. European Journal of Orthopaedic Surgery & Traumatology. 2015;25(5):949-53.

Evans A, Chodhury M, Rana S, Rahman S, Mahboob AH. 'Fast cast' and 'needle Tenotomy' protocols with the Ponseti method to improve clubfoot management in Bangladesh. J Foot Ankl Res. 2017;nov 10:49.

Faldini C, Traina F, Di Martino A, Nanni M, Acri F. Can selective soft tissue release and cuboid osteotomy correct neglected clubfoot? Clin Orthop Relat Res. 2013;471:2658-65.

Ganesan B, Luximon A, Al-Jumaily A, Balasankar SK, Naik GR. Ponseti method in the management of clubfoot under 2 years of age: a systematic review. PLOS ONE | https://doi.org/10.1371/journal.pone.0178299.

Göksan SB. Treatment of congenital clubfoot with the Ponseti method. Acta Orthop Traumatol Turc. 2002;36(4):281-7. PMID: 12510061.

Gupta P, Bither N. Ilizarov in relapsed clubfoot: a necessary evil? J Pediatr Orthop B. 2013;22:589-94.

Harnett P, Freeman R, Harrison WJ, Brown LC, Beckles V. An accelerated Ponseti versus the standard Ponseti method: a prospective randomised controlled trial. J Bone Joint Surg Br. 2011;93:404-8.

Holt JB, Oji DE, Morcuende JA, et al. Long-term results of tibialis anterior tendon transfer for relapsed idiopathic clubfoot treated with Ponseti method: a follow-up of thirty-seven to fifty-five years. J Bone Joint Surg Am. 2015;97:47-55.

Jauregui JJ, Zamani S, Abawi HH, Herzenberg JE. Ankle range of motion after posterior subtalar and ankle capsulotomy for relapsed equinus in idiopathic clubfoot. J Pediatr Orthop. 2015;00:000-000.

Kang MS, Hwang I-Y, Park S-S. Radiographic prognostic factors for selective soft tissue release after Ponseti failure in Young pediatric clubfoot patients. Foot Ankle Int. 2018 Feb. DOI: 10.1177/1071100718755475

Karol LA, Jeans KA, Kaipus KA. The relationship between gait, gross motor function, and parental perceived outcome in children with clubfeet. J Pediatr Orthop. 2016;36:145-51.

Kenmoku T, Kamegaya M, Saisu T, Ochiai N, Iwakura N, Iwase D, et al. Athletic ability of school-age children after satisfactory treatment of congenital clubfoot. J Pediatr Orthop. 2013;33:321-5.

Khan SA, Kumar A. Ponseti's manipulation in neglected clubfoot in children more than 7 years of age: a prospective evaluation of 25 feet with long-term follow-up. Journal of Pediatric Orthopaedics B. 2010;19(5):385-9.

Khanfour AA. Ilizarov techniques with limited adjunctive surgical procedures for the treatment of preadolescent recurrent or neglected clubfeet. J Pediatr Orthop B. 2013;22:240-8.

Lourenco A, Morcuende J. Correction of neglected idiopathic club foot by the Ponseti method. Bone & Joint Journal. 2007;89(3):378-81.

Mindler GT, Kranzl A, Lipkowski CA, Ganger R, Radler C. Results of gait analysis including the Oxford foot model in children with clubfoot treated with the Ponseti method. J Bone Joint Surg Am. 2014;96:1593-9.

Niki H, Nakajima H, Hirano T, et al. Effect of Achilles tenotomy on congenital clubfoot-associated calf-muscle atrophy: an ultrasonographic study. J Orthop Sci. 2013;18:552-6.

Xu RJ. A modified Ponseti method for the treatment of idiopathic clubfoot: a preliminary report. Journal of Pediatric Orthopaedics. 2011; 31(3):317-9. https://doi.org/10.1097/BPO.0b013e31820f7358 PMID: 21415693.

Xu RJA. Modified Ponseti method for the treatment of idiopathic clubfoot: a preliminary report. J Pediatr Orthop. 2011;31:317-9.

Zionts LE, Packer DF, Cooper S, Ebramzadeh E, Sangiorgio S. Walking age of infants with idiopathic clubfoot treated using the Ponseti method. J Bone Joint Surg Am. 2014;96, e164.

Pé plano na criança e no adolescente | 14

Bruno Sérgio Ferreira Massa
Luciana Myiahira
Rafael Trevisan Ortiz

INTRODUÇÃO

O pé plano é definido como o pé no qual há o *desabamento do arco longitudinal plantar* durante o *apoio de carga* no pé, com a presença de *valgo do retropé* e de *antepé relativamente supinado*.

O pé é avaliado pela mobilidade da articulação subtalar que restaura o alinhamento neutro do retropé e pela capacidade de reconstituição do arco plantar medial.

Assim, podemos dividir o pé plano em dois grandes grupos:

- Pé plano flexível: o mais comum, presente durante o desenvolvimento da criança, com mobilidade da subtalar e correção do arco plantar medial.
- Pé plano rígido: mais incomum, com rigidez da subtalar e sem correção do arco plantar. Normalmente, está associado à coalisão tarsal (talocalcânea e calcâneo-navicular).

Para essa divisão, entretanto, o mais importante é realizar, durante a avaliação, exame físico e radiológico, além de determinar sintomas relacionados.

EPIDEMIOLOGIA

Essa alteração da posição do pé nas crianças pode ser parte do desenvolvimento normal, pois, até os dois anos de idade, quase 100% das crianças não possuem o arco plantar.

Entre crianças e adultos, estima-se que 23% da população tenha pé plano, porém, na maioria desse grupo, o pé é flexível. Apenas cerca de 9% da população com pé plano possui o pé plano rígido, entre os quais se estima que apenas 25% apresentem sintomas.

Do pé plano rígido, a barra talocalcânea é a mais comum e se apresenta normalmente entre 12 e 16 anos.

A barra calcâneo-navicular é menos frequente e costuma apresentar-se entre os 8 e os 12 anos.

Juntas, equivalem a 90% das colisões tarsais, sendo bilaterais em 50 a 60% dos casos. Nos adultos, ela é assintomática na maior parte dos casos.

QUADRO CLÍNICO

Nas crianças pequenas, em fase de início do desenvolvimento da marcha, a queixa frequentemente é dos pais ou cuidadores, pela ausência do arco plantar ou pelo histórico familiar de uso de sapatos ortopédicos ou "pé chato".

Já nas crianças mais velhas, a queixa costuma estar relacionada a uma dor (muitas vezes inespecífica) no pé, associada a longas caminhadas ou a esforços físicos, e ao desaparecimento do arco plantar.

DIAGNÓSTICO

Durante o exame físico voltado para o pé, é necessário avaliar a criança sem calçados, sem meias e com as pernas expostas pelo menos até os joelhos. Os principais objetivos do exame são avaliar a flexibilidade da articulação subtalar, a capacidade de formação do arco plantar medial e observar contraturas tendíneas, especialmente do tendão de Aquiles e dos tendões fibulares.

Durante a inspeção estática e sem carga, observa-se o pé, inicialmente sem carga, buscando o arco plantar medial, deformidades ósseas, calosidades e cicatrizes.

Na palpação e ADM, é feita a mobilização da articulação subtalar, para avaliação de sua mobilidade e, também, da presença de dor, espasticidade ou contratura dos tendões fibulares. Esta etapa avalia a amplitude de dorsiflexão do tornozelo (se pelo menos 10° com o joelho estendido). Deve-se realizar a palpação, também, dos possíveis locais de coalisão tarsal (articulações talocalcânea e calcânea-navicular), dos tendões fibulares, do seio do tarso e de outras topografias das quais a criança aponte sintomas.

Na inspeção estática e dinâmica com carga, o paciente deve ficar em pé, para que se obsere se há a formação do arco plantar com a carga e o alinhamento do retropé (vista posterior). Nesse caso, solicita-se ao paciente que ande, enquanto se observa o padrão da marcha e a postura do pé durante as fases da passada.

O teste de Jack é realizado com o paciente em pé e elevação do hálux. Caso haja pé plano rígido, não haverá elevação do arco plantar.

Outros testes incluem o apoio na ponta dos pés, caso em que o pé plano rígido não terá correção do valgo do calcâneo nem formação do arco plantar; e o andar na borda lateral do pé, caso em que, quando a subtalar for rígida, o paciente não conseguirá inverter o pé e, portanto, não conseguirá completar a tarefa.[7]

ACHADOS RADIOGRÁFICOS

Em caso de pé rígido, para a correta programação cirúrgica, devem ser solicitadas radiografias dos pés com carga em AP e perfil, obliqua a 45°, a incidência de Harris (axial do calcâneo) e radiografias em AP e perfil do tornozelo.

Achados radiográficos característicos:

- **Barra talocalcânea:** sinal do nariz do tamanduá no perfil; sinal do C de Lateur (inespecífico) no perfil; bico talar dorsal no perfil; presença da ponte óssea no processo medial do calcâneo, em direção ao tálus, no axial do calcâneo.
- **Barra calcâneo-navicular:** sinal do nariz do tamanduá no perfil; barra óssea do calcâneo em direção ao navicular no oblíquo.

Caso não haja sinais radiológicos e o paciente apresente coalisão tarsal, pode ser necessário realizar uma tomografia computadorizada ou até ressonância magnética do pé (especialmente com cortes para o retropé).

Ângulos e medidas radiográficas

- **Pitch do calcâneo, no perfil (normal 10 a 30°):** mede a inclinação do calcâneo em relação ao solo. Está diminuído no pé plano.
- **Ângulo do tálus com o 1º metatarso, no perfil AP:** no pé plano, o eixo do tálus passa medial ao 1º metatarso.
- **Ângulo entre o tálus e o solo, no perfil (normal 20 a 30°):** formado entre o eixo do calcâneo e o solo. Está aumentado no pé plano.

- **Costa-Bertani, no perfil (normal 115 a 128°):** ângulo formado entre a tuberosidade do calcâneo e o sesamoide com o ápice na borda inferior do navicular. Está aumentado no pé plano.
- **Ângulo de Meary, no perfil (normal 0°):** formado entre o eixo do tálus e do 1º metatarso. Forma um ápice plantar no pé plano.
- **Ângulo de Kite, no perfil (normal 20 a 40°):** formado entre o eixo do tálus e do calcâneo. Está diminuído no pé plano.
- **Ângulo de Gianestras, no AP (60 a 80°):** formado entre o eixo do tálus e a linha da articulação, entre o navicular e a cunha. Diminui no pé plano (em crianças menores, por conta da idade de ossificação do navicular pode ser impossível de determinar este ângulo).
- **Ângulo de Kite, no AP (20 a 40°):** da mesma forma que no perfil, formado entre o eixo do tálus e do calcâneo. Está aumentado no pé plano.

TRATAMENTO

Conservador

No pé plano flexível, deve-se orientar aos pais que esta é uma fase do desenvolvimento do pé da criança pequena, em que não há necessidade de uso de sapatos ortopédicos ou cirurgia. Nas crianças maiores e nos adolescentes com pé plano flexível e indolor, a orientação deve dar a mesma orientação.[9]

Em caso de pé plano rígido indolor, também não há evidências de que o tratamento cirúrgico possa prevenir a dor.

Pacientes com dor devem ser inicialmente tratados com mudança nas atividades físicas, uso de calçados de solados rígidos, fisioterapia e analgésicos simples. Até pacientes com coalisão tar-

Cirúrgico

O tratamento cirúrgico é reservado praticamente apenas para as crianças com pé plano rígido doloroso, que lhes impede as atividades diárias. Nesse caso, o procedimento envolve a ressecção da barra óssea (exceto quando compromete mais de 50% da faceta posterior do calcâneo), correção do valgo do calcâneo e, se necessário, retensionamento de partes moles, com o objetivo de melhorar a dor, mas não necessariamente de elevar o arco plantar medial.

Ressecção da barra talocalcânea: via medial horizontal até a borda anterior do tendão de Aquiles para melhor visualização da barra e da articulação subtalar; e ressecção suficiente da barra para melhorar a mobilidade da subtalar. A interposição com a gordura e com a parte do tendão flexor ao longo do hálux ajuda a evitar recidiva.

Ressecção da barra calcâneo-navicular: via dorsolateral sobre o seio do tarso para ressecção de toda a barra. A interposição na região da barra, com gordura ou com extensor curto dos dedos, deve ser feita para evitar recidiva.

A osteotomia de escorregamento do calcâneo é uma opção para manter a mobilidade do pé do paciente e corrigir seu eixo, especialmente com carga. Por uma via medial é possível fazer a osteotomia do calcâneo e deslocar a porção distal à osteotomia para medial, corrigindo assim o valgo excessivo do calcâneo.

É possível realizar a osteotomia de alongamento da borda lateral do calcâneo por via lateral e, então, gentilmente, afastar o osso para inserir o enxerto tricortical do osso ilíaco.

Se, durante o exame físico, o paciente apresentar encurtamento dos tendões de Aquiles e/ou fibular, é adequado proceder com seu alongamento para evitar novas deformidades e tentar restaurar a biomecânica do pé.

A artrodese é o último procedimento a se considerar pela perda da mobilidade do pé e só é realizável quando o paciente sintomático tem uma barra muito extensa, irressecável. Nesse caso, pode ser considerada a artrodese da subtalar isolada, procedimentos de fusão extra-articular ou até a artrodese tripla.

CONDUTA DA INSTITUIÇÃO

Pacientes com pés planos assintomáticos são acompanhados com observação.

Quando apresentam queixa, investiga-se a possibilidade de encurtamento do tendão de Aquiles e a existência de barra óssea.

De acordo com o impacto da dor, se não houver resposta ao tratamento conservador – com a concordância da família e da criança –, ressecam-se as barras ósseas, caso o acometimento articular seja menor que 50%, ou procede-se com as osteotomias corretivas, nos demais casos.

ALGORITMO DE TRATAMENTO

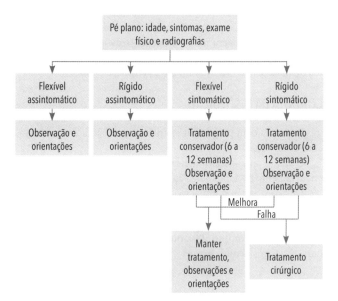

PONTOS-CHAVE

- Casos de pés flexíveis e assintomáticos não necessitam de tratamento.
- Na maioria dos casos, adota-se tratamento conservador.
- Pés rígidos e sintomáticos podem necessitar de tratamento cirúrgico.

BIBLIOGRAFIA

Bleck EE, Berzins UJ. Conservative management of pes valgus with plantar flexed talus, flexible. Clin Orthop Relat Res. 1977;122:85-94.

Bordelon RL. Correction of hypermobile flatfoot in children by molded insert. Foot Ankle. 1980;1:143-150.

Harris RI, Beath T. Army foot survey, vol. 1. National Research Council of Canada, Ottawa; 1947. p. 1-268.

Harris RI, Beath T. Hypermobile flat-foot with short tendo achillis. J Bone Joint Surg Am. 1948;30:116-40.

Herring JA. Tachdjian's pediatric orthopaedics: from the Texas Scottish Rite Hospital for Children. 5. ed. p.761-883.

Herschel H, Ronnen JRV. The occurrence of calcaneonavicular synoste-osis in pes valgus contractus. J BoneJoint SurgAm. 1950;32A:280-2.

Lovell and Winter's pediatric orthopaedics.7. ed. I editors, Stuart L Weinstein, John M. Flynn. p. 1388-525.

Morley AJ. Knock-knee in children. Br Med J (1957) 2:976-979.

Mosca VS. Flexible flatfoot in children and adolescents. J Child Orthop. 2010;4:107-121.

Stormont DM, Peterson HA. The relative incidence of tarsal coalition. C/in Orthop & w &s. 1983;181:28-36.

15 | Pé cavo

Marcos Hideyo Sakaki
Bruno Sérgio Ferreira Massa
Felippi Guizardi Cordeiro
David Gonçalves Nordon

INTRODUÇÃO

O pé é definido como cavo quando há aumento da elevação do arco longitudinal medial. Geralmente, essa condição está associada a varismo do calcâneo (pé cavovaro), garra dos dedos (flexão das articulações interfalangeanas) e equino (presente em menor frequência).

EPIDEMIOLOGIA E ETIOLOGIA

Apresenta incidência de até 20%. Uma investigação neurológica cuidadosa permite identificar a etiologia em 69% dos casos.

As principais causas são neurológicas, congênitas e traumáticas.

Causas neurológicas

- **Por desequilíbrio muscular:** predomínio dos músculos fibular longo, tibial posterior e tibial anterior.
- **Doença de Charcot-Marie-Tooth (CMT).** Se uma pessoa apresenta pé cavo varo bilateral, com antecedente familiar positivo, ela tem 91% de risco de ser portadora da doença de CMT.

- **Outras doenças neurológicas que cursam com pé cavo são:** paralisia cerebral, acidente vascular cerebral, doenças medulares – como mielomeningocele e diastematomielia – e a poliomielite. Essas doenças, entretanto, serão discutidas separadamente na seção de doenças neuromusculares.

Causas congênitas

pé equino cavo varo (correções parciais do pé torto congênito); barra calcâneo-navicular (pé cavovaro rígido).

Causas traumáticas

o pé cavo pós-traumático é encontrado após fraturas do colo do tálus e síndromes compartimentais do pé (geralmente do compartimento posterior profundo).

QUADRO CLÍNICO

Ao contrário do pé plano, o pé cavo geralmente é sintomático, isto é, apresenta dor no calcanhar e metatarsalgia em razão da retirada do apoio do mediopé. Com essa condição, a dor é mais intensa em atividades de alto impacto.

Em crianças, complicações são incomuns. Entretanto, adultos podem apresentar fasciite plantar, fraturas por estresse da tíbia e do quinto metatarsal, artrose dos tornozelos e dos joelhos, além de lesão dos tendões fibulares. Além disso, o varismo determina uma rotação externa do membro inferior que pode ser responsável por problemas como o atrito da banda iliotibial no joelho.

Tais complicações podem ocorrer em crianças esportistas, em especial o acometimento de tendões e da banda iliotibial.

DIAGNÓSTICO

A anamnese detalhada permite tanto a suspeita quanto o diagnóstico. Deformidades congênitas ou traumáticas apresentam uma história óbvia; por isso, os quadros com aparecimento progressivo do cavo são os que apresentam maior desafio. Em pacientes com ambos os pés cavos, antecedente familiar positivo e instalação da deformidade nas segunda ou terceira décadas, deve-se considerar a possibilidade da doença de CMT.

Exame físico

O exame físico deve sempre incluir uma avaliação dos calçados, com gasto anormal do solado, e busca de calosidades nas plantas dos pés, áreas de maior pressão. A utilização de podoscópio também permite identificar pontos de maior pressão e falta de apoio do mediopé.

A observação do paciente em pé, de frente para o examinador, com os pés paralelos e ligeiramente separados, permite identificar o sinal do *peek-a-boo*, presente quando o coxim de gordura medial do calcâneo se torna visível. É útil para pés cavovaros leves.

Geralmente, utiliza-se o teste de Coleman para avaliação da origem do cavo. O pé é apoiado em um bloco de madeira, de aproximadamente uma polegada, e o paciente é observado pelas costas. O pé cavo apresentará, naturalmente, o varo do retropé. Quando os dois primeiros raios se deslocam para fora do bloco, porém, a mudança de varo para valgo indicará um retropé flexível, com cavo às custas da deformidade do antepé (queda do primeiro raio) com subtalar móvel. Por outro lado, se o varo permanecer, será considerado estruturado. Esse simples teste indica como se deve intervir para tratar a deformidade.

O teste de Kelikian-Ducroquet é feito pela aplicação de uma pressão com os polegares na região central e plantar do antepé, produzindo-se uma acentuação do arco transverso. Essa manobra promove a redução da deformidade em garra quando ela é flexível. Uma manipulação direta do dedo, forçando sua retificação, também pode fornecer uma ideia da sua flexibilidade.

Todos os músculos devem ser avaliados em relação ao grau de força, especialmente quando se planejam transferências tendíneas.

O exame de marcha contribui para avaliação dos desequilíbrios musculares, especialmente em casos de doença neurológica como CMT, na qual a fraqueza do tibial anterior é compensada por músculos extensores (dos dedos e do hálux). Hiperextensão dos dedos na fase de balanço é observável.

Exames de imagem

Radiografias

Solicitamos sempre radiografias de ambos os pés e tornozelos, em incidências anteroposterior e perfil com carga, além dos pés em incidência oblíqua sem carga. As radiografias permitem identificar coalisões tarsais, sequelas de trauma e presença de artrose.

Os ângulos radiográficos mais utilizados para o estudo do pé cavo são apresentados na Tabela 1.

Tomografia computadorizada

Útil principalmente para avaliação das barras ósseas e das sequelas de fraturas.

Ressonância magnética

O exame é útil no diagnóstico das lesões associadas ao pé cavo, como a lesão ligamentar lateral crônica, lesões dos tendões fibulares e fraturas de estresse.

Tabela 1 Principais ângulos radiográficos para avaliação do pé cavo.

Ângulo	Técnica	Valores normais	Valores no pé cavo
Hibbs	Duas linhas nos eixos longitudinais do calcâneo e do primeiro metatarsal, na radiografia em perfil	150°	Diminuído
Méary	Eixos do tálus e do primeiro metatarsal, incidência em perfil	0°	Aumentado
Pitch do calcâneo	Linha tangente à cortical inferior do calcâneo com a horizontal na radiografia em perfil	Até 30°	Aumentado
Talocalcâneo	Ângulo formado entre o eixo do tálus e do calcâneo, tanto na incidência anteroposterior quanto em perfil	25-50°	Diminuído

TRATAMENTO

O tratamento conservador sempre é a primeira escolha. Em geral, as crianças apresentam poucos sintomas diante da presença de pé cavo, e as lesões tornam-se mais frequentes ao longo da vida, em razão da sobrecarga e, em especial pelo ganho de peso e demanda.

Tratamento conservador

- **Alongamento:** de fáscia plantar e tríceps sural.
- **Calçados:** com altura suficiente para acomodar o arco do pé; solado macio para absorção de impacto, porém rígido para evitar flexibilidade excessiva. Tênis para pisadas "neutra" ou "supinada" são os mais indicados.
- **Palmilhas:** sob molde, mantêm a subtalar bloqueada em varo, de forma que indicamos aquelas com depressão sob a cabeça

do primeiro metatarsal, nos casos em que o teste de Coleman apresentar subtalar móvel. Não indicamos palmilhas em deformidades rígidas, pois não há benefício em seu uso.

- **Órtese suropodálica/mola de Codvila:** sintomáticos, sem impacto na progressão da deformidade. As órteses dão maior suporte para a fase de balanço e instabilidade em varo. São utilizadas para casos neurológicos. A mola é mais indicada para a marcha com pé caído pela insuficiência do tibial anterior.

Tratamento cirúrgico

Indicado para casos refratários ao tratamento conservador. Deve ser individualizado ("*a la carte*"), pois a variabilidade de alterações no pé cavo é considerável.

Dedos em garra geralmente são corrigidos quando se realiza a correção de outras deformidades do pé.

Liberação de partes moles plantares

Primeiro procedimento realizado. Em alguns pés flexíveis, isso pode ser suficiente. No cavovaro rígido, uma liberação ampla pode

Quadro 1 Técnicas para liberação de partes moles plantares.

Steindler:[11] via medial longitudinal. Secção da origem da fáscia plantar no processo medial do calcâneo. Deve-se seccionar também o abdutor do hálux, o flexor curto dos dedos, o abdutor do dedo mínimo

Percutânea.[12]

Liberação ampla:[13] liberação de: fáscia plantar, abdutor do hálux e outros músculos intrínsecos plantares, como ligamentos plantar longo e curto, ligamento mola, porção calcaneonavicular do ligamento bifurcado, capsulotomia e secção dos ligamentos entre o tálus e o calcâneo, exceto o ligamento talocalcâneo posterior, de forma seriada, até que a correção do retropé seja possível ser necessária, a fim de evitar uma artrodese tríplice. O pós-operatório é realizado com imobilização gessada por seis semanas, o que leva a uma correção progressiva.

Osteotomias

Podem ser realizadas em diversos pontos anatômicos, de acordo com o local deformante. O ideal é realizar, no ápice da deformidade, o que nem sempre é simples de se identificar. As osteotomias dos ossos do tarso devem ser evitadas no esqueleto jovem pela grande proporção de cartilagem. Além disso, elas aumentam a rigidez do pé.

A osteotomia valgizante do calcâneo pode ser associada quando a liberação de partes moles plantares e a elevação do primeiro raio não forem suficientes.

Artrodese tríplice

A artrodese tríplice é indicada para pacientes maiores de 12 anos, com pé cavo totalmente rígido ou com artrose. Porém, em casos de desequilíbrio muscular, deve-se preferir a transferência tendínea, para evitar recidiva.

Pérolas: ressecção óssea em cunha, promovendo modelamento e pé plantígrado e estável.

Armadilhas: até 30% de mau posicionamento. Casos graves podem requerer encurtamento importante do pé.

Transferências tendíneas

Podem ser realizadas em pés flexíveis com deformidade dinâmica evidente. Entretanto, são contraindicadas em casos de deformidades rígidas.

Princípios: manter linha de tração o mais retilínea possível; inserção óssea é mais eficiente que em outro tendão; perda de ao menos um grau de força muscular do tendão transferido.

Quadro 2 Tipos de osteotomias corretivas para o pé cavo.

Elevação do primeiro raio: cunha de subtração dorsal da base do primeiro metatarsal. Se trapezoidal, pode-se realizar encurtamento, o que relaxará as partes moles e facilitará a correção. De acordo com a gravidade da deformidade e a idade do paciente, pode-se incluir osteotomia de adição plantar das cunhas e artrodese naviculocuneiforme medial e cuneiforme medial-primeiro metatarsal.

Metatarsos: osteotomia na base de todos os metatarsais com retirada de cunha dorsal e cortical inferior íntegra (Swanson, Gould). Pode gerar deformidade em mata-borrão.

Tarso:
- Jahss: ressecção de cunha dorsal trapezoidal no nível da articulação de Lisfranc. Provoca encurtamento.
- Akron: osteotomia em cúpula nos corpos dos cuneiformes e do cuboide, que preserva a articulação de Lisfranc e as articulações do cuneiformes com o navicular.
- Cole: ressecção de cunha dorsal proximal ao nível das articulações do navicular com os cuneiformes do lado medial, na substância do cuboide do lado lateral.
- Japas: contempla um corte em V, com concavidade distal, centrada no navicular. As bordas plantares são afastadas, sem encurtamento. Não é indicada para deformidades graves.

Calcâneo:
- Dwyer: retira uma cunha óssea de cerca de 8 mm de base da face lateral da tuberosidade do calcâneo, na região imediatamente posterior e paralela aos tendões fibulares.
- Saxby e Myerson: osteotomia com tripla correção, ressecção de cunha lateral associada à translação lateral e superior.

CONDUTA DA INSTITUIÇÃO

Sempre que há suspeita de CMT no diagnóstico etiológico de pé cavo, solicitamos eletroneuromiografia e avaliação por neurologista.

Quadro 3 Tipos de transferências tendíneas indicadas para tratamento do pé cavo.

Transferência do fibular longo para fibular curto
Objetivo: eliminar ação do fibular longo como depressor do primeiro metatarsal.
Indicações: CMT.
Vantagem: não há perda do poder eversor do pé.

Transferência do tibial posterior para dorso do pé
Objetivo: ganho da dorsiflexão do pé.
Indicações: tibial anterior fraco.
Vantagem: substitui ação de inversor e varizador do retropé para dorsiflexor e eversor. A ação é proporcional à lateralização em que é inserida.

Transferência de músculos extensores dos dedos para mediopé
Objetivo: correção dos dedos em garra, mantendo função dorsiflexora do tornozelo.
Indicações: pé cavo com dedos em garra.
Vantagem: a transferência para o colo dos metatarsais, associada à artrodese interfalângica proximal, permite a correção dos dedos em garra e do cavo.

Transferência do extensor longo do hálux para o colo do primeiro metatarso (procedimento de Jones:)
Objetivo: elevar o primeiro raio e tratar a deformidade em garra do hálux.
Indicações: pé cavo às custas da queda do primeiro raio.
Vantagem: tratamento do pé cavo e da garra do hálux ao mesmo tempo. Associada a artrodese de interfalângica do hálux para evitar deformidade em flexo.

Em caso de barras ósseas, optamos pela ressecção da barra e correção das deformidades conforme necessidade.

Em pés cavos varos flexíveis, realizamos uma liberação de partes moles ampla; quando a correção é parcial, optamos por osteotomia valgizante tipo Dwyer com fixação por fio de Kirchner em crianças.

As transferências tendíneas são indicadas conforme observado no exame físico. Elas devem considerar, ainda, o músculo deformante e a força dos seus opositores.

A artrodese tríplice é utilizada como procedimento de salvamento.

ALGORITMO DE TRATAMENTO

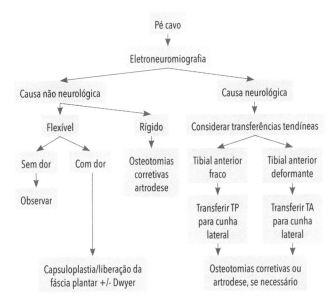

PONTOS-CHAVE

- A causa do pé cavo pode ser neurológica ou não neurológica, sendo a eletroneuromiografia de suma importância para este diagnóstico.
- Cirurgias à "*la carte*", de acordo com cada deformidade.
- Casos neurológicos utilizam transferências tendíneas baseadas nos músculos deformantes e nos mais fracos. Quando insuficiente, opta-se por osteotomias.

- Casos não neurológicos podem se beneficiar, quando flexíveis, de cirurgias de partes moles; quando rígidos, de cirurgias ósseas.

BIBLIOGRAFIA

Alexander IJ, Johnson KA. Assessment and management of pes cavus in Charcot-Marie-Tooth disease. Clin Orthop. 1989;273-81.

Aminian A, Sangeorzan BJ. The anatomy of cavus foot deformity. Foot Ankle Clin. 2008;191-8.

Brewerton DA, Sandifer PH, Sweetham DR. "Idiopathic" pes cavus. Br Med J. 1963;659-61.

Castro WHM, Jerosch J, Grossman TW. Examination and diagnosis of musculoskeletal disorders. New York: Thieme; 2001.

Chuinard EG, Baskin M. Claw-foot deformity. J Bone J Surg. 1973;351-62.

Cluskey WP, Lovell WW, Cummings RJ. The cavovarus foot deformity: etiology and management. Clin Orthop. 1989;27.

Cole WH. The treatment of claw foot. J Bone J Surg. 1940;895.

Coleman SS, Chessnut WJ. A simple test for hindfoot flexibility in the cavovarus foot. Clin Orthop. 1977;60-2.

Dick PJ, Lambert EH. Lower motor and primary sensory neuron disease with peroneal musucular atrophy. Arch Neurol. 1968;603-25.

Herring JA, editor. Tachdjian's Pediatric Orthopaedics. 3. ed. Philadelphia: Saunders; 2002. p. 891-1012.

Dwyer FC. Osteotomy of the calcaneum for pes cavus. J Bone Joint Surg. 1959;80-6.

Gould N. Surgery in advanced Charcot-Marie-Tooth desease. Foot Ankle. 1984;267.

Guyton GP, Mann R. Pes cavus. In: Coughlin MJ, Mann RA, Saltzman CL, editores. Surgery of the foot and ankle. 8. ed. Philadelphia: Mosby Elsevier; 2007. p. 1125-48.

Guyton GP. Current concepts review: orthopaedic aspects of Charcot-Marie--Tooth disease. Foot Ankle Int. 2006;1003-10.

Hsu JD, Mann DC, Imbus CE. Pes cavus. In: Jahss MH, editor. Disorders of the foot & ankle: medical and surgical management. 2. ed. Philadelphia: Saunders; 1991. p. 872-91.

Jahss MH. Tarsometatarsal truncated-wedge arthrodesis for pes cavus and equinovarus deformity of the forepart of the foot. J Bone Joint Surg. 1980;713.

Japas LM. Surgical treatment of pes cavus by tarsal V-osteotomy: preliminary report. J Bone J Surg. 1968;927.

Jones R. An operation for paralytic calcaneocavus. Am J Orthop Surg. 1908;371.

Manoli II A, Grahan B, Ped C. The subtle cavus foot, "the underpronator", a review. Foot Ankle Int. 2005;256-63.

Mc Elvenny RT, Caldwell GD. A new operation for correction of cavus foot. Clin Orthop. 1958;85-92.

Miller GM, Hsu JD, Hoffer MM. Posterior tibial tendon transfer: a review of the literature and analysis of 74 procedures. J Pediatr Orthop. 1982;263.

Mitchell GP. Posterior displacement osteotomy of the calcaneus. J Bone J Surg. 1977;233-5.

Nagai MK, Chan G, Guille JT, Kumar SJ, Scavina DO, Mackenzie W. Prevalence of Charcot-Marie-Tooth disease in patiente who have bilateral cavovarus feet. J Pediatr Orthop. 2006;438-43.

Paulos L, Coleman SS, Samuelson KM. Pes cavovarus. J Bone J Surg. 1980;942-53.

Samilson RL. Crescentic osteotomy of the os calcis for calcaneocavus feet. In: Baeteman JE, editor. Foot science. Philadelphia: Saunders; 1976.

Saxby T, Myerson M. Calcaneus osteotomy. In: Myerson M, editor. Current therapy in foot and ankle surgery. St Luis: Mosby; 1993.

Siffert RS, Torto U. "Beak" triple arthrodesis for severe cavus deformity. Clin Orthop Clin Res. 1983;64-7.

Steindler A. The treatment of pes cavus (hollow claw foot). Arch Surg. 1921;325.

Swanson AB, Browne HS, Coleman JD. The cavus foot-concepts of production and treatment by metatarsal osteotomy. J Bone J Surg. 1966;1019.

Weiner DS, Morscher PT, Junko JT, Jacoby J, Weiner B. The Akron dome midfoot osteotomy as a salvage procedure for the treatment of rigid pes cavus. A retrospectiv review. J Pediatr Orthop. 2008;68-80.

Wetmore RS, Drennan JC. Long-term results of triple arthrodesis in Charcot-Marie-Tooth disease. J Bone J Surg. 1989;417-21.

Wicart P, Seringe R. Plantar opening-wedge osteotomy of cuneiform bones combined with selective plantar release and dwyer osteotomy for pes cavovarus in children. J Pediatr Orthop. 2006;100-8.

16 | Metatarso aduto

Felippi Guizardi Cordeiro
Alexandre Leme Godoy dos Santos
Marcos de Andrade Corsato

INTRODUÇÃO

Metatarso aduto é uma deformidade congênita caracterizada pelo desvio medial do antepé no nível das articulações tarsometatarsais.

Skewfoot (pé serpentiforme): é uma deformidade congênita caracterizada pela presença do metatarso aduto e supinado, associado ao valgismo acentuado do retropé.

Antepé: denominação empregada para a região distal do pé, da qual fazem parte os metatarsos e as falanges.

Médio-pé: denominação empregada para a região do pé que engloba os cuneiformes (medial, lateral e intermédio), navicular e cuboide.

Retropé: denominação empregada para a região mais proximal do pé, formada pelo tálus e pelo calcâneo.

EPIDEMIOLOGIA E ETIOLOGIA

Essas deformidades dos pés são comuns ao nascimento, mas, em razão da resolubilidade espontânea dos casos menos graves, é difícil determinar sua incidência correta. Alguns autores mencionam uma incidência a cada mil nascimentos. No entanto, juntas, elas representam 25% das deformidades dos pés nos recém-nascidos.

Embora a incidência entre pacientes prematuros e nascidos a termo seja semelhante, os primeiros apresentam maior persistência da deformidade. Além disso, caso um filho seja afetado, o risco dos próximos filhos apresentarem a deformidade é de 1:20 casos.

Apesar da etiologia desconhecida, alguns autores atribuem as deformidades à posição do feto na cavidade uterina durante a gestação. Alguns trabalhos associam a presença do metatarso aduto ao torcicolo congênito e à displasia congênita do quadril.

QUADRO CLÍNICO

Após o nascimento, percebe-se o desvio medial do antepé em relação ao retropé. Com a visualização plantar, além do desvio medial, nota-se que a base do quinto metatarso é proeminente; a borda lateral do pé é convexa e o espaço entre o primeiro e o segundo dedo está aumentado. Nos pacientes mais velhos e deambulantes, observam-se calosidades nas regiões de proeminências ósseas como a base do 5º metatarso e o hálux.

A deformidade considerada primária, descrita por alguns autores, é o desvio medial do eixo das articulações tarsometatarsais quando o pé está em dorsiflexão. Nesse caso, a forma do cuneiforme medial geralmente está alterada e sua articulação com o primeiro metatarso encontra-se subluxada medialmente.

O *skewfoot* apresenta, tipicamente, subluxação peritalar lateral associada ao metatarso aduto. Nele, o calcâneo, o cuboide e o navicular estão desviados lateralmente em relação ao tálus, resultando na abdução do médio-pé, na adução/supinação do antepé e no valgismo do retropé. Nas crianças mais velhas, o *skewfoot* pode estar associado ao hálux valgo juvenil.

Os pacientes deambulantes com diagnóstico de metatarso aduto queixam-se de marcha em rotação interna (marcha de periquito ou papagaio), condição que é exacerbada pela possível associação com a torção tibial interna e/ou a anteversão dos colos femorais. Essas deformidades, no entanto, devem ser avaliadas separadamente e podem confundir o diagnóstico (ver o capítulo de *Intoeing*).

DIAGNÓSTICO E CLASSIFICAÇÕES

O diagnóstico é feito de forma basicamente clínica, pela observação das deformidades durante o exame físico (Figura 1).

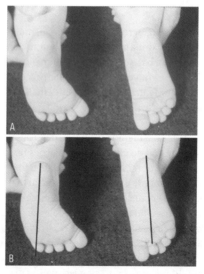

Figura 1 Observar a adução do antepé esquerdo, comparando-o ao direito. Traçando-se a linha do eixo do calcâneo, pode-se avaliar a intensidade da adução.

Avaliação radiográfica

O exame radiográfico não é necessário para o diagnóstico do metatarso aduto, porém, ele ajuda a avaliar a deformidade e a programar a cirurgia em pacientes mais graves. A avaliação deve ser feita pela observação das incidências anteroposterior, de perfil e oblíqua dos pés com carga ou com simulação de carga nos pacientes não deambulantes. Os núcleos de ossificação dos ossos do pé podem não estar completamente visíveis nas radiografias, o que pode dificultar a avaliação, porém o alinhamento dos eixos dos metatarsos pode ser visto desde o nascimento.

Na avaliação radiográfica, é possível observar um desvio medial dos metatarsos no nível das articulações tarsometatarsais com algum grau de valgo do retropé em alguns casos, sendo que, na grande maioria, ocorre alinhamento normal do retropé nas incidências anteroposterior e de perfil. Nos pacientes mais velhos, podemos ver o cuneiforme medial com uma forma trapezoidal.

Exames auxiliares como ressonância magnética e tomografia computadorizada podem ser utilizados para avaliação mais minuciosa das relações articulares.

Classificações

Os pés que apresentam diagnóstico de metatarso aduto podem ser classificados, de acordo com o grau da deformidade, como: leve, moderado ou grave. Para tal classificação, o examinador deve, por meio de uma visualização plantar do pé afetado, traçar uma linha vertical imaginária que se estende do centro do calcâneo até a região do antepé. No pé sem deformidade, essa linha passa através do segundo dedo. Caso ela passe lateralmente, pode-se dizer que se trata de um metatarso aduto (se não houver outras deformidades associadas). Quanto mais lateralmente passar a linha, maior será a gravidade da deformidade.

O teste mais simples para detectar essa deformidade consiste em apoiar a borda lateral do retropé contra uma superfície rígida, como a capa de um livro, e observar o alinhamento ou não da borda lateral do antepé em relação ao retropé, ou utilizar o goniômetro (Figura 3).

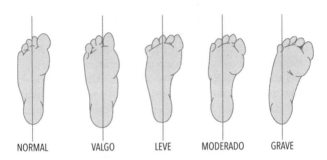

Figura 2 Classificação do pé metatarso aduto, de acordo com a gravidade da deformidade.

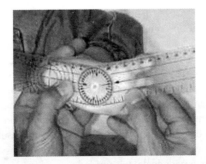

Figura 3 Método para avaliação da gravidade do pé metatarso aduto.

Outra forma de classificar a deformidade é de acordo com a flexibilidade. Casos leves geralmente apresentam grande flexibilidade e redutibilidade através da manipulação passiva da região do antepé e mantêm o retropé fixo. Nos casos mais graves, o pé geralmente não pode ser corrigido passivamente, o que pode ser considerado uma deformidade rígida (sem possibilidade de correção) ou parcialmente rígida (com possibilidade de correção parcial).

No caso do *skewfoot*, alguns autores classificam essa deformidade mais grave em quatro tipos principais, conforme sua etiologia. O tipo 1 é classificado como congênito idiopático; o tipo 2 é considerado congênito, embora apresente associação com síndromes genéticas ou alterações sistêmicas; o tipo 3 é classificado como neurogênico; e o tipo 4 é considerado iatrogênico, resultado de gessos e intervenções cirúrgicas inadequadas no tratamento dos pés tortos congênitos.

TRATAMENTO

O tratamento dos pacientes com metatarso aduto depende do grau de deformidade e da flexibilidade dos pés. O tratamento não operatório deve incluir, desde a observação, orientação aos pais e os exercícios de alongamento, até a utilização de aparelhos gessados seriados e órteses. Na maioria dos casos de metatarsos adutos flexíveis, a deformidade tem correção espontânea, o que pode ocorrer até os quatro anos de idade, com recorrência de 10% nos casos não tratados. O uso de órteses, exercícios de alongamento e calçados com pontas invertidas não têm sua eficácia comprovada por estudos, porém alguns autores defendem seu uso em casos de deformidades moderadas e graves.

O uso de gessos seriados é o método de escolha de alguns autores em pacientes com deformidades graves (menos de 10% dos casos). Ponsetti e outros autores documentaram bons resultados na manipulação seriada com gesso em pés com flexibilidade parcial ou inflexíveis. A técnica descrita comtempla o uso de gessos inguinopodálicos seriados com o joelho fletido a 90°. A manobra de redução consiste em manter o calcâneo em posição neutra, criando, com uma das mãos, o fulcro na região do cuboide. Enquanto isso, a outra mão realiza a abdução do antepé com pressão na sua face medial. O número de trocas de gesso dependerá da obtenção da correção. Ao fim do tratamento, devemos notar a reversão da convexidade da borda lateral do pé, a diminuição da proeminência da base do 5º metatarso e a correção da adução ativa do antepé.

O tratamento cirúrgico, em caso de metatarso aduto, é pouco indicado e, geralmente, é reservado a deformidades rígidas em crianças mais velhas. A escolha da técnica cirúrgica é controversa. Heyman et al. descreveram a capsulotomia das articulações tarsometatarsais e a liberação dos ligamentos intermetatarsais, porém os resultados de seus estudos não foram reproduzidos por outros autores, que apresentaram 41% de recorrência e alto índice de complicações na cicatrização da face dorsal da pele. As osteotomias das bases dos metatarsos também foram uma opção no tratamento cirúrgico, porém apresentaram alto índice de pseudoartrose. Uma alternativa, sem grandes complicações, comumente utilizada, principalmente em casos com deformidades residuais, são as osteotomias em cunha de abertura do cuneiforme medial associada a osteotomia em cunha de fechamento do cuboide (Figura 4) (Sodre, 2001). Em casos mais graves, as osteotomias das bases dos metatarsos podem ser associadas.

No *skewfoot*, por se tratar de uma complicação do metatarso aduto e ter uma deformidade rígida ou semirrígida, geralmente a correção cirúrgica tem como objetivo a correção óssea no ápice da deformidade. Para isso, uma combinação de procedimentos deve ser utilizada. Além dos procedimentos de osteotomias descritos anteriormente para correção do aduto do antepé, outros

16 Metatarso aduto 213

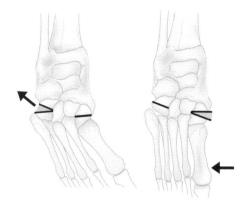

Figura 4   Osteotomia dupla para tratamento do pé metatarso aduto.

procedimentos para correção do valgo do retropé devem ser associados. As osteotomias do calcâneo, para correção do valgo, assim como o procedimento de Evans (osteotomia em cunha de abertura e/ou alongamento da face lateral do processo anterior calcâneo) ou a osteotomia de deslizamento medial do calcâneo, tipo Koutsogiannis, também podem ser utilizadas.

Nos casos de pacientes com deformidade neuromuscular progressiva, os procedimentos de artrodeses estão mais indicados. A fusão isolada da articulação subtalar é a técnica preferida. Nos casos com deformidade significativa ou artrose, a artrodese tripla deve ser considerada.

CONDUTA DA INSTITUIÇÃO

Os pés planos valgos serpentiformes são tratados de forma cirúrgica.

Os pés metatarso adutos flexíveis são tratados de forma conservadora; caso os pais se mostrem preocupados e desejem alguma intervenção, considera-se a realização de exercícios de alongamento e manipulações, além do uso de calçados com as pontas invertidas. Entretanto, não há evidências de efetividade. O tratamento gessado também é uma boa opção.

Os pés metatarso adutos semirrígidos são tratados com gesso, já os pés metatarso adutos rígidos são tratados com osteotomias de abertura da cunha medial e de fechamento do cuboide, associadas ou não à osteotomia dos metatarsos.

ALGORITMO DE TRATAMENTO

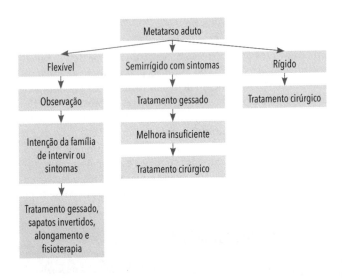

PONTOS-CHAVE

- O metatarso aduto pode ser flexível, semirrígido ou rígido.
- Essa é uma afecção comum, tratada, na maioria das vezes, de forma conservadora.
- Apenas o metatarso aduto rígido e o pé plano serpentiforme necessitam de tratamento cirúrgico.

BIBLIOGRAFIA

Bankart B. Metatarsus varus. Br Med J. 1921;2:685.

Berg EE. A reappraisal of metatarsus adductus and skewfoot. J Bone Joint Surg Am. 1986;68(8):1185-96.

Bleck EE. Metatarsus adductus: classification and relationship to outcomes of treatment. J Pediatr Orthop. 1983;3(1):2-9.

Brown J, Purvis DG, Kaplan EG, et al. Berman-Gartland operation for correction of resistant adduction of the forefoot of the foot. J Am Podiatry Assoc. 1977;67:841.

Engel E, Erlich N, Krems I. A simplified metatarsus adductus angle. J Am Podiatry Assoc. 1983;73:620.

Farsetti P, Weinstein SL, Ponseti IV. The long-term functional and radiographic outcomes of untreated and non-operatively treated metatarsus adductus. J Bone Joint Surg Am. 1994;76(2):257-65.

Fliegel O. Congenital pes adductus. Bull Hosp Joint Dis. 1955;16:65.

Gamble FO, Yale I. Clinical root roentgenology. Huntington (NY): Krieger; 1975. p. 284.

Hlavac HF. Differences in x-ray findings with varied positioning of the foot. J Am Podiatry Assoc. 1967;57:465-71.

Jawish R, Rigault P, Padovani JP, et al. The Z-shaped or serpentine foot in children and adolescents. Chir Pediatr. 1990;31(6):314-21 [in French].

Katz K, David R, Soudry M. Below-knee plaster cast for the treatment of metatarsus adductus. J Pediatr Orthop. 1999;19(1):49-50.

Kite HJ. Congenital metatarsus varus. J Bone Joint Surg Am. 1967;49:388-97

LaPorta G, Sokoloff H. Metatarsus adductus: a two-year follow up of 22 cases. Hershey update. 1980;1.

SOS Residência em Ortopedia Pediátrica

McCormick D, Blount WP. Metatarsus adducto varus. JAMA. 1949;141:449.

Mirzayan R, Cepkinian V, Yu J, et al. Skewfoot in patients with osteogenesis imperfecta. Foot Ankle Int. 2000;2:768-71.

Mosca VS. Calcaneal lengthening for valgus deformity of the hindfoot. Results in children who had severe, symptomatic flatfoot and skewfoot. J Bone Joint Surg Am. 1995;77(4):500-12.

Napiontek M. Skewfoot. J Pediatr Orthop. 2002;22(1):130-3.

Peterson HA. Skewfoot (forefoot adduction with heel valgus). J Pediatr Orthop. 1986;6(1):24-30.

Ponsetti IV, Becker JR. Congenital metatarsus adductus: the results of treatment. J Bone Joint Surg Am. 1996;48:702.

Ryoppy, Poussa S, Merkanto MJ, et al. Foot deformities in diastrophic dysplasia. J Bone Joint Surg Br. 1992;74:441-4.

Schoenhaus H, Rotman S, Meshon A. A review of normal intermetatarsal angles. J Am Podiatry Assoc. 1973;63:88.

Sodre H, Lourenço AF, Dias L, Zoellick DM. Treatment of residual adduction deformity in clubfoot: The double osteotomy. J Pediatr Orthopaed. 2001;21:713-8.

Thompson GH, Simmons GW. Congenital talipes equinovarus (clubfeet) and metatarsus adductus. In: Drennan JC, editor. The child's foot and ankle. New York: Raven Press; 1992. p. 146–58.

Wan SC. Metatarsus adductus and skewfoot deformity. Clin Podiatr Med Surg. 2006;23(1):23-40.

Wynne-Davies R, Littlejohn A, Gormley J. Aetiology and interrelationship of some common skeleton deformities. J Med Genet. 1982;19:321-8.

Pé talo vertical | 17

Felippi Guizardi Cordeiro
Patrícia Moreno Grangeiro
Rafael Barban Sposeto

INTRODUÇÃO

O pé talo vertical congênito é uma forma grave de pé plano rígido congênito; um transtorno incomum definido pela luxação dorsal da articulação talonavicular associada a um equino rígido do retropé. Além da luxação dorsal irredutível do navicular, esta condição também pode incluir deformidade da articulação calcaneocubóidea. Na análise radiográfica, o tálus encontra-se em posição vertical e o navicular deslocado dorsalmente quando o pé é colocado em dorsiflexão, sendo irredutível quando colocado em flexão plantar.

EPIDEMIOLOGIA

O pé talo vertical incide em um a cada 10 mil nascidos vivos e afeta homens e mulheres com a mesma frequência. Considerado idiopático, apresenta-se com deformidade isolada em 50% dos casos, enquanto os outros 50% ocorrem em associação com distúrbios neuromusculares ou genéticos.

A causa dessa deformidade é desconhecida, no entanto, as evidências existentes sugerem que algumas deformidades isoladas sejam transmitidas como um traço autossômico dominante de penetrância incompleta.

ETIOLOGIA

A etiologia, na maioria dos casos, é desconhecida, mas evidências recentes indicam as alterações musculoesqueléticas como um fator causal provável. Em alguns casos, biópsias musculares demonstraram variação anormal no tamanho da fibra muscular, predominância do tipo de fibra e diminuição no tamanho das fibras musculares do tipo I, quando comparadas com os controles normais.

Os casos não idiopáticos têm sido associados a defeitos do sistema nervoso central (SNC), a anormalidades musculares e a certas condições genéticas. Os defeitos do SNC, geralmente associados ao pé talo vertical incluem: a mielomeningocele, agenesia sacral, artrogripose e neurofibromatose. Porém, esses fatores estão, geralmente, associados a uma forma mais rígida de pé talo vertical, cuja deformidade é secundária aos desequilíbrios musculares graves associados, que causam o deslocamento ósseo característico da patologia.

As principais síndromes genéticas que apresentam pé talo vertical como parte de suas características são: síndrome de Patau, síndrome de Edwards, síndrome de Freeman-Sheldon, síndrome de Smith-Lemli-Opitz, síndrome unha-patela, síndrome de Marfan, pterígio múltiplo, mucopolissacaridoses e síndrome de Barsy.

QUADRO CLÍNICO

Os pés apresentam-se com uma superfície plantar convexa, cujo ápice é a cabeça do tálus. O retropé está em posição equina fixa com contratura do tendão de Aquiles, enquanto o antepé está abduzido e em dorsiflexão máxima. Os tendões do tibial anterior e fibulares estão tensos, causando eversão do pé com deformidade em valgo e rotação externa, e podem ser luxados anteriormente para atuarem como dorsiflexores ao invés de flexores plantares. O navicular fica proeminente e palpável, com sua superfície articular junto à região do colo do tálus que toca a região anterior da tíbia. O conjunto de alterações ósseas proporciona uma aparência clínica clássica, denominada "pé em mata-borrão" (Figura 1).

Na análise patológica, a superfície articular proximal do navicular está inclinada para a região plantar; a cabeça do tálus está achatada e ovoide em seu comprimento; o calcâneo está deslocado posterolateralmente em relação ao tálus e em contato com a extremidade distal da fíbula; o ligamento mola está alongado, enquanto a porção tibionavicular do deltoide superficial, assim como o ligamento bifurcado e ligamento fibulocalcâneo, são encurta-

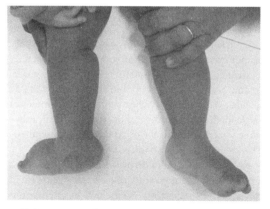

Figura 1   Pé direito em mata-borrão.

dos para sustentarem o navicular em uma posição de luxação. Pode haver alguma flexibilidade do pé, mas a correção passiva da deformidade não é possível.

DIAGNÓSTICO E CLASSIFICAÇÕES

Diagnóstico

O dianóstico é realizado de forma principalmente clínica, porém corroborada por exames de imagem, sendo mais importante realizar os diagnósticos diferenciais e de doenças associadas.

O pé plano grave e o pé talo oblíquo são os principais diagnósticos diferenciais dessa condição, sendo que o útlimo se caracteriza por uma deformidade menos grave que o pé talo vertical. A diferenciação acontece em razão da redução da articulação talonavicular com flexão plantar do pé.

Avaliação radiográfica

No recém-nascido, são visíveis, radiograficamente, apenas alguns dos núcleos de ossificação dos ossos do pé. A ossificação do retropé, por exemplo, inicia-se por volta do 3º trimestre da gestação; o calcâneo, mais precisamente na 23ª semana; e o tálus, na 28ª semana. No mediopé, o cuboide aparece por volta do sexto mês de vida e o navicular se ossifica entre os nove meses e os cinco anos de idade. Os cuneiformes começam a ossificação entre o segundo e terceiro mês posterior ao nascimento, sendo o cuneiforme lateral o primeiro a aparecer.

Na avaliação radiográfica do pé infantil, é necessário o conhecimento de vários ângulos radiográficos, que permitam identificar neles alterações articulares. Na incidência anteroposterior do pé, destaca-se a avaliação do ângulo entre os eixos longos do tálus e do calcâneo (Kite), normalmente de 20 a 40º, que se apresentam aumentados no pé talo vertical, o que demonstra um valgo do retropé. Já na incidência de perfil do pé, destaca-se o ângulo tibiocalcâneo, que normalmente aumenta com a flexão plantar e diminui com a dorsiflexão do tornozelo.

Além das radiografias tradicionais (anteroposterior e lateral), as radiografias dinâmicas em dorsiflexão máxima e flexão plantar máxima são essenciais.

Na radiografia em perfil do pé e do tornozelo dos pacientes com pé talo oblíquo, além da luxação talo navicular, o tálus está paralelo próximo ao eixo anatômico da tíbia, e o calcâneo, em posição equina, mesmo quando em dorsiflexão máxima (Figura 2).

O pé talo vertical deve ser distinguido radiograficamente do pé talo oblíquo, já que ambos têm apresentação clínica semelhante e opções de tratamento diferentes. Na radiografia dinâmica em flexão plantar máxima em perfil, o pé talo oblíquo apresenta redução da articulação talonavicular; em caso de irredutibilidade do mediopé em relação ao retropé, pode-se diagnosticar definitivamente o pé talo vertical.

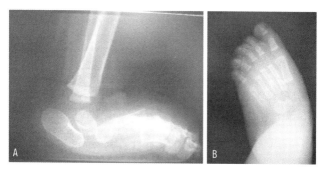

Figura 2 Incidências anteroposterior e de perfil de um caso de pé talo vertical.

Embora outros métodos de imagem não sejam necessários, eles podem ser utilizados para auxiliar na avaliação. A ressonância magnética, por exemplo, fornece um contorno claro das cartilagens e das relações articulares, porém seu uso é atualmente limitado à pesquisa.

Classificação

Alguns autores classificaram o pé talo vertical de acordo com as alterações articulares. Segundo eles, existem dois tipos de pé talo vertical: o primeiro, com luxação talonavicular isolada, e o segundo, com luxação da calcâneo-cubóidea associada. Lichtblau et al. identificaram três grupos, de acordo com a etiologia e as alterações patológicas.

Quadro 1   Classificação de Lichtblau para pé talo vertical

Grupo	Descrição
I – Teratogênico	Deformidade rígida, muitas vezes bilateral presente no nascimento, com importante contratura dos tendões extensores e do tendão de Aquiles
II – Neurogênico	Desequilíbrio muscular, apresenta grau variável de deformidade e rigidez e está associado à mielomeningocele e à neurofibromatose
III – Adquirido	Posicionamento intrauterino Geralmente, unilateral, moderada e parcialmente corrigível

TRATAMENTO

O tratamento do pé talo vertical é baseado na restauração das relações anatômicas normais entre os ossos do pé e no restabelecimento da capacidade de suporte de peso do primeiro raio. Como a patologia se apresenta em diferentes graus de deformidade e gravidade, várias abordagens cirúrgicas e não cirúrgicas foram descritas e são opções de tratamento.

Tratamento não cirúrgico

O tratamento não cirúrgico, com manipulação e gessos seriados, foi a técnica mais antiga usada para o tratamento do pé talo vertical. Porém, alguns autores relatam que o tratamento com gessos seriados sem associação com tratamento cirúrgico tem os piores resultados. Dessa forma, esses autores defendem que a manipulação e o uso de gessos seriados deveriam ser usados antes do tratamento cirúrgico. Assim, a manipulação deveria ser realizada com um movimento em inversão e flexão plantar, que faça uma contrapressão na região medial da cabeça do tálus, que se encontra proeminente. Esse movimento causaria alongamento das estruturas laterais encurtadas e facilitaria a redução da articulação talonavicular durante o procedimento cirúrgico, diminuindo a complexidade do tratamento cirúrgico a ser realizado.

Nessa linha de pensamento Dobbs et. al. descreveram uma técnica pouco invasiva para o tratamento do pé talo vertical, na qual os pacientes foram submetidos a tratamento prévio com a técnica denominada pelo autor de Ponsetti reverso (Figura 3), pois ela se baseava no tratamento com gessos seriados usado e descrito por Ponsetti no tratamento do pé torto congênito, embora empregasse movimentos contrários.

Por essa técnica, após a utilização dos gessos, os pacientes eram submetidos à tenotomia percutânea do tendão de Aquiles, à fixação percutânea da articulação talonavicular e ao alongamento dos tendões tibial anterior e fibulares, quando necessário (Figura 4).

Com esse tratamento menos invasivo, os autores descreveram bons resultados radiográficos e clínicos após dois anos de tratamento. Além disso, descreveram menores complicações como necrose da ferida operatória, necrose do tálus, rigidez no tornozelo e articulação subtalar, pseudoartrose e necessidade de reabordagens cirúrgicas múltiplas (p. ex., artrodese subtalar e tripla).

Tratamento cirúrgico

Historicamente, vários métodos cirúrgicos foram descritos para correção do pé talo vertical. A correção cirúrgica é o princi-

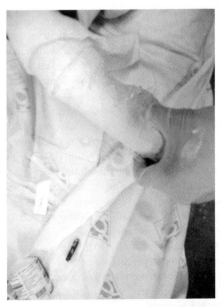

Figura 3 Técnica de Ponseti reverso. Notar onde é realizado o apoio para o fulcro de correção.

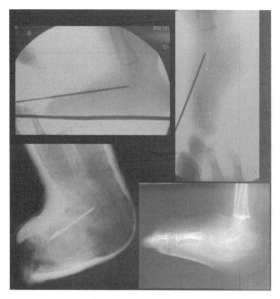

Figura 4 Técnica cirúrgica de passagem percutânea do fio de Kirchner para posicionamento adequado do tálus. Observar a flexão plantar máxima para adequada passagem do fio e correção (figuras da fluoroscopia). Na sequência, aspecto da radiografia do pós-operatório imediato e da radiografia final, sem o fio, com recuperação do ângulo de Kite adequado.

pal suporte do tratamento e depende da gravidade da deformidade, dos diagnósticos associados e da idade do paciente. Casos mais leves requerem liberações menos extensas, enquanto as deformidades rígidas e artrogripóticas requerem liberações circunferenciais e provavelmente nunca alcançarão mobilidade normal.

A liberação em estágio único ou em dois estágios, as abordagens por vias anteriores, a excisão navicular associada à liberação de partes moles e a fusão subtalar Grice-Green, após a liberação, foram relatadas como efetivas. O tratamento cirúrgico está evoluindo para minimizar a complexidade das dissecções e, dessa forma, diminuir o risco de necrose avascular do tálus, dor e rigidez no pós-operatório.

As crianças com diagnóstico tardio e sem tratamento prévio apresentam piores resultados cirúrgicos. Dessa forma, algumas técnicas podem diminuir o risco de recidivas e melhorar a correção da deformidade. Crianças entre 3 e 4 anos de idade podem ser tratadas com uma artrodese extra-articular concomitante com a liberação de partes moles, como descrito por Grice et. al. As crianças mais velhas também podem exigir a excisão do navicular para encurtar a coluna medial e permitir a redução do antepé.

CONDUTA DA INSTITUIÇÃO

O método de Ponsetti reverso, citado anteriormente, é o de escolha, principalmente nos casos mais leves, em razão de seu bom resultado não associado a tratamento cirúrgico. Em casos mais graves, associamos o tratamento com gessos seriados previamente ao tratamento cirúrgico, a fim de diminuir as complicações e a complexidade das dissecções. Como tratamento cirúrgico, a opção é pela liberação percutânea do tendão de Aquiles e da via anterior para realizar alongamento do tendão tibial anterior e redução por via direta da cabeça do tálus e fixação dessa articulação com fio metálico percutâneo. Em pacientes com idades mais avançadas ou com deformidades mais graves, optamos por liberações mais extensas com via única.

ALGORITMO DE TRATAMENTO

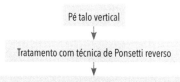

Pé talo vertical
↓
Tratamento com técnica de Ponsetti reverso
↓
Alongamento do tendão de Aquiles, posicionamento adequado da talonavicular. Se inadequado, capsulotomia.
Alongamento do tibial anterior e extensores dos dedos, caso a flexão plantar seja insuficiente para correção.
↓

Órtese de Dobos

PONTOS-CHAVE

- Deformidade rara associada a alguma síndrome em 50% dos casos.
- Em sua forma clássica, apresenta o pé em mata-borrão.
- Tratada inicialmente com gesso, pela técnica Ponsetti reverso, que é seguido pela tenotomia de Aquiles, fixação com fio e alongamento do tibial anterior, além do extensor dos dedos, se necessário.

BIBLIOGRAFIA

Coleman SS, Stelling FH 3rd, Jarrett J. Pathomechanics and treatment of congenital vertical talus. Clin Orthop Relat Res. 1970;70:62-72.

Dobbs MB, Purcell DB, Nunley R, et al. Early results of a new method of treatment for idiopathic congenital vertical talus. J Bone Joint Surg Am. 2006;88(6):1192-200.

Dobbs MB, Schoenecker PL, Gordon JE. Autosomal dominant transmission of isolated congenital vertical talus. Iowa Orthop J. 2002;22:25-7.

Dodge LD, Ashley RK, Gilbert RJ. Treatment of the congenital vertical talus: a retrospective review of 36 feet with long-term follow-up. Foot Ankle. 1987;7(6):326-32.

Drennan JC. Congenital vertical talus. Instr Course Lect 1995;45:315-22

Duncan RD, Fixsen JA. Congenital convex pes valgus. J Bone Joint Surg Br. 1999;81(2):250-4.

Eyre-Brook AL. Congenital vertical talus. J Bone Joint Surg Br. 1967;49(4):618-27.

Herndon CH, Heyman CH. Problems in the recognition and treatment of congenital pes valgus. J Bone Joint Surg Am. 1963;45:413-29.

Jacobsen ST, Crawford AH. Congenital vertical talus. J Pediatr Orthop. 1983;3(3):306-10.

Katz MA, Davidson RS, Chan PS, et al. Plain radiographic evaluation of the pediatric foot and its deformities. University of Pennsylvania Orthopaedic. 1997;10:30-9.

Kodros SA, Dias LS. Single-stage surgical correction of congenital vertical talus. J Pediatr Orthop. 1999;19(1):42-8.

Lamy L, Weissman L. Congenital convex pes planus. J Bone Joint Surg. 1939;21:79-91.

Mazzocca AD, Thomson JD, Deluca PA. Comparison of the posterior approach versus the dorsal approach in the treatment of congenital vertical talus. J Pediatr Orthop. 2001;21(2):212-7.

Napiontek M. Congenital vertical talus: a retrospective and critical review of 32 feet operated on by peritalar reduction. J Pediatr Orthop B. 1995;4(2):179-87.

Ogata K, Schoenecker PL, Sheridan J. Congenital vertical talus and its familial occurrence: an analysis of 36 patients. Clin Orthop Relat Res. 1979;139:128-32.

Osmond-Clarke H. Congenital vertical talus. J Bone Joint Surg Br. 1956;38(1): 334-41.

Sankar WN, Weiss J, Skaggs DL. Orthopaedic conditions in the newborn. J Am Acad Orthop Surg. 2009;17(2):112-22.

Seimon LP. Surgical correction of congenital vertical talus under the age of 2 years. J Pediatr Orthop. 1987;7(4):405-11.

Specht EE. Congenital paralytic vertical talus: an anatomical study. J Bone Joint Surg Am. 1975;57:842-7.

Stricker SJ, Rosen E. Early one-stage reconstruction of congenital vertical talus. Foot Ankle Int. 1997;18(9):535-43.

Sullivan JA. Pediatric flatfoot: evaluation and management. J Am Acad Orthop Surg. 1999;7(1):44-53.

VanderWilde R, Staheli LT, Chew DE, et al. Measurements on radiographs of the foot in normal infants and children. J Bone Joint Surg Am. 1988;70:407-15.

18 | Pseudoartrose congênita da tíbia

Roberto Guarniero
David Gonçalves Nordon

INTRODUÇÃO

Apesar de ser um *misnomer*, ainda não há um nome melhor para esta doença.[1,2] A pseudoartrose congênita da tíbia consiste em uma "displasia" óssea com falha da formação tecidual normal e consequente enfraquecimento do tecido ósseo associada a uma invariável fratura patológica na região, que se recupera mal com o tratamento rotineiro.[3] Há formação de um tecido hamartomatoso no local, com função óssea defeituosa e espessamento do periósteo, também disfuncional.[4]

EPIDEMIOLOGIA

A incidência é entre 1 a cada 28.000 e 1 a cada 190.000 nascidos vivos.[5-7] O lado esquerdo é mais acometido que o direito, sendo raramente bilateral (Figura 1).

QUADRO CLÍNICO

A deformidade anterolateral da tíbia é visível desde o nascimento. A Tabela 1 demonstra as deformidades mais comuns da tíbia e sua associação com doenças conhecidas.

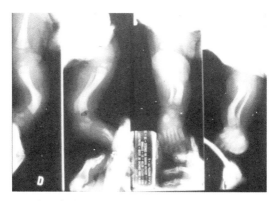

Figura 1   Radiografia de um raro caso de acometimento bilateral.

Tabela 1   Deformidades tibiais de acordo com a etiologia.

Deformidade	Etiologia
Arqueamento anterolateral	Pseudoartrose congênita da tíbia
Arqueamento anteromedial	Hemimelia fibular
Arqueamento posteromedial	Pé calcâneo – bom prognóstico

A grande maioria dos casos é assintomática até a ocorrência de fratura. Noventa e cinco por cento dos casos apresentam fratura antes dos cinco anos de idade, sendo a maioria ao redor dos dois anos.

DIAGNÓSTICO E CLASSIFICAÇÃO

O diagnóstico pode ser feito durante a gestação, por ultrassonografia, mas na maioria das vezes é feito ao nascimento, pela deformidade tibial (Figura 2),[6] ou durante a avaliação por fratura. A pseudoartrose fibular pode estar presente, porém é rara isoladamente.

Achados radiográficos incluem um arqueamento tibial, com ápice anterior e lateral, falha de formação da cavidade medular normal, lesões císticas, fratura com atrofia do local, que varia conforme o momento em que a doença é diagnosticada e o subtipo apresentado. O defeito ósseo pode ser localizado em qualquer parte da diáfise, entretanto, é mais comum na transição entre o terço medial e distal da tíbia.

Não são necessários exames além da radiografia simples dos membros, porém a ressonância magnética demonstra a doença com mais detalhes.[8]

Durante a avaliação, recomendamos a realização de radiografias de bacia, coxas, joelhos, pernas, tornozelos e pés, para identificar a existência de deformidade isolada ou associada a outras doenças da formação axial ou para-axial. É essencial um exame

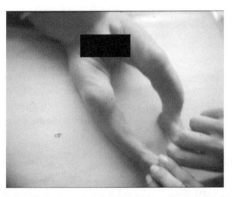

Figura 2   Deformidade anterolateral da perna esquerda, observável logo após o nascimento.

físico detalhado dos membros e tronco da criança, em busca de outras deformidades, ou manchas café-com-leite que denotem doenças associadas, como a neurofibromatose (NF).

Classificações:

Existem duas classificações mais utilizadas: a de Boyd, que vai de I a VI, e a de Crawford, que vai de I a IV. Semelhantes em muitos pontos, o Quadro 1 apresenta suas características.

Doenças associadas

NF tipo 1 (50 a 60% dos pacientes com NF apresentam pseudoartrose),[9,10] displasia fibrosa e osteofibrosa.[11,12]

TRATAMENTO E COMPLICAÇÕES

Estágios pré-fratura

O objetivo é prevenir a ocorrência de fraturas pelo maior tempo possível. Pode-se usar gesso em crianças muito pequenas, e órteses em crianças nas quais a órtese já pode ser colocada, até a ocorrência de fratura ou, se possível, da maturidade esquelética, quando a ocorrência de fraturas diminui consideravelmente.

Estágios com pseudoartrose estabelecida

- **Objetivos**: o objetivo primário é obter união óssea. Em seguida, prevenir refraturas, equalizar membros e prevenir ocorrência de deformidades do membro. Esses resultados costumar ser alcançados em conjunto com o resto do tratamento.
- **Técnica:** consiste em três passos: ressecção do foco de pseudoartrose, tecido hamartomatoso e periósteo doente; enxertia óssea; fixação adequada. Realização de haste intramedular

Quadro 1 Comparação entre as classificações de Boyd e Crawford e suas características.

Boyd	Crawford	Características	Prognóstico
I	I	• Arqueamento anterior, aumento na densidade, estreitamento do canal medular • Associada a outras deformidades congênitas (p. ex., pé torto congênito)	• Bom
II ou displásica	IV	• Extremidades ósseas atróficas em foco • Fratura antes dos dois anos de idade. Mais comum	• É o tipo de pior prognóstico
III ou cística	III	• Presença de cisto na região da junção dos dois terços proximais com o terço distal	• Melhor que o do tipo II
IV ou esclerótica	II	• Canal medular estreito e esclerótico	• Melhor que os dos tipos III e II
V ou pseudoartrose da fíbula		• Raro, apresenta pseudoartrose isolada da fíbula	• Importância acadêmica
VI com neurofibromatose intraóssea		•	•

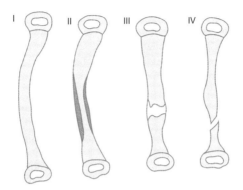

Figura 3   Classificação de Crawford.

com enxertia, fíbula vascularizada e/ou fixação com fixador externo circular apresentam todos mais de 80% de índice de sucesso, de forma que não há uma técnica superior a outra.

Excisão óssea: historicamente, advoga-se pela ressecção de todo o tecido ósseo doente. Entretanto, uma ressecção tão radical pode comprometer a reconstrução, em razão do tamanho do defeito ósseo. Novos estudos têm indicado que a ressecção das bordas escleróticas é suficiente,[13] não comprometendo a chance de união. Embora seja difícil de definir, todo o periósteo doente, mais grosso à visualização, deve ser ressecado.

Enxerto ósseo: a técnica clássica utiliza enxerto esponjoso da crista ilíaca, porém o enxerto cortical apresenta maior resistência à reabsorção osteoclástica,[14,15] sendo o enxerto vascularizado de fíbula o que obtém melhores resultados.

Fixação: placa e parafuso apresentam maus resultados.[16] Quando utilizadas, as hastes intramedulares são deixadas até a maturidade óssea,[15] a fim de evitar refraturas. Podem ser trocadas por maiores, ou, quando inserida pelo calcanhar, que é a ideal no caso de pseudoartrose do terço distal da tíbia com pequeno fragmento para fixação, pode-se aguardar o crescimento para desbloquear a articulação tibiotalar com a migração superior da haste.

A utilização de fixadores externos circulares é interessante, pois pode promover a compressão do foco de pseudoartrose, ao mesmo tempo em que promove correção angular e alongamento. Eles podem ser associados a uma haste intramedular, que será mantida para prevenir fratura.[17] Estudos mais recentes, contudo, têm demonstrado melhor resultado para a realização de alongamento ósseo com fixadores externos circulares quando a consolidação do foco de pseudoartrose já ocorreu há mais de dois anos (Figura 3).[18]

Quando se utilizam fixadores externos circulares, outras técnicas podem ser empregadas: um estudo comparou a realização da técnica de fíbula vascularizada com a técnica de Masquelet para criação de regenerado ósseo;[19] ambas foram equivalentes, porém a técnica de Masquelet apresentou menor tempo para consolidação e menos procedimentos de revisão.

Correção da discrepância de comprimentos

A correção da discrepância de comprimentos pode ser realizada com a epifisiodese do membro contralateral, ou o alongamento do membro acometido, no fêmur ou na tíbia. Contudo, é importante notar que o alongamento da tíbia na pseudoartrose congênita apresenta maior tempo para regeneração do calo, maior tempo para uso de fixador e maior incidência de infecção de pinos e rigidez articular, ambos associados ao tempo de uso de fi-

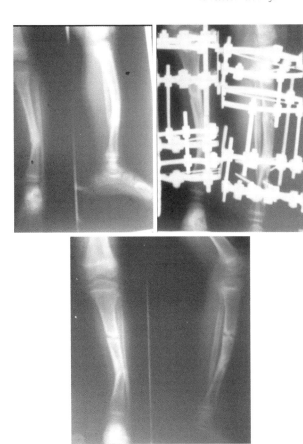

Figura 4 Paciente de 3 anos de idade com pseudoartrose congênita de tíbia, submetido a ressecção, enxertia e transporte ósseo pela técnica de Ilizarov.

xador externo.[18] Recomenda-se, assim, um ritmo mais lento de alongamento, de 0,25 a 0,5 cm por dia.

Idade da intervenção

A recomendação clássica é que não se realize cirurgia em pacientes com menos de 5 anos de idade, pois os resultados são ruins. Entretanto, novos estudos vêm mostrando que a cirurgia pode ser realizada mais cedo; quanto mais precoce, menor o índice de refraturas e a discrepância de comprimento entre membros.[20] Ademais, a idade ideal para realização de fíbula vascularizada é entre 3,5 e 7,5 anos.[21]

Abordagem da fíbula

Não há consenso se deve ser abordada. Os estudos são discrepantes com relação à necessidade de sua fixação e qual procedimento deve ser realizado quando também há pseudoartrose da fíbula.[22]

Amputação

Não há evidências de que a amputação precoce promova benefícios ao paciente, optando-se, atualmente, por técnicas reconstrutivas e amputação somente na falha destas.[22]

COMPLICAÇÕES

Refraturas podem ocorrer a qualquer momento, mesmo após aparente consolidação. A tendência, porém, é que diminua após a maturidade esquelética.[14,23] Foi observada em 47% dos pacientes de uma série de 23 com pseudoartrose atrófica.[24] Isso se associou à largura do osso e, dessa forma, os autores recomendam a consolidação cruzada entre tíbia e fíbula nestes casos.[25]

Observa-se, entretanto, que quanto mais cedo é tratada a pseudoartrose, menor a incidência de deformidades.

CONDUTA DA INSTITUIÇÃO

No nosso instituto, os pacientes diagnosticados com pseudoartrose congênita da tíbia são ortetizados até a ocorrência de fratura. Nessa ocasião, opta-se por tratamento cirúrgico com ressecção completa do foco de pseudoartrose, enxertia óssea cortical e fixação com compressão com fixador externo circular. Nos casos em que o defeito ósseo é de grande monta, além do que seria possível de se obter com um ciclo de alongamento ósseo (mais do que 6 cm), realiza-se enxertia com fíbula vascularizada.

Para a realização do alongamento ósseo, é seguido o padrão descrito no Capítulo 10. Entretanto, sempre aguardamos o período de seis meses após a consolidação da fratura, antes da realização de alongamento ósseo. Preferencialmente o realizamos na tíbia; contudo, pacientes com má qualidade óssea ou que tenham tido complicações no tratamento da pseudoartrose e que não se importem com a diferença de altura dos joelhos podem ter o alongamento realizado no fêmur.

ALGORITMO DE TRATAMENTO

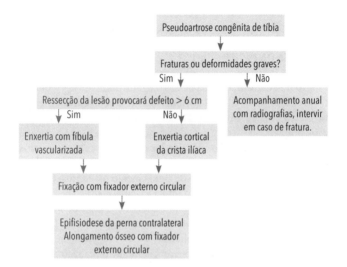

PONTOS-CHAVE

- Doença rara, com acometimento do desenvolvimento longitudinal axial.
- Tratamento preventivo com órtese até a fratura, que indica o tratamento cirúrgico.
- Cirurgia necessita de ressecção do foco de pseudoartrose, periósteo, enxertia e fixação estável, com posterior alongamento ósseo.

REFERÊNCIAS BIBLIOGRÁFICAS

1. Crawford AH Jr, Bagamery N. Osseous manifestations of neurofibromatosis in childhood. J Pediatr Orthop. 1986;6:72-88.
2. Weber M. Congenital pseudarthrosis of the tibia redefined: congenital rural segmental dysplasia. In: Rozbruch SR, Ilizarov S, eds. Limb lengthening and reconstruction surgery. New York: Informa Healthcare; 2006. p. 495-509.
3. Paget J. Ununited fractures in children. In: Paget's studies of old case books. London: Longman's Green & Co., 1891:130-135.
4. Tachdjian MO. Pediatric orthopedics. Philadelphia: Saunders, 1990; 2nd Ed. Pp 656-85.
5. Heikkinen ES, Poyhonen MH, Kinnunen PK, Seppanen UI. Congenital pseudarthrosis of the tibia: treatment and outcome at skeletal maturity in 10 children. Acta Orthop Scand. 1999;70:275-282.
6. Andersen KS. Congenital pseudarthrosis of the tibia. Thesis, Copenhagen 1978.
7. Fairbank J. Orthopaedic manifestations of neurofibromatosis. In: Huson SM, Hughes RAC, eds. The neurofibromatoses: a pathogenic and clinical overview. University Press: Cambridge; 1994:275-303.
8. Mahnken AH, Staatz G, Hermanns B, Gunther RW, Weber M. Congenital pseudarthrosis of the tibia in pediatric patients: MR imaging. AJR Am J Roentgenol. 2001;177:1025-9.
9. Sakamoto A, Yoshida T, Yamamoto H, et al. Congenital pseudarthrosis of the tibia: analysis of the histology and the NF1 gene. J Orthop Sci. 2007;12:361-5.
10. Andersen KS. Congenital pseudarthrosis of the tibia and neurofibromatosis. Acta Orthop Scand. 1976;47:108-11.
11. Aegerter EE. The possible relationship of neurofibromatosis, congenital pseudarthrosis and fibrous dysplasia. J Bone Joint Surg [Am]. 1959;32-A:618-26.
12. Teo HE, Peh WC, Akhilesh M, Tan SB, Ishida T. Congenital osteofibrous dysplasia associated with pseudoarthrosis of the tibia and fibula. Skeletal Radiol. 2007;36(Suppl):S7-14.

13. Uchida Y, Kojima T, Sugioka Y. Vascularised fibular graft for congenital pseudarthrosis of the tibia: long-term results. J Bone Joint Surg [Br]. 1991;73-B:846-50.

14. Shah H, Doddabasappa SN, Joseph B. Congenital pseudarthrosis of the tíbia treated with intramedullary rodding and cortical bone grafting: a follow-up study at skeletal maturity. J Pediatr Orthop. 2011;31:79-88.

15. Dodabassappa SN, Shah HH, Joseph B. Donor site morbidity following the harvesting of cortical bone graft from the tibia in children. J Child Orthop. 2010;4:417-21.

16. Hardinge K. Congenital anterior bowing of the tibia: the significance of different types in relation to pseudarthrosis. Ann Roy Coll Surg Engl. 1972;51:17-30.

17. Thabet AM, Paley D, Kocaoglu M, et al. Periosteal grafting for congenital pseudarthrosis of the tibia: a preliminary report. Clin Orthop Relat Res. 2008;466:2981-94.

18. Zhu G, Mei H, He R, Liu K, Tang J, Wu J. Effect of distraction osteogenesis in patients with tibial shortening after initial union of Congenital Pseudarthrosis of the Tibia (CPT): a preliminar study. BMC Musculoskeletal Disorders. 2015;16:216.

19. Vigouroux F, Mezzadri G, Parot R, Gazarian A, Pannier S, Chotel F. Vascularised fíbula or induced membrane to treat congenital pseudarthrosis of the tíbia: a multicentre study of 18 patients with a mean 9.5-year follow-up. Orthopaedics & Traumatology: Surgery & Research. 2017;103:747-53.

20. Liu Y, Mei H, Zhu G, Liu K, Wu J, Tang J, He R. Congenital pseudarthrosis of the tíbia in children: should we defer surgery until 3 years old? J Ped Orthopaed B. 2018;27(1):17-25.

21. Rathgeb JM, Ramsey PL, Cowell HR. Congenital kyphoscoliosis of the tibia. Clin Orthop Relat Res. 1974;103:178-90.

22. Khan T, Joseph B. Controversies in the management of congenital pseudartrhosis of the tíbia and fibula. Bone Join J. 2013;95-B:1027-34.

23. Boyd HB. Pathology and natural history of congenital pseudarthrosis of the tibia. Clin Orthop Relat Res. 1982;166:5-13.

24. Cho TJ, Choi IH, Lee SM, et al. Refracture after Ilizarov osteosynthesis in atrophic type congenital pseudarthrosis of the tibia. J Bone Joint Surg [Br]- 2008;90-B:488-93.

25. Choi IH, Lee SJ, Moon HJ, et al. "4-in-1 osteosynthesis" for atrophic-type congenital pseudarthrosis of the tibia. J Pediatr Orthop. 2011;31:697-704.

Hemimelia fibular | 19

Patrícia Moreno Grangeiro
David Gonçalves Nordon

INTRODUÇÃO

A hemimelia fibular é uma deficiência longitudinal pós-axial do membro inferior, que acomete todo o membro inferior, em sua metade fibular, comprometendo fêmur, joelho, tíbia, fíbula, tornozelo e pé em diferentes graus.

EPIDEMIOLOGIA

É uma doença rara (cerca de 1 caso para cada 10.000 nascidos vivos), porém é a deficiência congênita de ossos longos mais comum.

Não existe evidência de transmissão genética da hemimelia fibular isolada, salvo nos casos em que ela é parte de uma síndrome genética.

O acometimento bilateral ocorre em 9 a 52% dos casos, variando conforme a série estudada. O gênero mais acometido também varia conforme a literatura e não há concordância sobre sua predominância.

Opitz elaborou a teoria de defeito dos campos de desenvolvimento, segundo a qual a fíbula seria responsável por controlar o desenvolvimento dos raios laterais do pé, o ligamento cruzado anterior, a patela, o fêmur proximal, o acetábulo e o púbis. Um defeito nesse campo, portanto, levaria ao defeito de todas as estruturas a ele associadas. Hootnick, por outro lado, defende que se trata de um defeito da linha média.

QUADRO CLÍNICO

A maioria dos pacientes com ausência completa da fíbula apresenta um arqueamento anteromedial da tíbia, e metade destes apresenta uma depressão no ápice da deformidade (Figura 1).

O anlage fibular, um resquício cartilaginoso da fíbula, é uma banda palpável lateralmente (Figura 2).

A discrepância de comprimento de membros inferiores é comum, com deformidade femoral e hipoplasia do côndilo lateral do fêmur em 93% dos casos (Figura 3). A isso se associam o geno valgo, a ausência do LCA e as alterações da patela. Noventa e cinco por cento dos pacientes apresentam ausência do LCA e 60%, de LCP, porém poucos (16%) apresentam sintomas de instabilidade.

As alterações da coluna lateral levam a um valgo do tornozelo, pela ausência da fíbula, a instabilidade do tornozelo, a ausência de raios centrais ou laterais e a coalisão tarsal, sendo a talocalcânea a mais comum.

DIAGNÓSTICO E CLASSIFICAÇÕES

O diagnóstico pode ser feito clinicamente, ao se observar a deformidade anteromedial da tíbia e a ausência de raios do pé, associadas à discrepância de comprimento dos membros, que geralmente estão presentes nestes pacientes.

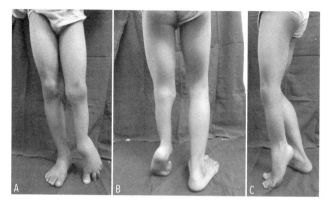

Figura 1 Apresentação clínica de um paciente com hemimelia fibular à esquerda, aos 7 anos e 10 meses de idade, por Paley IIIb.

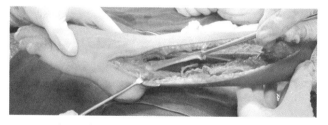

Figura 2 Anlage da fíbula, aspecto intraoperatório.

A confirmação, entretanto, é realizada com radiografias simples. Recomenda-se uma radiografia panorâmica do membro inferior, com a devida compensação e patelas voltadas para frente, o que será útil para determinar o tratamento; radiografias das articulações e dos ossos longos acometidos (bacia, coxa, joelho, perna, tornozelo e pés).

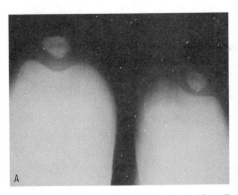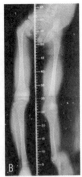

Figura 3   Observar a hipoplasia do côndilo lateral do joelho esquerdo na incidência axial de patela e a discrepância de comprimento e a deformidade em valgo do tornozelo esquerdo pela ausência total de fíbula.

A avaliação da estabilidade do tornozelo e do padrão de marcha também são importantes para ditar o tratamento.

A ressonância magnética auxilia na avaliação da presença dos ligamentos cruzados, o que influencia na indicação de alongamento do membro.

Existem diversas classificações para a hemimelia fibular, sendo que, entre elas, a mais clássica é a de Achterman e Kalamchi, que, apesar de sua importância histórica, pouco contribui para direcionar o tratamento, sendo basicamente uma classificação descritiva.

A classificação de Paley, por outro lado, é direcionada para a forma e função do tornozelo e do pé, não importando o comprimento da perna. Ela é utilizada para direcionar o tratamento reconstrutivo do tornozelo e do pé.

Uma classificação mais recente, proposta por Birch, apresenta maior impacto clínico, ao poder ditar os procedimentos de alongamento a serem seguidos. A preservação do pé em membros não

Quadro 1 Classificação de Achterman e Kalamchi, 1979.

Tem alguma parte da fíbula preservada.

Ia. A epífise proximal da fíbula é distal no nível da placa de crescimento tibial e a placa de crescimento da fíbula distal é proximal ao pilão tibial.

Ib. A fíbula proximal é de 30 a 50% ausente, e a fíbula distal não faz a pinça do tornozelo.

II. A fíbula é ausente ou tem apenas um fragmento vestigial.

Quadro 2 Classificação de Paley, 2003.

Tipo I: tornozelo estável

Tipo II: valgo dinâmico (*ball-and-socket ankle*)

Tipo III: equinovalgo rígido

IIIa: tornozelo

IIIB: subtalar

IIIC: tornozelo + subtalar

IIID: talar

Tipo IV: pé torto (equino-varo-aduto)

funcionais é influenciada pela necessidade de utilização de aparelhos para deambulação e pela possibilidade de transferências de dedos/raios do pé para mão, caso haja intenção de reconstrução de deformidades das mãos.

TRATAMENTO E COMPLICAÇÕES

Objetivo do tratamento

Obter marcha satisfatória e ausência de dor.

Quadro 3 Classificação de Birch, 2011.

Grau	Descrição	Conduta
Pé preservável – pelo menos 3 raios presentes		
1A	Discrepância de comprimento menor que 6%	Observação ou órtese ou epifisiodese
1B	6 a 10%	Epifisiodese e/ou alongamento
1C	11 a 29%	1 ou 2 alongamentos e epifisiodese ou órtese-prótese
1D	30% ou mais	2 ou mais alongamentos Órtese-prótese
Pé não preservável		
2A	Membros superiores funcionais	Amputação
2B	Membros superiores não funcionais	Preservação

Possibilidades terapêuticas

- Conservadoras: órteses e órtese-prótese
- Cirúrgicas: amputação, reconstrução, crescimento guiado, alongamento ósseo.

Tratamento conservador

Todos os pacientes são avaliados quanto à discrepância de comprimento dos membros, para que seja indicado o tratamento adequado para cada grau. Para crianças com discrepâncias pequenas, que possam ser compensadas com o uso de órteses, indica-se o uso de palmilhas com elevação de até 2,5 cm no sapato (em crianças menores, deve-se considerar palmilhas mais baixas, de forma que o pé permaneça confortavelmente dentro do sapato) e adaptação do solado com elevação. Nos casos com deformidades importantes, nos quais o pé não é plantígrado, ou tenha encurtamento grave, considera-se o uso de órteses-próteses adaptadas até o momento de alongamento cirúrgico, amputação ou correção das deformidades.

No geral, as crianças apresentam boa adaptação às órteses-próteses, o que pode postergar o tratamento cirúrgico por vários anos, até que o peso, a discrepância ou a preocupação estética se tornem preponderantes.

Tratamento cirúrgico

O planejamento cirúrgico do paciente demanda avaliar o grau de deformidade, a expectativa de crescimento, os objetivos e desejos do paciente e da família, além das possibilidades terapêuticas disponíveis.

Por meio de radiografias panorâmicas e da medição dos fêmures e tíbias, estima-se o crescimento esperado de cada membro e calcula-se o procedimento a ser realizado, junto à altura esperada para a criança e a diferença que ocorrerá caso a escolha seja o crescimento guiado. A classificação de Birch é um bom guia sobre os procedimentos que podem ser realizados.

A aceitação, o entendimento e o apoio da família são essenciais durante o processo de tratamento dessa doença, sendo muito mais importantes do que o tipo de técnica a ser adotada, uma vez que a adesão da família é essencial para tratamentos como alongamento ósseo.

Amputação

A amputação é indicada, principalmente, para os pés que não apresentam viabilidade, ou seja, com menos de três raios. Entretanto, é importante lembrar que esses pés podem ser necessários para alguma reconstrução dos membros superiores, mesmo no caso de pés viáveis, sendo esta uma opção a ser discutida com a família.

Quando realizada a amputação, indica-se a amputação de Syme, com posterior adaptação a uma prótese com compensação da diferença de comprimento.

Reconstrução

A reconstrução é indicada principalmente para pés viáveis. Quando apresenta três ou mais raios, o pé é considerado viável e, a partir deste momento, o tratamento cirúrgico deve ser feito de acordo com a necessidade, utilizando procedimentos à *la carte*. Um tornozelo instável pode necessitar de uma artrodese tibiotalar; o anlage da fíbula deve ser ressecado; uma deformidade em valgo pode necessitar de tenotomia dos fibulares e reposicionamento do pé com ou sem osteotomias do pé e supramaleolar do tornozelo e artrodeses, enquanto uma deformidade em varo pode necessitar de alongamento dos tendões mediais, e um pé em equino, alongamento de Aquiles.

A deformidade anteromedial da tíbia pode ser corrigida com osteotomias e fixação com fios, ou osteotomia e correção progressiva com fixador externo circular, programando já um alongamento ósseo.

Valgo dos joelhos por hipoplasia do côndilo lateral do fêmur pode ser tratada por osteotomias corretivas ou hemiepifisiodese medial do fêmur distal. Se associada a um defeito femoral focal, este deve ser tratado primeiro, por conta de seu maior impacto nas articulações do quadril e do joelho.

O Quadro 4 apresenta as recomendações de reconstrução de acordo com a classificação de Paley. Deve-se: corrigir as deformidades do pé no primeiro alongamento; fazer outros alongamentos e epifisiodeses em outras fases; hipercorrigir para varo, de forma a evitar recidiva de valgo; proceder com a artrodese do tornozelo, se não for possível estabilizá-lo.

Quadro 4 Procedimentos reconstrutivos de acordo com a classificação de Paley.

Classificação	Conduta
Tipo I: tornozelo estável	Alongamento +/- epifisiodese
Tipo II: valgo dinâmico (*ball-and-socket ankle*)	Osteotomia varizante supramaleolar. Pode haver recidiva do valgo com o crescimento.
Tipo III: equinovalgo rígido	Necessitam do *Super Ankle*.
IIIa: tornozelo	Incisão lateral distal para ressecar a anlage; proximal para descomprimir o nervo fibular e ressecar a anlage; ressecar 1/3 da membrana interóssea; alongamento em Z do Aquiles; alongamento dos fibulares; descompressão do túnel do tarso. Osteotomia de posterolateral para anteromedial, com dobradiça nesta posição. Enxertia e fixação da posição com fios. Reforçar a sutura do tendão de Aquiles com o anlage (Figura 4). Montagem do fixador externo circular para alongamento com o osteotomia na diáfise. Hipercorrigir para varo e incorporar o pé na montagem (Figura 5).
IIIB: subtalar	Os procedimentos de partes moles são os mesmos para IIIa, porém é realizada uma osteotomia subtalar na altura da face posterior do calcâneo, saindo pela faceta anterior e fazendo um deslizamento que medializa o calcâneo.
IIIC: tornozelo + subtalar	Combinar as osteotomias de IIIa e IIIb.
IIID: talar	Osteotomia em cunha do tálus com enxerto na lateral.
Tipo IV: pé torto (equino-varo-aduto)	Muitos são coalisão tarsal em varo. Cunha de abertura medial do calcâneo, ou liberação de partes moles mediais para reposicioná-lo sob o tálus.

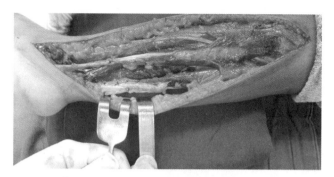

Figura 4   Reforço do tendão de Aquiles com anlage.

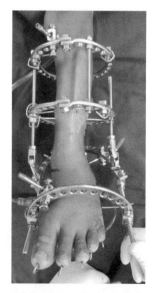

Figura 5   Montagem do fixador externo circular com inclusão do pé.

Crescimento guiado

O crescimento guiado é uma opção interessante, especialmente em casos de discrepância de até 10%, nos quais o tratamento pode ser único; entretanto, em outros casos com discrepância maior esperada, ele pode ser associado ao tratamento de alongamento, a fim de controlar o crescimento da perna sem deformidade, enquanto se planeja ou se espera um alongamento da perna afetada.

Nesses casos, contudo, é importante discutir com a família o fato de que a criança inevitavelmente apresentará comprometimento da estatura final, o que pode ser calculado por meio do aplicativo *Multiplier*.

A idade em que inicia-se o crescimento guiado depende de alguns fatores: 1) idade limite para realização da técnica; 2) quantidade de restrição de crescimento desejada, em centímetros; 3) se a epifisiodese será aplicada na tíbia, no fêmur ou em ambos; 4) técnica de epifisiodese a ser aplicada; 5) intervalos a serem respeitados entre ciclos de epifisiodese temporária, para evitar lesão da fise de crescimento (geralmente intervalos de seis meses a um ano, a cada dois anos). Para mais detalhes, veja o capítulo de anisomelia.

Alongamento ósseo

A técnica de alongamento ósseo mais utilizada é a com o fixador externo circular. Todos os nossos pacientes passam por avaliação de psicologia, fisioterapia e assistência social para se certificarem de que são elegíveis para esse tratamento. Geralmente, o indicamos para crianças acima dos seis anos de idade e com mais de seis centímetros de discrepância de comprimento entre membros, em razão do impacto psicológico e da necessidade de contribuição do paciente ao tratamento.

O alongamento pode ser feito em uma ou mais etapas, objetivando o ganho de até 6 cm por vez. Da mesma forma que para o fêmur curto congênito, pacientes com discrepância prevista de mais de 20 cm podem considerar a possibilidade de amputação e utilização de prótese, com maior frequência do que o alongamento, em razão das dificuldades da técnica e da necessidade de intervenções repetidas.

A presença de ligamentos cruzados no joelho é importante para evitar que, durante o alongamento do fêmur, ocorra a luxação tibiofemoral.

Outra opção de alongamento ósseo para tíbias, sem deformidade e com discrepância menor, de até 6 cm, nas quais epifisiodeses levariam a grande diferença da estatura final e nas quais a órtese é insuficiente para compensação, é a realização de alongamento sobre haste com fixador externo monolateral, em pacientes com fise já fechada.

Nos alongamentos, deve-se sempre avaliar a presença de deformidades, instabilidades e contraturas musculares e os procedimentos para cada um desses fatores devem ser adicionados de acordo com a necessidade.

Complicações

- Pé em equino: complicação frequente, associada ou não a um pé equino já existente.
- Contratura em flexão do joelho: não incluir o joelho na montagem, manter fisioterapia motora ativa e passiva, manipulação sob sedação.
- Instabilidade do joelho: não necessariamente ocorre na ausência de ligamentos cruzados; por isso, deve-se considerar a reconstrução ligamentar antes do alongamento, quando houver.

CONDUTA DA INSTITUIÇÃO

Prefere-se a utilização de órteses-próteses sempre que possível, pois os pacientes se adaptam muito bem e raramente têm desejo de alongamento ou correção.

19 Hemimelia fibular   255

Tabela 1   Pérolas e armadilhas do alongamento ósseo.

	Pérolas	Armadilhas
Osteotomia	Fazer na metáfise proximal promove melhor consolidação e menor volume na panturrilha	
Idade	Preferir crianças com menos de 4 e mais de 6 anos. Sempre solicitar avaliação de fisioterapia, psicologia e assistência social.	Realizar com crianças entre 4 e 6 anos acarreta grandes complicações psicossociais.
Tipo de fixador	Fixador externo circular apresenta melhor controle dos desvios multiaxiais. Esqueleticamente maduros: alongar sobre haste.	O fixador externo monolateral é mais confortável e estético, porém apresenta menor controle.
Deformidade em equino	Realizar alongamento tipo Vulpius. Incluir o pé na montagem.	Se o pé não for incluído na montagem, haverá uma deformidade em equino, ou sua piora, conforme a progressão do alongamento, pela tração muscular.
Hipercorreção	Considerar varizar profilaticamente a diáfise em menores de 6 anos.	A tendência da deformidade é prosseguir para o valgo.

Quando considerada a opção cirúrgica, realizam-se as correções do tornozelo, conforme indicadas por Paley, e o alongamento ósseo estagiado. Evitam-se, também, alongamentos ósseos antes da reconstrução dos ligamentos cruzados, quando necessário. Caso a família concorde com o comprometimento estatural, inclui-se a epifisiodese contralateral para controle da anisomelia.

ALGORITMO DE TRATAMENTO

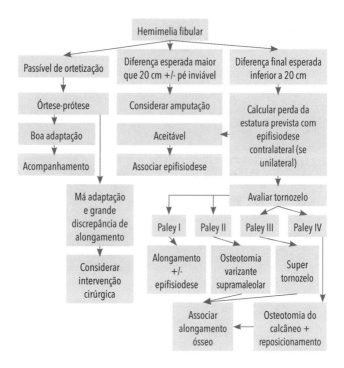

PONTOS-CHAVE

- Deformidade que acomete toda a parte lateral do membro inferior.
- Classicamente, uma deformidade anteromedial da tíbia, em valgo, com ausência de raios dos pés.

- Grande parte dos pacientes se adapta bem ao tratamento conservador com órtese ou prótese.
- Recomenda-se amputação para pés inviáveis e reconstrução para pés viáveis, além do alongamento ósseo.

BIBLIOGRAFIA

Achterman C, Kalamchi A. Congenital deficiency of the fibula. J Bone Joint Surg Br. 1979;61(2):133-7.

Birch JG, Lincoln TL, Mack PW, Birch CM. Congenital fibular deficiency: A review of thirty years' experience at one institution and a proposed classification system based on clinical deformity. J Bone Joint Surg Am. 2011;93(12):1144-51.

Caskey PM, Lester EL: Association of fibular hemimelia and clubfoot. J Pediatr Orthop. 2002;22(4):522-5.

Coventry MB, Johnson EW Jr. Congenital absence of the fibula. J Bone Joint Surg Am. 1952;34(4):941-55.

Crawford DA, Tompkins BJ, Baird GO, Caskey PM. The long-term function of the knee in patients with fibular hemimelia and anterior cruciate ligament deficiency. J Bone Joint Surg Br. 2012;94(3):328-333.

El-Sayed MM, Correll J, Pohlig K. Limb sparing reconstructive surgery and Ilizarov lengthening in fibular hemimelia of Achterman-Kalamchi type II patients. J Pediatr Orthop B. 2010;19(1):55-60.

Fordham LA, Applegate KE, Wilkes DC, Chung CJ. Fibular hemimelia: More than just an absent bone. Semin Musculoskelet Radiol. 1999;3(3):227-38.

Grogan DP, Holt GR, Ogden JA. Talocalcaneal coalition in patients who have fibular hemimelia or proximal femoral focal deficiency: A comparison of the radiographic and pathological findings. J Bone Joint Surg Am. 1994;76(9):1363-70.

Hamdy RC, Makhdom AM, Saran N, Birch J. Congenital fibular deficiency. J Am Acad Orthop Surg. 2014;22:246-55.

Hootnick D. Midline metatarsal dysplasia is the Rosetta stone of embryonic dysvasculogenesis. Birth Defects Research Part A: Clinical and Molecular Teratology. 2010;88(5):385.

Lewin SO, Opitz JM. Fibular a/hypoplasia: Review and documentation of the fibular developmental field. Am J Med Genet Suppl. 1986;2:215-38.

Maffulli N, Fixsen JA. Management of forme fruste fibular hemimelia. J Pediatr Orthop B. 1996;5(1):17-9.

McCarthy JJ, Glancy GL, Chnag FM, Eilert RE. Fibular hemimelia: comparison of outcome measurements after amputation and lengthening. J Bone Joint Surg Am. 2000;82(12):1732-35.

Naudie D, Hamdy RC, Fassier F, Morin B, Duhaime M: Management of fibular hemimelia: Amputation or limb lengthening. J Bone Joint Surg Br. 1997;79(1):58-65.

Searle CP, Hildebrand RK, Lester EL, Caskey PM: Findings of fibular hemimelia syndrome with radiographically normal fibulae. J Pediatr Orthop B. 2004;13(3):184-8.

Stanitski DF, Stanitski CL. Fibular hemimelia: A new classification system. J Pediatr Orthop. 2003;23(1):30-4.

Stevens PM, Arms D. Postaxial hypoplasia of the lower extremity. J Pediatr Orthop. 2000;20(2):166-72.

Defeito femoral focal | 20

Patrícia Moreno Grangeiro
David Gonçalves Nordon

INTRODUÇÃO

Doença também conhecida como fêmur curto congênito ou defeito do desenvolvimento femoral.

Considerada como uma hipoplasia pós-axial do membro inferior, associada a distúrbio precoce da homeostase do crescimento mesenquimal, que ocorre nas primeiras semanas de gestação. Dependendo da fase de acometimento, o defeito pode ser mais proximal, mais distal e mais ou menos grave.

Diversos fatores causais propostos, dentre eles: diabetes materna mal controlada, exposição a drogas, infecções virais, radiação, isquemia focal, toxicidade química e trauma entre a quarta e a oitava semanas de gestação.

As alterações são identificadas geralmente na zona de calcificação provisória.

EPIDEMIOLOGIA

- Acomete entre um e dois nascidos vivos para cada 100.000;
- Três meninos para cada duas meninas;
- 85-90% são unilaterais.

QUADRO CLÍNICO

A deformidade em si não provoca dor, mas a sobrecarga articular pode levar a dores e artrose precoce na idade adulta.

A criança apresenta discrepância de comprimento de membros, proporcional à gravidade da doença. O membro acometido se encontra encurtado, fletido, abduzido e rodado externamente (Figura 1). A coxa é curta e robusta, geralmente associada a contraturas em flexão e instabilidade do quadril e joelho.

Em 50-80% dos casos podem estar associados: ausência fibular, encurtamento da tíbia e fíbula, anormalidades patelares, má rotação do membro e ausência de ligamentos cruzados.

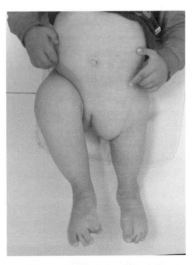

Figura 1 Criança com fêmur curto congênito bilateral. Observe as deformidades apresentadas.

O côndilo lateral geralmente é hipoplásico, e o joelho, valgo.

A instabilidade anteroposterior representa um achado comum no DFF, mas pode variar de acordo com a gravidade das alterações dos ligamentos cruzados e da morfologia articular. A tíbia se posterioriza indiferentemente da presença ou ausência do LCP, sendo ele, portanto, insuficiente mesmo quando presente, e esta instabilidade é influenciada principalmente pelas alterações anatômicas e contraturas de partes moles, a maioria após procedimentos para alongamento ósseo.

Quase todos os pacientes apresentam alterações dos ligamentos cruzados, mas não há uma alteração específica ou única. São típicos um estreitamento ou até mesmo ausência do sulco intercondilar e hipoplasia ou achatamento da iminência tibial, mas tais achados podem não se manifestar ainda em crianças jovens. Quando presente, o sinal da gaveta anterior progride na maioria dos pacientes.

A alteração dos meniscos, porém, não é frequente.

DIAGNÓSTICO E CLASSIFICAÇÕES

Diagnóstico intraútero

O diagnóstico é realizado principalmente no segundo trimestre, durante a realização da ultrassonografia morfológica. A pequena diferença, de milímetros, observada no primeiro trimestre dificulta o diagnóstico definitivo. Em um estudo ultrassonográfico, associou-se a outras anormalidades esqueléticas em 39%, sendo a principal a hemimelia fibular.

Outros diagnósticos diferenciais ultrassonográficos relevantes são: displasia cifomélica, displasia campomélica, osteogênese imperfeita, acondroplasias, acondrogênese, displasia tanatofórica e polidactilia de membros curtos. Se não for encontrada nenhuma outra malformação esquelética, a probabilidade de DFF aumenta em detrimento destes outros diagnósticos.

A realização de USG-3D ajuda a identificar deformidades da face encontradas em outras doenças, especialmente se deformidades unilaterais: complexo fêmur-fíbula-ulna, síndrome femorofacial e síndrome hipoplasia/aplasia de membros/pelve.

Diagnóstico radiográfico

Geralmente é o primeiro exame realizado (Figura 2). Em crianças muito novas, como recém-nascidas, a identificação da cabeça do fêmur pode ser difícil, e uma ultrassonografia dinâmica auxilia na sua identificação e avaliação se há frouxidão, subluxação ou luxação franca.

Nos casos em que a junção entre a cabeça e o colo são igualmente difíceis de identificar pela radiografia, a RNM se mostra de grande ajuda.

A avaliação da parede posterior do acetábulo é importante para diferenciar da deficiência da parede anterior, que é característica da displasia do desenvolvimento acetabular.

Buscam-se os achados descritos por Aitken: encurtamento femoral, pseudoartrose do colo e alterações acetabulares.

Ressonância nuclear magnética

Permite identificar a deformidade em mais detalhes, mas aumenta a dificuldade em dividir nos tipos clássicos de Aitken, que foi criada para ser aplicada em radiografias, apenas. Hipertrofia labral foi observada em 66% dos pacientes e houve diminuição da distância entre o trocanter maior e o acetábulo na grande maioria. Quando presente, a cabeça é menor que a saudável contralateral, porém não menor que a média para idade. Impacto femo-

20 Defeito femoral focal 263

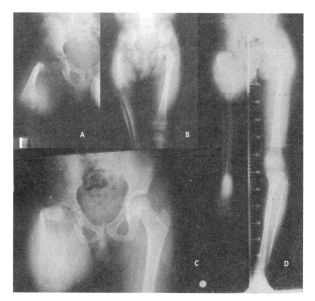

Figura 2 Avaliação radiográfica de um paciente com defeito femoral focal à direita ao longo dos anos. Observe a formação da pseudoartrose no colo e o desenvolvimento tardio da cabeça, de A a C, e a importante discrepância de comprimento em D.

roacetabular, retroversão femoral e coxa vara apresentam alta prevalência. A musculatura glútea geralmente se apresenta atrofiada em relação à contralateral, mas dentro dos padrões de normalidade para a idade.

Há, na grande maioria, no mínimo alguma displasia acetabular visível à RNM, mesmo que aparentemente normal nas radiografias.

Classificação de Aitken

Classificação basicamente descritiva, com pouca orientação com relação a possibilidades de tratamento.

- **A**: Fêmur curto com cabeça femoral e acetábulo. Pode haver pseudoartrose subtrocantérica. Amstutz subdividiu em duas categorias, de acordo com a presença de pseudoartrose e coxa vara.
- **B**: Fêmur curto com um tufo ósseo; cabeça presente, acetábulo moderadamente displásico.
- **C**: Fêmur curto, cabeça ausente, acetábulo gravemente displásico.
- **D**: Cabeça e acetábulo ausentes, fêmur curto e deformado.

Classificação de Paley

É uma classificação mais recente (década de 2000), mais voltada para o tratamento. Neste sistema, mobilidade e deficiência do joelho são considerados mais importantes que do quadril para se determinar resultados funcionais.

- **Tipo 1**: Fêmur intacto com quadril e joelhos móveis.
- **Tipo 2**: Pseudoartrose móvel com um joelho móvel.
- **Tipo 3**: Deficiência diafisária do fêmur.
- **Tipo 4**: Deficiência distal do fêmur.

TRATAMENTO E COMPLICAÇÕES

Não cirúrgico

Ortetização e protetização. De acordo com a discrepância de comprimento, podem ser utilizados saltos compensatórios em calçados comuns. Por outro lado, nos casos em que o encurtamento é grave, próteses adaptadas para apoio do pé podem permitir a marcha do paciente, mesmo com diferença da altura da linha dos joelhos (Figura 3).

Cirúrgico

As deformidades tipo 1 e 2 de Paley são mais passíveis de reconstrução, sendo a tipo 1 a que apresenta melhor indicação para alongamento.

- **Alongamento ósseo:** membro com discrepância prevista inferior a 20 cm, quadril estável ou estabilizável, e articulações boas no membro inferior (avaliar com RNM antes).
- Acetábulo pequeno com cabeça do fêmur de tamanho normal pode levar a subluxação durante o alongamento ósseo, de forma que artrodese femoropélvica deve ser considerada.
- **Amputação de Syme:** visando à protetização, quando não se consegue fazer uma órtese adaptada para apoio no pé, ou quando o pé apresenta deformidades incompatíveis para o apoio de carga (geralmente na associação com hemimelia fibular).
- **Fusão do joelho de King:** uma opção, quando o quadril apresenta uma articulação aceitável e o joelho é muito instável. Pode ser um passo antes do alongamento ósseo. Aumenta o braço de alavanca e, por consequência, o gasto energético.
- **Rotacionoplastia:** os pré-requisitos são: amplitude de movimento do tornozelo de pelo menos 60 graus, anatomia normal do pé, boa força muscular do tríceps sural e tibial anterior. Apresenta boas vantagens: coto sensível distalmente, levando a bom apoio; ausência de neuroma doloroso e fenômeno do membro fantasma; manutenção do crescimento ósseo, mobilidade e flexoextensão do joelho reconstruído; não ocorre

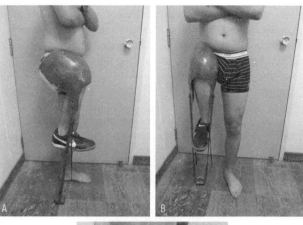
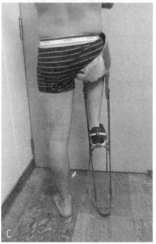

Figura 3 Exemplo de órtese-prótese compensatória utilizada no nosso instituto. Os pacientes apresentam geralmente excelente adaptação.

sobrecrescimento ósseo. Apresenta uma marcha mais eficiente do que a amputação de Syme, do ponto de vista energético.

CONDUTA DA INSTITUIÇÃO

Na nossa instituição, crianças encaminhadas com suspeita de defeito femoral focal têm suas articulações acometidas avaliadas com RNM (quadril e joelho). Até a idade em que a diferença de comprimento é realmente incômoda, ou em que a criança é grande o suficiente para conseguir compreender, aceitar e couber um fixador externo circular, utilizamos órteses-próteses adaptadas para conseguir englobar o membro inferior da criança e permitir que aprenda a andar.

Crianças bem adaptadas à prótese seguem tratamento conservador até manifestarem desejo de um tratamento mais invasivo.

Avaliamos a altura esperada do paciente por meio do aplicativo Multiplier, calculamos a diferença esperada de comprimento dos membros e o quanto será comprometido de estatura final com a epifisiodese. Quando as famílias aceitam esta diminuição da estatura final, realizamos epifisiodese do membro contralateral para diminuir a diferença de comprimento e facilitar o alongamento futuro.

De acordo com a qualidade do canal intramedular, do fechamento fisário e das articulações e do fêmur em si, realizamos o alongamento com fixador externo circular ou alongamento sobre haste com fixador monolateral, sendo esta reservada para fêmures mais longos e de canal adequado, com menos deformidade.

Quando presente pseudoartrose do colo do fêmur e cabeça adequada, osteotomia corretiva e reconstrução com fíbula vascularizada se mostram uma possibilidade terapêutica promissora.

Quando há intenção de alongamento do fêmur, porém o quadril se mostra inadequado por instabilidade, optamos pela reconstrução do quadril por meio de osteotomia da pelve e do fêmur, tornando-o contido, e posteriormente realizamos o alongamento ósseo.

Raramente indicamos a rotacionoplastia de Van Ness ou artrodese iliofemoral, uma vez que nossos pacientes se adaptam bem às próteses e ao tratamento conservador.

A ausência ou insuficiência dos ligamentos cruzados é uma preocupação, e os pacientes que manifestem alteração clínica e/ou radiológica são acompanhados em conjunto com o grupo de joelho, com a intenção de reconstrução ligamentar para posterior alongamento ósseo. Via de regra, não realizamos alongamentos antes da reconstrução de partes moles, pelo risco de luxação do joelho.

O alongamento tibial é uma possibilidade, quando o fêmur se mostra inviável, porém não é nossa opção de preferência.

ALGORITMO DE TRATAMENTO

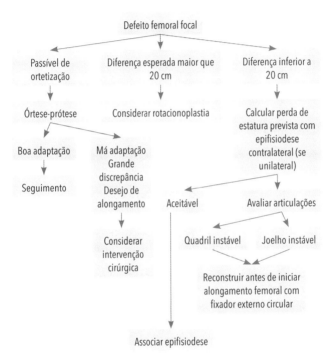

PONTOS-CHAVE

- Defeito de formação do fêmur; 85-90% unilateral.
- Comprometimento praticamente onipresente das articulações do quadril e joelho.
- Protetização até idade para alongamento.
- Alongamento de diferença prevista menor que 20 cm.
- Rotacionoplastia ou amputação/protetização se diferença prevista maior que 20 cm.

BIBLIOGRAFIA

Ackman J, Altiok H, Flanagan A, et al. Long-term follow-up of Van Nes rotationplasty in patients with congenital proximal focal femoral deficiency. Bone Join J. 2013;95-B(2):192-8.

Aitken GT. Proximal femoral focal deficiency – definition, classification and management. In: Aitken GT, editor. Proximal femoral focal deficiency: a congenital anomaly. Washington, DC: National Academy of Sciences; 1969.

Alanay Y, Krakow D, Rimoin DL, et al. Angulated femurs and the skeletal dyplasias: experience of the international skeletal dysplasia registry (1988-2006). Am J Med Genet A. 2007;143A:1159.

Alman BA, Krajbich JI, Hubbard S. Proximal femoral focal deficiency: results of rotationplasty and Syme amputation. J Bone Joint Surg Am. 1995;77:1876-82.

Anton CG, Applegate KE, Kuivila TE, Wilkers DC. Proximal femoral focal deficiency (PFFD): more than an abnormal hip. Semin Musculoeskelet Radiol. 1999;3(3):215-26.

Ashkenazy M, Lurie S, Ben-itzhak I, et al. Unilateral congenital short femur: a case report. Prenat Diagn. 1990;10:67.

Bedoya MA, Chauvin NA, Jaramillo D, Davidson R, Horn BD, Ho-Fung V. Common patterns of congenital lower extremity shortening: diagnosis, classification, and follow-up. Radiographics. 2015;35:1191-207.

Biko DM, Davidson R, Pena A, Jaramillo D. Proximal focal femoral deficiency: evaluation by MR imaging. Pediatr Radiol. 2012;42(1):50-6.

Boden SD, Fallon MD, Davidson R, Mennuti MT, Kaplan FS. Proximal femoral focal deficiency. Evidence for a defect in proliferation and maturation of chodroncytes. J Bone Joint Surg Am. 1989;71(8):1119-29.

Bronstein M, Deutsch M. Early diagnosis of proximal femoral deficiency. Gynecol Obstet Invest. 1992;34:246.

Camera G, Dodero D, Parodi M, et al. Antenatal ultrasonographic diagnosis of a proximal femoral focal deficiency. J Clin Ultrasound. 1993;21:475.

Canavese F, Samba A, Khan A, Dechelotte P, Krajbich JI. Rotationplasty as a salvage of failed primary limb reconstruction: up to date review and case report. Journal of Pediatic Orthopaedics B. 2014;23:247-53.

Chomiak J, Podskubka A, Dungl P, Os'tádal M, Frydrychová M. Cruciate ligaments in proximal femoral focal deficiency: arthroscopic assessment. J Pediatr Orthop. 2012;32:21-8.

Cuillier F, Cartault F, Moreau ML, et al. Antenatal presentation of isolated femoral hypoplsia discovered at 18 weeks of gestation. Fetal Diagn Ther. 2005;20:197.

D'Ambrosio V, Pasquali G, Squarcella A, Marcoccia E, De Filippis A, Gatto S, et al. Prenatal diagnosis of proximal focal femoral deficiency: literature review of prenatal sonographic findings. J Clin Ultrasound. 2016;44:252-9. DOI: 10.1002/jcu.22306

Doger E, Köpük SY, Cakiroglu Y, et al. Unilateral isolated proximal femoral focal deficiency. Case Rep Obstet Gynecol. 2013;637904.

Dora C, Buhler M, Stover MD, et al. Morphologic characteristics of acetabular dysplasia in proximal femoral focal deficiency. J Pediatr Orthop. 2004;13:81-7.

Epps CH. Current concepts review proximal femoral focal deficiency. J Bone Joint Surg. 1983;65:867-70.

Filly AL, Robnett-Filly B, Filly RA. Syndromes with focal femoral deficiency: strengths and weaknesses of prenatal sonography. J Ultrasound Med. 2004;23:1511.

Hadi HA, Wade A. Prenatal diagnosis of unilateral proximal femoral focal deficiency in diabetic pregnancy: a case report. Am J Perinatol. 1993;10:285.

Hamanishi C. Congenital short femur. Clinical, genetic and epidemiological comparison of the naturally occuring condition wit that caused by thalidomide. J Bone Joint Surg Br. 1980;62:307.

Hillmann JS, Mesgarzadeh M, Resevesz G, Bonakdarpour A, Clancy M, Betz RR. Proximal femoral focal deificiency: radiologic analysis of 49 cases. Radiology. 1987;165(3):769-73.

Jeanty P, Kleinman G. Proximal femoral focal deficiency. J Ultrasound Med. 1989;8:639.

Johansson E, Aparisi T. Congenital absence of the cruciate ligaments. A case report and review of the literature. Clin Orthop Relat Res. 1982;162:108-11.

Lin TH, Chung CH, Shih JC, et al. Prenatal diagnosis of proximal femoral focal deficiency: a case report and literature review. Taiwan J Obstet Gynecol. 2013;52:267.

Maldjian C, Patel TY, Klein RM, et al. Efficacy of MRI in classifying proximal focal femoral deficiency. Skeletal Radiol. 2007;36:215.

Manner HM, Radler C, Ganger R, et al. Dysplasia of the cruciate ligaments: radiographic assessment and classification. J Bone Joint Surg Am. 2006;88:130-7.

Manner HM, Radler C, Ganger R, et al. Knee deformity in congenital longitudinal deficiencies of the lower extremity. Clin Orthop Relat Res. 2006;448:185-92.

Morrissy R, Lovell's and Winter's pediatric orthopaedics. 5. ed. Philadelphia PA: Lippincott Williams & Wilkins; 2001. p. 1218-47.

Paley D, Standard S. Legthening reconstruction surgery for congenital femoral deficiency. In: Rozbruch S, Ilizarov S (eds.). Limb Lengthening and reconstructive surgery. 1st ed. New York: Informa Healthcare USA; 2007. p. 393-428.

Paley D. Surgical reconstruction for fibular hemimelia. J Child Orthop. 2016;10:557-83.

Papas AM. Congenital abnormalities of the fêmur and related lower extremitiy malformation. J Pediatr Orthop. 1983;3;45-60.

Stormer SV. Proximal femoral focal deficiency. Orthop Nurs. 1997;16:25-31.

Torode LP, Gillespie R. The classification and treatment of proximal femoral deficiencies. Prosthet Orthot Int. 1991;15:117-126.

Zhang Z, Yi D, Xie R, Hamilton JL, Kang Q-L, Chen D. Postaxial limb hypoplasia (PALH): the classification, clinical features, and related developmental biology. Ann N.Y. Acad Sci. XXXX. 2017;1-12C.

Anisomelia | 21

Nei Botter Montenegro

INTRODUÇÃO

Anisomelia é um termo utilizado como sinônimo de discrepância de comprimento dos membros.

Dismetria é o distúrbio neurológico de coordenação motora, erroneamente utilizado como sinônimo de discrepância.

ETIOLOGIA

Várias doenças, congênitas e adquiridas, podem causar a desigualdade de crescimento dos membros inferiores, com consequente discrepância de seu comprimento.

A maioria das doenças congênitas que causam anisomelia afeta o membro menor, como o fêmur curto, as hemimelias tibial e fibular e as doenças congênitas unilaterais dos pés. Outras doenças ósseas – como as displasias, o raquitismo renal ou a osteogênese imperfeita – causam diferença por fraturas ou deformidades assimétricas. Porém, o membro maior pode ser o lado afetado pela doença, como ocorre nas macrossomias, nas doenças vasculares por mega-artérias ou por aumento da velocidade da circulação sanguínea causadas por anastomoses anômalas arteriovenosas, ou na doença de Klippel Trenaunay Weber.

As causas adquiridas geralmente ocorrem por fechamento parcial ou total da placa de crescimento do fêmur ou da tíbia, trauma, infecção ou tumores ósseos. As causas traumáticas não fisárias geralmente decorrem de consolidação viciosa de fraturas com angulação relevante ou encurtamento, assim como consequência pela hipervascularização do osso afetado (sobrecrescimento), em até dois anos após o trauma.

QUADRO CLÍNICO

Desde o primeiro ano de vida, até o final da adolescência, tal fenômeno pode ocorrer. Como consequência da desigualdade, ocorre báscula da bacia, com escoliose compensatória, lombar ou dorsolombar, diminuição da cobertura acetabular do quadril mais alto e claudicação, podendo haver padrão da marcha com o pé do membro menor em equino, ou com o joelho do membro maior em flexão, dependendo da magnitude da desproporção.

DIAGNÓSTICO

A desigualdade pode ser reconhecida pela simples comparação dos membros inferiores ou pelo tipo de claudicação apresentada pelo paciente. Com a criança em decúbito dorsal horizontal, ao flexionar de forma simultânea quadris e joelhos, a altura dos joelhos pode ser assimétrica (sinal de Galeazzi), quando há desigualdade ao nível das coxas, assim como uma perna pode estar à frente da contralateral à observação em perfil.

Com o paciente em pé, calços de tamanhos conhecidos são colocados sob o pé do membro menor, para a obtenção da horizontalização das espinhas ilíacas superiores, palpadas e visualizadas pelo examinador, dando a ideia inicial da diferença, em centímetros.

A medida absoluta dos membros pode ser realizada com fita métrica, entre a espinha ilíaca superior e o maléolo medial ipsilateral, ou relativa, da cicatriz umbilical ao maléolo medial. Esta última pode ser influenciada pela deformidade ou pelo posicionamento dos quadris.

Avaliação radiográfica

O diagnóstico pode ser confirmado com radiografias dos membros inferiores. A escanometria, ou escanograma dos membros, foi idealizada por Millwee em 1937 e é muito utilizada com radiografias em três tempos da bacia, joelhos e tornozelos, utilizando régua em centímetros como parâmetro de medida. Este método não considera a altura dos pés.

A radiografia panorâmica dos membros inferiores, ortostática, tem melhor acurácia quanto à inclinação pélvica e à influência da altura dos pés na anisomelia. Quanto à técnica para sua realização, o controle da rotação dos membros inferiores no nível dos joelhos é dado pela anteriorização das patelas, que devem estar na porção central dos côndilos femorais. Um calço de tamanho igual à diferença medida clinicamente deve ser colocado sob o pé do membro inferior menor, com o objetivo de evitar que o paciente compense a desigualdade pelas deformidades articulares já explicadas. Deve-se observar, entretanto, que as radiografias magnificam a imagem óssea e, consequentemente, a real diferença entre os membros. A medida é realizada considerando-se o calço utilizado para compensação e a distância entre um local comum, bilateral (na nossa instituição, opta-se pelo ápice da crista ilíaca) e o limite superior do filme radiográfico.

A radiografia panorâmica também permite a medida de cada osso longo separadamente, o que será importante para o planejamento cirúrgico do paciente.

A medida digital por tomografia também pode ser realizada, com precisão maior quanto ao tamanho ósseo, porém com a desvantagem de a medida ser realizada novamente em decúbito horizontal. Métodos novos como o EOS permitem a mesma acurácia da tomografia, mas são realizados em pé, o que permite demonstrar as deformidades nos planos frontal, sagital e rotacional, para possível tratamento simultâneo das deformidades e da anisomelia, além de diminuir a exposição à radiação ionizante.

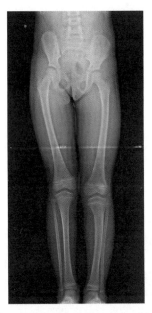

Figura 1 Radiografia panorâmica ortostática anteroposterior dos membros inferiores, com posicionamento frontal das patelas, é também utilizada para aferição do eixo anatômico e de carga, avaliação, indicação do tratamento e dos resultados. Deve-se atentar para a rotação do joelho no momento da realização das radiografias.

Métodos de previsão da anisomelia de comprimento

Para obter a melhor estratégia de tratamento da doença que leva à discrepância do comprimento dos membros inferiores, a previsão da diferença no final do crescimento é fundamental.

Vários métodos foram descritos para prever o resultado da discrepância de comprimento dos membros inferiores. Aqui descreveremos os métodos de Mosley e de Paley.

- **Método de Mosley:** o autor não considera a causa da discrepância, mas dá importância à idade óssea do paciente, assim como à ”velocidade” em que a discrepância aumenta. Por isso, medidas dos membros inferiores são realizadas em épocas diferentes, nas quais a idade óssea é determinada, pelo método de Greulish Pyle, com radiografia dos punhos. Em um gráfico (Figura 2), com diferentes retas para os gêneros masculino e feminino, as medidas são introduzidas, determinando, após pelo menos três ocasiões, com um ano de diferença entre elas, uma linha de crescimento para cada um dos membros inferiores. Uma terceira linha, perpendicular aos pontos das medidas, é traçada, cruzando na região do gráfico a idade óssea também obtida, a fim de determinar, pelas medidas sucessivas, uma linha horizontal de maturidade do esqueleto do paciente, o que, pela intersecção posterior da mesma com a idade óssea do término do crescimento por gênero, indicará, por uma quarta linha desenhada de forma vertical, a discrepância final dos membros normal e afetado. Quanto maior a desigualdade dos membros, ou do aumento da diferença apresentada entre eles, maior sua previsão calculada na área do gráfico, ao final da idade óssea para cada gênero, 14 anos de idade óssea para as mulheres e 16 anos de idade óssea para os homens.

Após esse cálculo, a estratégia de tratamento pode ser montada, traçando linhas do gráfico para epifisiodese do fêmur distal, da tíbia proximal ou de ambos, tentando igualar os membros ao final do crescimento previsto para as idades ósseas por sexo, ou prevendo o alongamento ósseo a ser realizado, por meio da combinação, ou não, das técnicas.

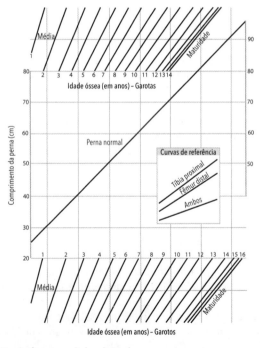

Figura 2 Gráfico com as linhas de Mosley.

- **Método de Paley ou método do multiplicador (*multiplier*):** o autor desenvolveu método que considera a idade real do paciente, seu gênero e um algoritmo que calcula a desigualdade final de comprimento de acordo com a causa do processo, congênita ou adquirida. Por esse método, a desigualdade é medida em pelo menos duas ocasiões diferentes, para as quais os segmentos do fêmur e da tíbia, de ambos os lados, são mensurados e introduzidos ao algoritmo. Com base em uma constante pré-calculada, a diferença para o final do crescimento é então encontrada, em idade cronológica, assim como a idade para as epifisiodeses, caso estas sejam eleitas como método de tratamento, e para alongamento ósseo (Tabela 1).

Tabela 1   Multiplicadores de Paley.

Idade (ano + meses)	Multiplicador para meninos	Multiplicador para meninas	Idade (ano + meses)	Multiplicador para meninos	Multiplicador para meninas
Nascimento	5.080	4.630	7+6	1.520	1.370
0+3	4.550	4.155	8+0	1.470	1.330
0+6	4.050	3.725	8+6	1.420	1.290
0+9	3.600	3.300	9+0	1.380	1.260
1+0	3.240	2.970	9+6	1.340	1.220
1+3	2.975	2.750	10+0	1.310	1.190
1+6	2.825	2.600	10+6	1.280	1.160
1+9	2.700	2.490	11+0	1.240	1.130
2+0	2.590	2.390	11+6	1.220	1.100
2+3	2.480	2.295	12+0	1.180	1.070
2+6	2.385	2.200	12+6	1.160	1.050

(continua)

Tabela 1   Multiplicadores de Paley. *(continuação)*

Idade (ano + meses)	Multiplicador para meninos	Multiplicador para meninas	Idade (ano + meses)	Multiplicador para meninos	Multiplicador para meninas
2+9	2.300	2.125	13+0	1.130	1.030
3+0	2.230	2.050	13+6	1.110	1.010
3+6	2.110	1.925	14+0	1.080	1.000
4+0	2.000	1.830	14+6	1.060	
4+6	1.890	1.740	15+0	1.040	
5+0	1.820	1.660	15+6	1.020	
5+6	1.740	1.380	16+0	1.010	
6+0	1.670	1.510	16+6	1.010	
6+6	1.620	1.460	17+0	1.000	
7+0	1.570	1.430			

Atualmente, utilizamos o aplicativo para celular *Multiplier* (Figura 3), que permite a realização de todos esses cálculos de maneira automática, utilizando as mesmas medidas e prevendo discrepância, idade para epifisiodese, correção angular etc.

TRATAMENTO

Para o planejamento do tratamento da futura discrepância de comprimento entre os membros inferiores, temos no arsenal cirúrgico três possibilidades de redução da velocidade de crescimento do membro maior: pela epifisiodese femoral distal (37%), pela epifisiodese tibial proximal (28%) ou pela associação de ambas (65%). O alongamento ósseo ou o encurtamento do membro maior são realizados para a equalização dos membros nas aniso-

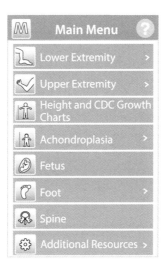

Figura 3   Aplicativo *Multiplier*.

melias maiores que 5 cm, ou quando a epifisiodese for descartada como método de tratamento.

Tipos de epifisiodese

As epifisiodeses podem ser definitivas, como na técnica de Phemister (Figura 4), ou provisórias.

No passado, a cirurgia pela utilização dos agrafes de Blount, medial e lateralmente em cada fase, foi muito utilizada, porém com complicações como a soltura da agrafagem. Por isso, nos últimos anos, epifisiodeses provisórias são realizadas pela aplicação de placas tipo "em oito" ou pela técnica de Metaizeau (Figura 5).

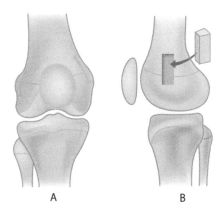

Figura 4 Técnica de Phemister.

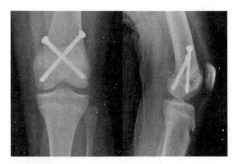

Figura 5 Técnica de Metaizeau.

Técnicas de alongamento ósseo

Entendido como o aumento de um segmento ósseo no seu eixo longitudinal, o alongamento ósseo do membro inferior pode ser realizado no fêmur ou na tíbia, de acordo, normalmente, com o osso com maior desproporção em relação ao lado contralateral. Porém, deve-se lembrar de que não só o tecido ósseo terá seu comprimento alterado, com possíveis complicações, mas também as partes moles como os músculos, vasos, nervos e a própria pele sofrerão alterações que, muitas vezes, podem acarretar complicações inerentes ao tratamento.

Ilizarov descreveu as bases para a formação óssea durante o alongamento. Várias técnicas haviam sido utilizadas anteriormente, com muitas complicações, por tração simples, sem controle da velocidade do aumento do comprimento do osso (Anderson, Wagner). Ilizarov, após estudos experimentais e clínicos, chegou à técnica mais utilizada até hoje, com 1 mm de alongamento ósseo por dia, fracionado em quatro vezes durante o dia, com o auxílio de um fixador externo como alongador. Em casos congênitos, essa velocidade pode ser reduzida a 0,5 cm por dia, caso haja dificuldades identificadas durante o tratamento, como a falha na formação do tecido ósseo regenerado ou deformidades articulares secundárias ao encurtamento da musculatura a ser tratada.

O fixador externo utilizado pode ser uniplanar ou circular, sendo o último preferido quando deformidades ósseas estão associadas à desigualdade do comprimento dos membros. O tempo de utilização da fixação externa está diretamente associado à velocidade de formação do tecido ósseo, calculado indiretamente pelo índice de alongamento ósseo, que divide o tempo necessário para a formação óssea pela grandeza do alongamento realizado: IO = tempo da formação óssea (em meses)/alongamento ósseo realizado (em cm). Na prática, este representa o tempo necessário para a formação de 1 cm de osso (média de 1,5 a 2 meses para cada centímetro de osso formado).

Um recurso utilizado para diminuir o tempo de fixação externa do membro tratado é o pino intraósseo, ou uma placa para fixar o alongamento conseguido. Em caso de pacientes em crescimento, é mais viável utilizá-los em adolescentes e em pacientes sem grandes deformidades que impeçam o uso de tais materiais.

Encurtamento ósseo

Quando indicado, é preciso ter em mente que o encurtamento ósseo diminuirá a estatura final. Assim, prefere-se em casos de doenças com hipercrescimento. É mais fácil de ser realizado no fêmur, osso em que apresenta também menos complicações. No entanto, é importante avaliar se é apenas um osso ou todo o membro que apresenta hipercrescimento.

O ideal é realizá-lo após a maturidade óssea, a fim de promover a fixação com haste intramedular. Entretanto, quando utilizadas outras técnicas, como placa lâmina ou placas convencionais, especialmente no caso de correção concomitante de deformidades, não é necessário esperar a maturidade esquelética. A utilização de outras técnicas, que não a haste intramedular para fixação, porém, aumenta o risco de comprometimento de consolidação.

As possíveis complicações são: perda funcional ou fraqueza do quadríceps; trombose venosa; embolia pulmonar; malrotação (é essencial um bom controle rotacional durante o procedimento cirúrgico); deiscência de suturas e complicações de partes moles pelo encurtamento agudo.

Definição do melhor tratamento

Uma vez calculada qual será a discrepância total esperada, considerando a idade do paciente e sua perspectiva de estatura, é essencial envolver os pais na decisão. De forma simples, indicamos o tratamento mais recomendado, de acordo com a discrepância esperada, na Tabela 2.

O alongamento ósseo é um tratamento custoso, que pode provocar sequelas. O equinismo do pé, por exemplo, é uma complicação possível e que deve ser acessada, na maioria das vezes, com a inclusão do pé na montagem, ao se alongar a tíbia. As articulações acima e abaixo do osso a ser afetado não podem apresentar anormalidades e devem ser corrigidas antes do alongamento (displasias do quadril, por exemplo, devem ser tratadas antes, para evitar o risco de luxação; a ausência de ligamentos cruzados também deve ser tratada antes do alongamento da tíbia).

Prioritariamente, é essencial que o paciente seja avaliado por equipe multidisciplinar composta por profissionais da área de psicologia, assistência social e fisioterapia, a fim de confirmar sua elegibilidade ao tratamento com fixador externo circular.

Em pacientes com quase maturidade esquelética, é o alongamento ósseo com fixador externo monoplanar sobre haste é uma opção.

Tabela 2 Tipos de tratamento indicados de acordo com a discrepância esperada dos membros.

Discrepância	Técnica
Até 2 cm	Acompanhamento Palmilhas ou órteses
2 a 5 cm	Epifisiodese do membro maior ou alongamento ósseo em um estágio
Mais de 6 cm	Epifisiodese do membro maior associada a alongamento ósseo em um ou mais de um estágio
Sobrecrescimento de até 5 cm	Epifisiodese associada a encurtamento ósseo do membro maior é uma opção

Discrepâncias de grande magnitude previstas devem ser tratadas progressivamente, por meio de múltiplos alongamentos, sem que cada um exceda 5 cm. Além disso, devem iniciar na infância e ser concluídos na adolescência.

CONDUTA DA INSTITUIÇÃO

A criança é avaliada desde que inicia o acompanhamento, em nosso ambulatório, com radiografias panorâmicas, por meio das quais calcula-se a discrepância esperada para os membros. São seguidas, no geral, as condutas apresentadas na Tabela 1.

A técnica preferida para controle da discrepância de pequena magnitude, ou para associação ao alongamento ósseo, tornando necessário um alongamento menor, é o crescimento guiado por epifisiodeses. Quando não há intenção de retirada dos parafusos, geralmente em crianças mais velhas, utiliza-se a técnica de Metaizeau. Por outro lado, quando há intenção de retirada, mesmo que temporária, prefere-se a epifisiodese por placa.

Sempre é discutida com a família a perspectiva de comprometimento da estatura final, considerando-se aceitável que meninos atinjam a estatura média brasileira. Caso a família não aceite, optamos pelo alongamento ósseo sem a associação com epifisiodese.

A técnica mais utilizada de alongamento é com fixador externo circular. Entretanto, pacientes próximos à maturidade esquelética podem ter seu alongamento feito sobre haste, quando realizado em apenas uma etapa ou quando esta for a etapa final.

Não se alonga mais que 5 cm por etapa.

Em pacientes com síndromes de sobrecrescimento, opta-se pela epifisiodese precoce e, ocasionalmente, pelo encurtamento ósseo, quando a primeira é insuficiente, ou pelo alongamento contralateral, de acordo com a perspectiva e a preferência do paciente. Deve-se reiterar que o alongamento ósseo apresenta menos complicações que o encurtamento, no qual as lesões de pele são comuns.

ALGORITMO DE TRATAMENTO

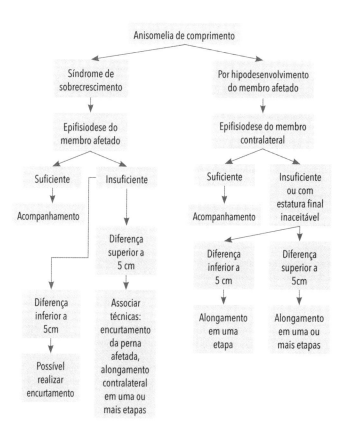

PONTOS-CHAVE

- A discrepância de comprimento dos membros deve ser abordada de forma completa, buscando a etiologia e a perspectiva de discrepância com o crescimento e a estatura final.
- Podem ser utilizadas técnicas de crescimento guiado (epifisiodeses) ou alongamento ósseo, de acordo com a magnitude da discrepância e a elegibilidade do paciente.

BIBLIOGRAFIA

Coppola C, Maffulli N. Limb shortening for the management of leg length discrepancy. J R Coll Surg Edinb. 1999;44:46-54.

Greulish WW, Pyle SI. Radiographic Atlas of Skeletal Development of the hand and wrist. @nd Edition. Stanford: Stanford University Press; 1959.

Guarniero, R. Montenegro, N.B., Guarnieri, M. V., Orssi, J.D.M.B.A. Comparative study of Ilizarov, Wagner and Anderson methods of limb lengthening. J Pediatr Orthop. 1993;2:28-34.

Ilizarov GA. The tension-stress effect on the genesis and griuth of tissues. The inuence of the rate and the frequency of distraction. Clin. Orthop. 1989;238:249-81.

Kirkwood BR, Sterne JAC. Essential medical statistics. 2. ed. Blackwell Science: Massachusetts; 2006. p.502.

Koczewski P, Zaklukiewicz A, Rotter I. Leg length discrepancy treatment with subtrochanteric shortening osteotomy and blade plate fixation. Ortopedia Traumatologa Rehabiliatacja. 2014;4(6);vol 16:371-80.

McCullagh P, Nelder JA. Generalized linear models. 2. ed. Chapman and Hall: New York; 1989. p.511.

Millwee RH. Slit scenography. Radiology. 1937;28:483.

Moseley CF. A straight line graph for leg length discrepany. J Bone Joint Surg. 1977;59-A:174.

Paley D. The multiplier method in leg length discrepancy treatment.

Peixinho M. Correction of leg inequalityi in Klippel m Trenaunay Weber syndrome. Int Orthop. 1982;6:45.

Phemister DB. Operative arrestment of longitudinal growth of bones in treatment of deformities. J Bone Joint Surg. 1933;15:1.

Stanitski DF. Limb-length inequality: assessment and treatment options. J Am Acad Orthop Surg. 1999;7:143-53.

22 | Osteogênese imperfeita

Roberto Guarniero
David Gonçalves Nordon

INTRODUÇÃO

Também conhecida como doença dos ossos de vidro, osteomalacia congênita e osteoporose fetal, esta é uma afecção ortopédica com comprometimento da qualidade ou da quantidade de colágeno tipo 1 produzido, o que leva a ossos com pouca resistência.[1-4]

EPIDEMIOLOGIA

Essa afecção afeta 1 a cada 13.500-15.000 nascidos,[5,6] sem incluir as formas mais leves nesta estimativa. Estima-se que o tipo 1, de Silence, acomete 3 a 5 nascidos a cada 100.000; o tipo 2, um nascido a cada 40.000 a 60.000; o tipo 3, 1 a 2 nascidos a cada 100.000; e que o tipo 4 seja ainda mais raro.

QUADRO CLÍNICO E CLASSIFICAÇÃO

A criança com osteogênese imperfeita apresenta fragilidade óssea, deformidades esqueléticas e retardo de crescimento. Notavelmente, essas crianças apresentam face triangular, tão mais acentuada quanto a gravidade da doença. As fraturas podem ocorrer ao nascimento, nas formas mais graves, ou apenas mais tardiamente, tornando-se progressivamente menos comuns durante a vida adulta. Entretanto, alterações hormonais como parto e menopausa podem fazê-las ocorrer com maior frequência.

Associam-se também osteoporose, osteopenia, dentinogênese imperfeita, escleróticas azuladas (características do tipo I e sem relação com a gravidade da doença), surdez, sudorese excessiva, frouxidão ligamentar, distúrbios cardiopulmonares (doença valvar, fibrilação atrial, insuficiência cardíaca) e cifoescoliose.

Os ossos apresentam tamanho e volume diminuídos, com cortical mais estreita e osso trabecular mais aerado. Seu aspecto, no entanto, é de osso hipermineralizado com cristais minerais menores, abundantes e associados a menor força mecânica.[7-9]

Fraturas vertebrais ocorrem em até 71% dos pacientes, nas formas leves, e são ainda mais comuns nas formas mais graves.[10]

A hipermobilidade articular acomete em torno de 70% dos pacientes,[11,12] e o comprometimento auditivo, entre 39-58%, ocorre geralmente entre a segunda e a quarta décadas de vida, progressivamente e de forma mista.[13]

Mais de 80% dos pacientes apresentam envolvimento da dentição, por um defeito na formação da dentina. Tantos os dentes decíduos quanto os permanentes são afetados, e a criança pode apresentar acometimentos variáveis em cada dente.[14-16]

Pode haver acometimento neurológico, quando há envolvimento da junção craniocervical (22 a 37% dos pacientes). Ele é dividido em três tipos: platibasia, invaginação e impressão basilar. A platibasia é a mais comum, mas geralmente é assintomática. Alguns sintomas neurológicos devem chamar a atenção para uma avaliação do neurocirurgião: fraqueza dos braços e pernas; cefaleia durante movimentos, tosse ou espirro; desequilíbrio; e neuralgia trigeminal.[17-19]

Prognóstico

A expectativa de vida é inferior à da população em geral, mesmo nas formas mais leves, sendo de 72,4 anos para homens e de 77,4 anos para mulheres. No entanto, as formas mais graves apresentam expectativa de vida de apenas 6,2 anos.[20,21] A causa de morte mais comum é infecção respiratória.

Classificação

A classificação mais utilizada é a de Silence, que vem sendo constantemente atualizada e atualmente conta com 12 tipos diferentes e dois ainda não classificados.[22] O resumo dos seus tipos mais importantes é mostrado na Tabela 1.

DIAGNÓSTICO

O diagnóstico é iminentemente clínico, pela história da patologia, pelo exame físico e por achados radiográficos. Dado o padrão de transmissão, a história familiar e a realização de um heredograma são importantes para o diagnóstico. Para a criança que apresenta história de múltiplas fraturas, é extremamente importante a diferenciação de fraturas por maus tratos. É importante lembrar que, em casos graves da doença, fraturas podem ocorrer em atividades simples do dia a dia, como trocar de roupas.

Solicitam-se radiografias de ossos longos para avaliação de fraturas e deformidades. É observável osteopenia generalizada, com aparência de osteoporose e afilamento das corticais ósseas; deformidades tipo plásticas, com encurvamento dos ossos longos decorrente de fraturas por estresse e pelas consolidações viciosas. Uma avaliação do crânio permite a identificação dos ossos Wormianos.[23]

Exames genéticos permitem a identificação do gene afetado, mas não são essenciais para iniciar o tratamento do paciente.

Tabela 1 Classificação de Silence e suas características.

Tipo	Herança	Esclerótica	Dentinogênese imperfeita	Características clínicas	Deformidades
1	AD	Azulada	Sim = 1A Não = 1B	Maioria das fraturas pré--puberais, regurgitação aórtica, surdez	Poucas, de ossos longos
2	AR	Azulada		Letal Malformação do sistema nervoso central, hemorragias	Fêmur, costelas, crânio
3	AR	Normal		Fraturas ao nascimento Progressiva Baixa estatura	Escoliose Face triangular Metáfises e epífises em pipoca, comprometimento da deambulação
4	AD	Normal	Sim = 4A Não = 4B	Audição normal Baixa estatura	Pode ter deformidade de ossos longos, escoliose, frouxidão ligamentar
5	AD	Normal		Ossificação hipertrófica, inclusive da membrana interóssea	Luxação da cabeça do rádio Calo hiperplásico

AD: autossômica dominante; AR: autossômica recessiva.

TRATAMENTO E COMPLICAÇÕES

Objetivos do tratamento

- Redução da ocorrência de fraturas.
- Melhora da dor óssea, da mobilidade, do crescimento e da vida independente.
- Imobilizar pelo menor tempo possível.

Princípios gerais

Medidas que melhoram a saúde dos ossos incluem nutrição adequada, atividade física e tratamento das condições associadas.

Tratamento não medicamentoso:

- **Atividade física:** exercícios de resistência, que promovem efeito anabólico no esqueleto. Exercícios modificados que minimizem risco de quedas. Evitar esportes de contato.
- **Equipe multiprofissional:** fisioterapeutas, terapeutas ocupacionais, que cuidam da reabilitação precoce após fraturas, manutenção de força, prevenção de contraturas; odontopediatras com atividades preventivas e curativas da saúde bucal; psicólogos, com a abordagem decorrente das deformidades e sequelas da doença; pediatras, endocrinologistas pediátricos e ortopedistas.
- **Coletes:** escoliose é comum, mas o uso de coletes não é indicado, pois não promove correção.[22]
- **Órteses:** podem ser usadas de forma protetora, especialmente após o tratamento de fraturas com gesso, visando à pronta reabilitação do paciente.

Tratamento medicamentoso

- **Cálcio e vitamina D:** é necessária sua suplementação, quando do for realizado tratamento com bisfosfonatos. Pacientes com taxas mais baixas de vitamina D beneficiam-se de doses mais altas de suplementação; o alvo deve ser dosagem de 30 mg/mL de vitamina D. A ingestão diária deve ser de 1300 mg de cálcio e 600-800 UI de vitamina D.[24]
- **Agentes ósseos** são indicados nas seguintes situações: mais de três fraturas nos últimos dois anos antes do início do seu uso, independentemente da gravidade da doença; deformidade óssea.
- **Bisfosfonatos:** promovem melhora da densidade mineral óssea. Entretanto, não há estudos, com nível I de evidência, que mostrem sua eficácia na prevenção de fraturas, melhora da dor ou da mobilidade. De fato, revisões recentes não comprovam sua função na redução da incidência de fraturas e melhora do *status* clínico.[25-27] A decisão para iniciar e continuar o tratamento baseia-se na presença de fraturas em compressão das vértebras e/ou em ossos longos e no potencial de crescimento. A medicação é usada até a conclusão do crescimento para evitar a formação de áreas de maior e menor densidade óssea na metáfise, causando, assim, estresse local. O remodelamento vertebral ocorre apenas com medicação intravenosa, como zolendronato e pamidronato.[28-31]

Complicações

Pode haver reação de fase aguda – febre, dor nas costas e nos ossos, mal-estar, náusea e vômitos, que geralmente começam após 24 horas da primeira dose e não recorrente geralmente com outras administrações. A hipocalcemia pode ocorrer após infusão, mas é prevenida quando se garantem níveis adequados de vitamina D antes da infusão e suplementação de cálcio por uma semana pelo menos após a infusão. Insuficiência renal é contraindicação absoluta para o uso de bisfosfonatos. Com relação à consolidação de fraturas, os bisfosfonatos não apresentam efeitos significativos,[32] porém um estudo demonstrou atrasos consideráveis na consolidação após cirurgia corretiva.[33] Recomenda-se assim atrasar a infusão por quatro meses após osteotomia e usar osteótomo, em vez de serra, na cirurgia. A ocorrência de fraturas atípicas de fêmur em crianças que fazem uso de bisfosfonatos, ao contrário de adultos, ainda é debatida e não deve impedir seu uso para tratamento da doença. Contudo, ocasionalmente elas são observadas em prontos-socorros.

Tratamento cirúrgico

A imobilização excessiva deve ser evitada durante o tratamento de fratura ou no pós-operatório de osteotomias corretivas.

Nas lactentes, as fraturas podem ser tratadas com a imobilização mais simples possível, de modo que promova conforto e estabilidade para a formação do calo ósseo inicial, que ocorre em duas ou três semanas.

Crianças e pré-adolescentes apresentam tipos variáveis de fraturas, que se relacionam à gravidade da doença. Ossos com poucas deformidades podem ser tratados como o de crianças sem esta doença. Contudo, deve-se evitar a fixação com placas, pois podem ocorrer fraturas peri-implantes em decorrência da rigidez do material.

Falha tênsil de ossos, como olécrano e patela, pode ser tratada com banda de tensão e mobilidade imediata.

Deformidades dos fêmures e tíbias podem ser tratadas com osteotomias corretivas, no momento da fratura ou após, e de fixação com haste intramedular telescopável ou hastes flexíveis de titânio e imobilização conforme a estabilidade da fixação (Figuras 1 a 3).

CONDUTA DA INSTITUIÇÃO

Os pacientes com osteogênese imperfeita são acompanhados em nosso instituto a partir do momento do diagnóstico, que geralmente ocorre com a primeira fratura, na maioria das vezes de membros inferiores.

Pacientes mais jovens são tratados com imobilizações gessadas, mesmo que haja deformidade residual, que será tratada posteriormente, quando tiverem idade para a implantação de hastes flexíveis, uma vez que não há hastes telescopáveis disponíveis.

Se o paciente já apresentar idade suficiente para a implantação de hastes flexíveis, aproveita-se o momento da fratura para osteotomia corretiva e fixação.

Pacientes com osteogênese imperfeita e maturidade óssea são tratados com haste intramedular rígida (Figura 4).

As pérolas e armadilhas da técnica de correção e fixação com hastes flexíveis são apresentadas no Quadro 1.

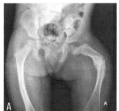
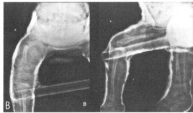

Figura 1   Paciente com deformidade anterolateral do fêmur esquerdo por sequela de fraturas (A). Apresentou fratura do fêmur direito, inicialmente com tratamento gessado, que geralmente promove deformidade residual (B), posteriormente tratada com osteotomia e fixação.

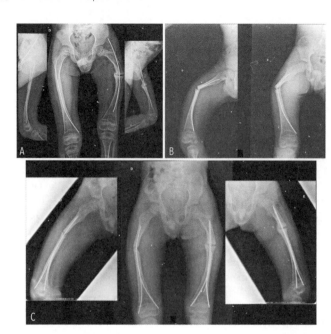

Figura 2 Paciente já tratada previamente com osteotomias corretivas e fixação com haste flexível, foi realizada a retirada de uma haste de cada lado por protrusão e incômodo (A). Já apresentava protrusão da haste do fêmur esquerdo, quando sofreu fratura do fêmur direito (B). Optou-se pela retirada das hastes, com quebra da haste do fêmur direito intracanal, correção e fixação com duas hastes flexíveis (C).

22 Osteogênese imperfeita **299**

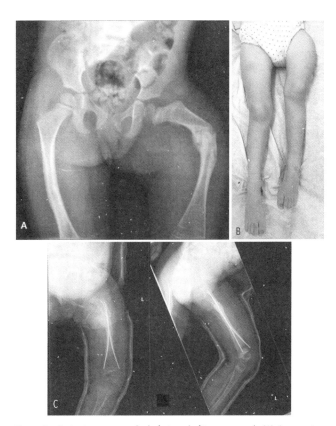

Figura 3 Paciente com sequela de fratura do fêmur esquerdo (A). Apresentou fratura do fêmur esquerdo, sendo fixada com hastes flexíveis [imagem clínica, radiografias (B)]. Posteriormente, foi submetida à osteotomia corretiva eletiva do fêmur esquerdo (C).

300 SOS Residência em Ortopedia Pediátrica

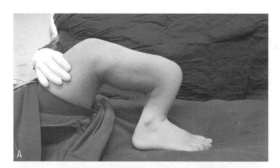
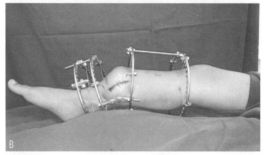
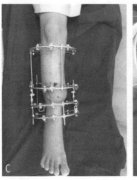
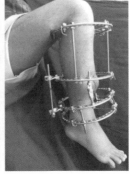

22 Osteogênese imperfeita 301

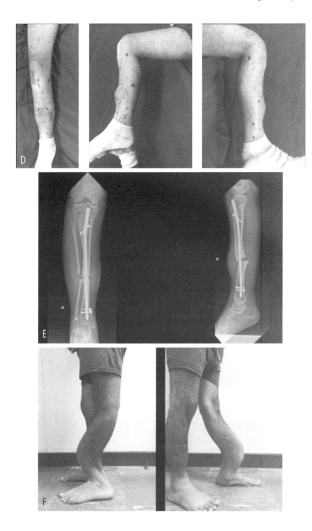

302 SOS Residência em Ortopedia Pediátrica

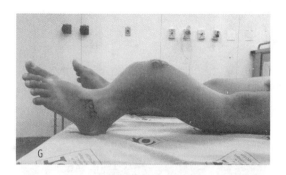

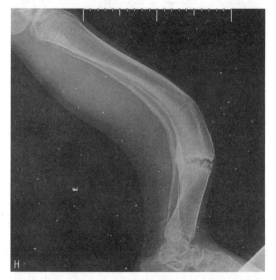

22 Osteogênese imperfeita 303

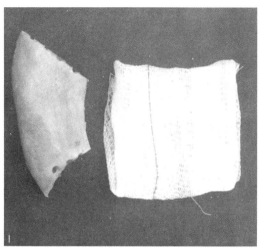

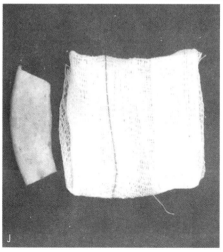

304 SOS Residência em Ortopedia Pediátrica

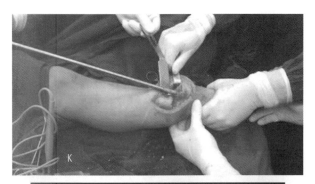

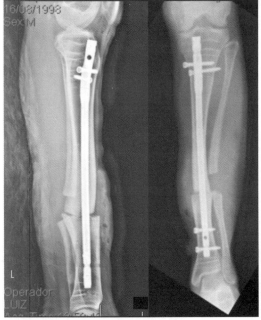

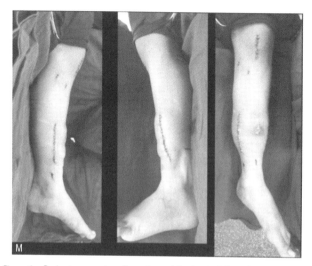

Figura 4 Paciente com osteogênese imperfeita tipo 1, deformidade importante dos membros inferiores e excelente resposta ao tratamento com bisfosfonatos, apresentou boa qualidade óssea para procedimento cirúrgico. Aos 16 anos, tratou a deformidade da perna direita com fixador externo circular (A, B, C) e, diante da boa resistência óssea e da grande contratura de partes moles posteriores, teve posterior fixação com haste intramedular (D, E). Aos 19 anos, foi realizada a correção da outra perna, que apresentava a mesma deformidade, porém de menor intensidade (F, G, H). No intraoperatório, foram ressecadas cunhas da tíbia (I) e fíbula (J). Por fim, foi feita fresagem do canal (K) para colocação da haste intramedular (L). O aspecto final é apresentado nas imagens em M.

Quadro 1 Pérolas e armadilhas da osteotomia corretiva e fixação com haste flexível.

Técnica	Pérolas	Armadilhas
Osteotomia e fixação com haste flexível	• Planejamento do corte: perpendicular ao eixo anatômico do osso • Canal intramedular: necessita ser refeito, aproveitando o ponto de osteotomia. Geralmente é refeito com brocas ou fios de Kirchner • Imobilização: se o osso estiver estável e as hastes flexíveis exercerem pressão em ambas as corticais em ao menos um dos planos, pode-se deixar o paciente sem imobilização e sem carga, realizando movimentos passivos para evitar a perda de movimentos	• Introdução da haste flexível: deve ser cuidadosa, para evitar novas fraturas • As hastes flexíveis necessitam de revisões periódicas, pois não acompanham o crescimento da criança.

ALGORITMO DE TRATAMENTO

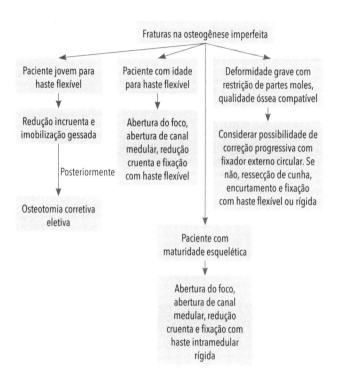

PONTOS-CHAVE

- Doença da formação do colágeno, que evolui com deformidades ósseas e fraturas.
- Não devem ser usadas placas para fixação em razão do risco de fratura peri-implante.
- O tratamento deve visar à reabilitação, de forma mais precoce possível, para evitar perda óssea ainda mais acentuada.

REFERÊNCIAS BIBLIOGRÁFICAS

1. Baratela WAR, Mackenzie WG. Skeletal dysplasias. In: Song KM. Orthopaedic knowledge update pediatrics. Rosemont: American Academy of Orthopaedic Surgeons; 2011. Pp71-82
2. Trejo P, Rauch F. Osteogenesis imperfecta in children and adolescents-new developments in diagnosis and treatment. Osteoporos Int. 2016;12:3427-3437
3. Forlino A, Marini JC. Osteogenesis imperfecta. Lancet. 2016;387:1657-71
4. Lim J, Grafe I, Alexander S, Lee B. Genetic causes and mechanisms of Osteogenesis Imperfecta. Bone. 2017, in press doi: 0.1016/j.bone.2017.02.004
5. Stoll C, Dott B, Roth MP, Alembik Y. Birth prevalence rates of skeletal dysplasias. Clin Genet. 1989;35(2):88-92
6. Lindahl K, Åström E, Rubin CJ, Grigelioniene G, Malmgren B, Ljunggren Ö, et al. Genetic epidemiology, prevalence, and genotype-phenotype correlations in the Swedish population with osteogenesis imperfecta. Eur J Hum Genet. 2015;23(8):1042-50. doi: 10.1038/ejhg.2015.81.
7. Folkestad L, Hald JD, Hansen S, Gram J, Langdahl B, Abrahamsen B, et al. Bone geometry, density, and microarchitecture in the distal radius and tibia in adults with osteogenesis imperfecta type I assessed by high-resolution pQCT. J Bone Miner Res. 2012;27(6):1405-12. doi: 10.1002/jbmr.1592
8. Rauch F, Travers R, Parfitt AM, Glorieux FH. Static and dynamic bone histomorphometry in children with osteogenesis imperfecta. Bone. 2000;26(6):581-9.

9. Imbert L, Aurégan JC, Pernelle K, Hoc T. Mechanical and mineral properties of osteogenesis imperfecta human bones at the tissue level. Bone. 2014;65:18-24. doi: 10.1016/j.bone.2014.04.030.

10. Ben Amor IM, Roughley P, Glorieux FH, Rauch F. Skeletal clinical characteristics of osteogenesis imperfecta caused by haploinsufficiency mutations in COL1A1. J Bone Miner Res. 2013;28(9):2001-7. doi: 10.1002/jbmr.1942.

11. McKiernan FE. Musculoskeletal manifestations of mild osteogenesis imperfecta in the adult. Osteoporos Int. 2005;16(12):1698-702.

12. Arponen H, Mäkitie O, Waltimo-Sirén J. Association between joint hypermobility, scoliosis, and cranial base anomalies in paediatric Osteogenesis imperfecta patients: a retrospective cross-sectional study. BMC Musculoskelet Disord. 2014;15:428. doi: 10.1186/1471-2474-15-428.

13. Pedersen U. Hearing loss in patients with osteogenesis imperfecta. A clinical and audiological study of 201 patients. Scand Audiol. 1984;13(2):67-74

14. O'Connell AC, Marini JC. Evaluation of oral problems in an osteogenesis imperfecta population. Oral Surg Oral Med Oral Pathol Oral Radiol Endod. 1999;87(2):189-96

15. Majorana A, Bardellini E, Brunelli PC, Lacaita M, Cazzolla AP, Favia G. Dentinogenesis imperfecta in children with osteogenesis imperfecta: a clinical and ultrastructural study. Int J Paediatr Dent. 2010;20(2):112-8. doi: 10.1111/j.1365-263X.2010.01033.x.

16. Barron MJ, McDonnell ST, Mackie I, Dixon MJ. Hereditary dentine disorders: dentinogenesis imperfecta and dentine dysplasia. Orphanet J Rare Dis. 2008;3:31. doi: 10.1186/1750-1172-3-31.

17. Sillence DO. Craniocervical abnormalities in osteogenesis imperfecta: genetic and molecular correlation. Pediatr Radiol. 1994;24;427-30

18. Cheung MS, Arponen H, Roughley P, Azouz ME, Glorieux FH, Waltimo-Sirén J, Rauch F. Cranial base abnormalities in osteogenesis imperfecta: phenotypic and genotypic determinants. J Bone Miner Res. 2011;26(2):405-13. doi:10.1002/jbmr.220.

19. Arponen H, Mäkitie O, Haukka J, Ranta H, Ekholm M, Mäyränpää MK, et al. Prevalence and natural course of craniocervical junction anomalies during growth in patients with osteogenesis imperfecta. J Bone Miner Res.2012;27(5):1142-9. doi: 10.1002/jbmr.1555.

20. Folkestad L, Hald JD, Canudas-Romo V, Gram J, Hermann AP, Langdahl B, et al. Mortality and Causes of Death in Patients With Osteogenesis Imperfecta: A Register-Based Nationwide Cohort Study. J Bone Miner Res. 2016;31(12):2159-2166. doi: 10.1002/jbmr.2895.

21. McAllion SJ, Paterson CR. Causes of death in osteogenesis imperfecta. J Clin Pathol. 1996;49(8):627-30.

22. Harringont J, Sochett E, Howard A. Update on the Evaluation and Treatment of Osteogenesis Imperfecta. Pediatr Clin N Am. 2014;61:1243-57.

23. Sarwarck JF (ed). Pediatric orthopaedics. In: Johnson TR, Steinbach LS. Essentials of musculoskeletal imaging . Rosemont: American Academy of Orthopaedic Surgeons; 2004. p825-6.

24. Plante L, Veilleux LN, Glorieux FH, Weiler H, Rauch F. Effect of high dose vitamin D supplementation on bone density in youth with osteogenesis imperfecta: a randomized controlled trial. Bone. 2016;86:36-42.

25. Rijks EB, Bongers BC, Vlemmix MJ, Boot AM, van Dijk AT, Sakkers RJ, et al. Efficacy and safety of bisphosphonate therapy in children with osteogenesis imperfecta: a systematic review. Horm Res Paediatr 2015;84:26-42.

26. Dwan K, Phillipi CA, Steiner RD, Basel D. Bisphosphonate therapy for osteogenesis imperfecta. Cochrane Database Syst Rev. 2014;7:Cd005088

27. Hald JD, Evangelou E, Langdahl BL, Ralston SH. Bisphosphonates for the prevention of fractures in osteogenesis imperfecta: meta-analysis of placebo controlled trials. J Bone Miner Res. 2015;30:929-33.

28. Palomo T, Fassier F, Ouellet J, Sato A, Montpetit K, Glorieux FH, Rauch F. Intravenous bisphosphonate therapy of young children with osteogenesis mperfecta: skeletal findings during follow up throughout the growing years. J Bone Miner Res. 2015;30:2150-7.

29. Bishop N, Adami S, Ahmed SF et al. Risedronate in children with osteogenesis imperfecta: a randomised, double-blind, placebo-controlled trial. Lancet. 2013;382:1424-32.

30. Ward LM, Rauch F, Whyte MP et al. Alendronate for the treatment of pediatric osteogenesis imperfecta: a randomized placebo-controlled study. J Clin Endocrinol Metab. 2011;96:355-64.

31. Astrom E, Soderhall S. Beneficial effect of long term intravenous bisphosphonate treatment of osteogenesis imperfecta. Arch Dis Child. 2002;86:356-64.

32. Hegde V, Jo JE, Andreopoulou P, Lane JM. Effect of osteoporosis medications on fracture healing. Osteoporos Int. 2016;27:861-71.
33. Anam EA, Rauch F, Glorieux FH, Fassier F, Hamdy R. Osteotomy healing in children with osteogenesis imperfecta receiving bisphosphonate treatment. J Bone Miner Res. 2015;30:1362-8.
34. Tournis Symeon, Dede Anastasia D., Osteogenesis Imperfecta-a clinical update. Metabolism. 2017;doi: 10.1016/j.metabol.2017.06.001.

23 | Raquitismo

Nei Botter Montenegro
David Gonçalves Nordon

INTRODUÇÃO

O raquitismo é a falha de mineralização de osso neoformado. Nele, o osteoide pré-formado não é mineralizado, provocando uma osteomalacia, e a calcificação endocondral na placa de crescimento está ausente ou reduzida, provocando deformidades. Ele ocorre por deficiência de mineral, cálcio ou fosfato, podendo ser calciopênico ou fosfopênico.

O raquitismo calciopênico é agora considerado dependente de PTH.

Há ainda o raquitismo vitamina D-resistente, preferencialmente conhecido como raquitismo hipofosfatêmico.

EPIDEMIOLOGIA E FATORES DE RISCO

A incidência de raquitismo diminuiu consideravelmente com o aumento da qualidade nutricional da população. Entretanto, em razão da menor exposição solar, do aumento de partículas poluentes na atmosfera e da maior utilização de filtros solares com bloqueio de raios ultravioleta, sua incidência vem aumentando em determinados países, especialmente nos de maior latitude.

Quadro 1 Fatores de risco para raquitismo por deficiência de vitamina D

Pele escura
Redução à exposição solar
Não realização de suplementação de vitamina D durante a gestação
Amamentação exclusiva prolongada (mais de 6 meses)
Ausência de suplementação durante a infância
Alimentação rica em fitatos
Deficiência de ferro
Dieta deficiente em cálcio e vitamina D

A prevalência exata da doença é comprometida pela dificuldade diagnóstica: embora seja claro que uma criança com deformidades ósseas e sintomas compatíveis, associados à deficiência de vitamina D, seja portadora de raquitismo nutricional, não há valores definidos a partir dos quais se considera a criança "em risco" para raquitismo, pois a maioria dos estudos determinou pontos de corte apenas para pacientes adultos.

FISIOPATOLOGIA

A luz solar converte 7-deidrocolesterol em pré-vitamina D3, que é convertida em vitamina D3 em algumas horas pela temperatura normal da pele.

A vitamina D se liga à proteína ligante de vitamina D e, no fígado, sofre 25-hidroxilação.

No rim, ela é excretada e reabsorvida pelos túbulos renais, onde sofre 1-hidroxilação pela CYP27B1, que resulta na conhecida 1,25(OH)2D ou calcitriol.

Sua principal função é aumentar a absorção de cálcio nos intestinos e sua ausência provoca aumento de PTH para manter os níveis séricos de cálcio, tendo como efeito colateral a excreção aumentada de fosfato, causando modificações esqueléticas.

Pela ausência de fosfato, os condrócitos hipertróficos não sofrem apoptose.

As alterações que promovem o raquitismo advêm inevitavelmente da hipofosfatemia, indiferentemente da via pela qual ocorrem (hipofosfatemia, hipocalcemia, hipovitaminose D por pouca ingestão, absorção ou transformação).

Nas zonas de remodelamento e na superfície periosteal, o osteoide não é mineralizado, sem a presença de fosfato.

QUADRO CLÍNICO

Quadro 2 Sinais e sintomas de raquitismo.

Sintomas
Dor óssea
Fraqueza
Irritabilidade
Achados esqueléticos
Diminuição do crescimento
Arqueamento dos ossos longos
Rosário raquítico (anteriormente, lateral à linha mamilar) (Figura 1)
Aumento metafisário nas extremidades de ossos longos
Bossa frontal
Craniotabes (amolecimento dos ossos do crânio, geralmente sensível nos primeiros 3 meses)
Fontanela anterior persistente
Sulco de Harrison (depressão horizontal pelo empuxo do diafragma nas costelas)
Linhas de Looser ou pseudofraturas (radioluscências focais)
Punhos e tornozelos edemaciados
Padrão trabecular rude, com metáfises em taça
Alargamento da placa de crescimento (Figura 2)
Osteopenia
Deformidades pélvicas, inclusive estreitamento da saída
Atraso na dentição (sem incisivos aos 10 meses, sem molares aos 18 meses)

(continua)

Quadro 2 Sinais e sintomas de raquitismo *(continuação)*

Achados não esqueléticos

Convulsões hipocalcêmicas
Hipotonia
Atraso no desenvolvimento psicomotor
Falha cardíaca hipocalcêmica
Espasmos carpopedais

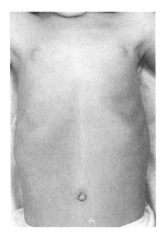

Figura 1 Rosário raquítico.

As deformidades ósseas ocorrem principalmente nos ossos de maior crescimento, sendo a ulna distal um local de alta sensibilidade para identificação de raquitismo. O geno varo é a deformidade mais comum; a ocorrência de geno varo ou valgo depende principalmente da idade em que o raquitismo ocorre. Entretanto, não é incomum a ocorrência de deformidades, como joelho em ventania, combinadas ou isoladas em apenas um membro. Geral-

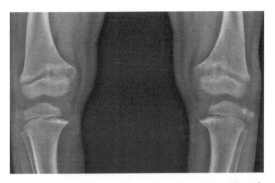

Figura 2   Alargamento fisário e metáfise em taça observáveis à radiografia.

mente, a deformidade se distribui uniformemente pelos membros inferiores, com varo, às custas do fêmur e da tíbia (Figura 3).

O raquitismo aumenta o risco de fraturas, porém a hipovitaminose D sem raquitismo, não.

Diferenciação de fraturas por maus-tratos

As lesões do raquitismo são geralmente mais proximais do que as lesões metafisárias clássicas. É controverso se raquitismo leve a moderado leva a fraturas por fragilidade em crianças não deambuladoras.

DIAGNÓSTICO

O diagnóstico do raquitismo é dado por: deformidade óssea; alteração no metabolismo do fosfato, cálcio, vitamina D, PTH e fosfatase alcalina; além de outros sinais e sintomas compatíveis.

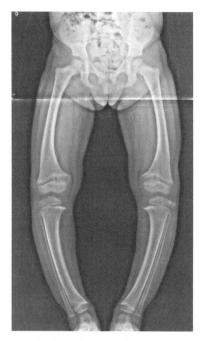

Figura 3 Observar a distribuição harmônica do varo, tanto nos fêmures quanto nas tíbias da criança.

Solicitam-se: cálcio, vitamina D, fósforo, PTH e fosfatase alcalina séricos, cálcio + fosfatase alcalina e fósforo urinários. No raquitismo carencial, a vitamina D pode estar normal, mesmo na sua falta, de forma que o principal indicativo é o aumento do PTH.

É notável que a fosfatase alcalina seja elevada em todos os tipos de raquitismo. Encontrando-se, porém, fosfatase alcalina bai-

Tabela 1 — Subtipos de raquitismo e achados de laboratório.

Etiologia	Ca sérico	Fosfato sérico	FA	PTH	25(OH)D	1,25(OH)D
Nutricional	N	N/B	E	E	BB	B
Hipofosfatêmico	N	B	E	N	N	N
Vitamina D dependente do tipo I	B	B	E	E	EE	BB
Vitamina D dependente do tipo II	B	B	E	E	NEE	EEEE
Osteodistrofia renal	N/B	E	E	EE	N	BB

N= normal, B= baixo, E= elevado; letras repetida denotam intensidade da alteração.

xa, deve-se suspeitar do diagnóstico de hipofosfatasia, que apresenta quadro clínico semelhante ao do raquitismo. Nesses casos, o diagnóstico é definido pela dosagem de vitamina B6 e fosfoetanolamina urinária.

Status da vitamina D para crianças:

Suficiência: >50 nmol/L ou >20 ng/ml.
Insuficiência: 30-50 nmol/L ou 12,5-20 ng/ml.
Deficiência: <30 nmol/L ou 12,5 ng/ml.

TRATAMENTO

Tratamento da doença de base

Uma vez diagnosticado o raquitismo, a doença deve ser estabilizada. Discutir o tratamento de raquitismo não associado à hipovitaminose D está além do escopo deste capítulo. Os pacientes acometidos devem ser encaminhados, em todos os casos, ao endocrinologista pediátrico para tratamento adequado. Entretanto, o tratamento da hipovitaminose D pode e deve ser iniciado pelo ortopedista, com a seguinte combinação:

Vitamina D: 2.000 UI/d, por pelo menos três meses.

Cálcio: 500 mg/d, por ingestão na dieta ou por suplementação, independentemente da idade ou do peso.

Tratamento de deformidades

Uma vez estabilizada a doença, inicia-se o tratamento das deformidades. O uso de órteses para raquitismo não é indicado, pois não promove correção.

O raquitismo nutricional geralmente apresenta correção das deformidades com o tratamento, de forma que esses pacientes raramente necessitam de intervenções cirúrgicas. Os pacientes com raquitismo hipofosfatêmico são os mais abordados.

Deformidades leves, em casos de diagnóstico precoce, podem sofrer remodelamento conforme o crescimento da criança, podendo ser observadas, especialmente, em crianças mais novas. Evitam-se intervenções cirúrgicas nesses casos, pela tendência de recorrência após osteotomias. A melhor opção, caso haja intenção de tratamento em crianças mais novas, é o crescimento guiado.

Deformidades mais acentuadas são tratadas com crescimento guiado por hemiepifisiodeses, com placa ou com técnica de Metaizeau, enquanto houver perspectiva de crescimento. Após o platô de crescimento ou o fechamento fisário, opta-se por osteotomias corretivas, preferencialmente com placas, ou, se for previsto comprometimento de correção aguda pelas partes moles, com fixador externo circular e correção progressiva (Figura 4).

PREVENÇÃO

A principal forma de prevenção é a ingestão com suplementação de 400 UI/d de vitamina D do nascimento até os 12 meses de idade.

Após essa idade, tanto adultos quanto crianças devem atingir a dose de 600 UI diárias, sendo por dieta ou suplementação.

Não é necessário dosar a vitamina D para monitorar sua suplementação.

Após os 12 meses, indica-se suplementação para crianças com história de deficiência de vitamina D sintomática que tenham necessitado de tratamento; crianças e adultos com riscos de deficiência por condições que promovam redução da síntese ou diminuição da ingestão de vitamina D; gestantes (600 UI/d).

CONDUTA DA INSTITUIÇÃO

Todos os casos atendidos com deformidades dos membros inferiores, em específico, geno varo ou valgo, são triados para raquitismo. Uma vez diagnosticada a doença, os pacientes são encaminhados para acompanhamento conjunto e tratamento com a endocrinologia pediátrica.

Com a doença controlada e em tratamento, adota-se o crescimento guiado para controle das deformidades. Pacientes sem expectativa de crescimento são tratados, na maioria das vezes, com correção progressiva com fixador externo circular.

ALGORITMO DE TRATAMENTO

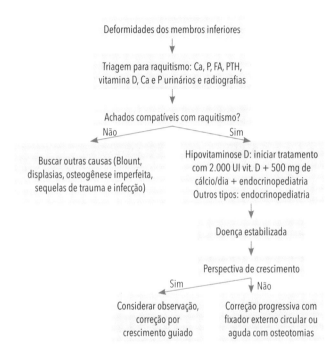

PONTOS-CHAVE

- O raquitismo deve ser sempre suspeitado em casos de deformidades dos membros inferiores.
- Relaciona-se a deficiências no metabolismo que impedem a mineralização de osteoide, ligada ao fosfato.

- Em todos os casos, deve ser estabilizado antes de se considerar correções ortopédicas.
- O uso de órteses não é indicado.
- Deve-se preferir o crescimento guiado para correção.

BIBLIOGRAFIA

Allgrove J, Shaw NJ. A practical approach to vitamin D deficiency and rickets. In: Allgrove J, Shaw NJ (eds). Calcium and bone disorders in children and adolescents. 2. ed. Endocr Dev. 2015;28:119-33.

Calder AD. Radiology of osteogenesis imperfecta, rickets and other bony fragility states. In: Allgrove J, Shaw NJ (eds). Calcium and bone disorders in children and adolescents. 2. ed. Endocr Dev. 2015;28:56-71.

Chapman T, Sugar N, Done S, Marasigan J, Wambold N, Feldman K. Fractures in infants and toddlers with rickets. Pediatr Radiol. 2010;40:1184-9.

Elder CJ, Bishop NJ. Rickets. Lancet. 2014;383:1665-76.

Kim HKW. Metabolic and endocrine bone diseases. In: Herring JA (ed). Tachdjian's Pediatric Orthopaedics from the Texas Scottish Rite Hospital for Children. 5. ed. Philadelphia: Elsevier, 2014. p. e-583-91.

Munns CF, Shaw N, Kiely M, Specker BL, Thacher TD, Ozono K, et al. Global consensus recommendations on prevention and management of nutritional rickets. J Clin Endocrinol Metab. 2016;101:394-415.

Pavone V, Testa G, Iachino SG, Francesco RE, Avondo S, Sessa G. Hypophosphastemic rickets: etiology, clinical features and treatment. Eur J Orthop Surg Traumatol. 2015;25:221-6.

Pettifor JM. Nutritional rickets. In: Glorieux FH, ed. Pediatric bone; biology and diseases. San Diego: Academic Press; 2003. p 541-65.

Slovis TL, Chapman S. Evaluating the data concerning vitamin D insufficiency/deficiency and child abuse. Pediatr Radiol. 2008;38:1221-4.

Tiosano D, Hochberg Z. Hypophosphatemia: the common denominator of all rickets. J Bone Miner Metab. 2009;27:392-401.

Mucopolissacaridoses | 24

Marcos Almeida Matos

INTRODUÇÃO

Mucopolissacaridose (MPS) é o termo que se refere a um grupo de doenças caracterizadas por acúmulo lisossomal de mucopolissacarídeos (ou glicosaminoglicanos–GAGs), que promovem uma série de deformidades musculoesqueléticas e em outros sistemas orgânicos.

EPIDEMIOLOGIA

Estima-se incidência que varia mundialmente de 1/36.000 a 1/300.000 habitantes. As MPS são condições autossômicas recessivas, excetuando-se a MPS tipo II, que é transmitida como herança recessiva ligada ao cromossomo X. Dessa forma, as MPS são um pouco mais frequentes no sexo masculino.

FISIOPATOLOGIA

Os GAGs são carboidratos de cadeia longa que se ligam a uma proteína central do tecido conjuntivo. A depender do tipo de carboidrato e proteína, são formados polímeros diferentes que caracterizam também os diferentes GAGs. Essas macromoléculas estruturais da matriz extracelular absorvem grande volume de água, adquirindo consistência viscosa ou mucoide que confere estrutura, lubrificação e adesão entre os tecidos. No Quadro 1 podem ser vistos os principais GAGs com tecidos e órgãos, onde são encontrados em maior concentração.

Os GAGs são constantemente produzidos pelas células e também constantemente degradados por uma série de enzimas lisossomais antes de serem excretados ou utilizados para neossíntese. Uma mucopolissacaridose é uma doença de acúmulo lisossomal causada por deficiência genética (mutação) de uma das enzimas envolvidas nesse processo de catabolismo. A ausência da função enzimática específica leva a acúmulo também específico de um determinado GAG, originando um dos múltiplos tipos de MPS.

QUADRO CLÍNICO E CLASSIFICAÇÕES

Os múltiplos tipos de MPS têm algumas características clínicas que permitem diferenciá-las, entretanto, todas guardam em comum inúmeras manifestações patológicas de seus sinais e sin-

Quadro 1 Tipo e distribuição dos glicosaminoglicanos (GAG)

Tipo de GAG	Ligação proteica	Distribuição tecidual
Ácido hialurônico	Não	Cartilagem, líquido sinovial, pele, tecido de sustentação
Sulfato de dermatan Sulfato de condroitina	Sim	Cartilagem, osso, pele, córnea, artérias, pele, vasos sanguíneos, coração
Sulfato de heparan Heparina	Sim	Membranas basais, pulmões, artérias, fígado, pele, grânulos de mastócito
Sulfato de queratan	Sim	Cartilagem, córnea, disco vertebral

tomas. No Quadro 2 encontram-se as deficiências enzimáticas, o tipo de GAG acumulado e o nome e o tipo de MPS produzido especificamente pela mutação.

Todas as MPS apresentam, em menor ou maior graus, comprometimento multissistêmico associado a displasia óssea variada. As manifestações neurológicas incluem retardo mental, hidrocefalia com sinais de irritação meníngea e hipertensão craniana, sinais e sintomas de comprometimento do primeiro neurônio motor (espasticidade, hiperreflexia, clônus etc.). Além disso, pode

Quadro 2 Classificação bioquímica das mucopolissacaridoses.

Tipo de MPS	Sinonímia	Enzima deficiente	GAG acumulado
MPS tipo I	Síndromes de Hurler, Hurler-Sheie, e Sheie	Iduronidase	Sulfato de dermatan Sulfato de heparan
MPS tipo II	Síndrome de Hunter	Iduronato sulfatase	Sulfato de dermatan Sulfato de heparan
MPS tipo III	Síndrome de Sanfilippo	A: Heparan sulfatase B: Acetil-glicosaminidase C: Acetil-glicosaminidase acetiltransferase D: Acetilglicosamina sulfatase	Sulfato de heparan
MPS tipo IV	Síndrome de Mórquio	A: Galactose sulfatase B: Galactosidade	Sulfato de queratan
MPS tipo VI	Síndrome de Maroteaux-Lamy	Arilsulfatase B	Sulfado de dermatan
MPS tipo VII	Síndrome de Sly	Glicuronidase	Sulfato de dermatan Sulfato de heparan Sulfato de condroitina

haver atraso nos marcos do desenvolvimento motor (controle cervical, sentar, marcha), bem como regressão desses marcos, incluindo a perda progressiva da marcha. A cardiomiopatia com disfunção valvar é comum (especialmente no tipo I); também há infecções respiratórias de repetição, apneia do sono, dificuldade respiratória, hérnia umbilical e hepatoesplenomegalia. A face e o crânio têm aspecto típicos, conhecidos como face grosseira ou face de gárgula (as MPS também eram pejorativamente conhecidas como gargulismo), caracterizados por aumento do diâmetro anteroposterior do crânio, protrusão frontal, nariz em sela, face pequena, aumento geral de pelos (especialmente na face) e macroglossia com protrusão da língua (Figura 1).

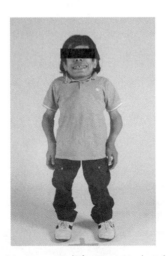

Figura 1 Paciente típico apresentando face grosseira, alargada, alterações dentárias, tórax curto, displasia (nanismo) e múltiplas deformidades em MMSS.

Pacientes com MPS podem apresentar múltiplas alterações na coluna vertebral. A região cervical é caracterizada pela possibilidade de instabilidade C1-C2 ou craniocervical, geralmente ocasionada por hipoplasia do processo odontoide. A essa alteração pode sobrevir o espessamento ligamentar intracanal decorrente do acúmulo de GAGs, o que ocasiona estenose cervical. Em alguns casos, com o avançar da idade pode ocorrer mielomalacia ou luxação C1-C2 com morte súbita, entretanto, na maioria dos pacientes ocorre apenas regressão motora com sinais e sintomas do primeiro neurônio (espasticidade, hiperreflexia, perda da capacidade de marcha etc.).

Embora o espessamento dos ligamentos possa também ocasionar estenose em outros níveis, a característica mais importante da coluna nas MPS é a cifose aguda na transição toracolombar, geralmente envolvendo apenas de três a cinco vértebras. Excepcionalmente existem curvas escolióticas ou cifoescolióticas graves. Todos os corpos vertebrais são caracterizados por platispondilia, presença de biconcavidade (superior e inferior), incisuras anormais e projeção de "bico" anterior (Figura 2).

A mão nas MPS é caracterizada por múltiplos dedos em gatilho que produzem deformidade em flexão dos dedos, associada a compressão do nervo mediano (síndrome do túnel carpal) em muitos casos, gerando a típica mão em garra ou mão simiesca (Figura 3).

Os ossos longos apresentam encurtamento com afinamento da cortical e deformidades angulares são comuns. No úmero proximal há aspecto de varismo decorrente de chanfradura inferior na metáfise. As epífises são irregulares, pouco desenvolvidas e com múltiplos núcleos de ossificação, a fise é irregular, deformada e alargada; há alargamento metafisário com projeções laterais (Figuras 4 e 5).

Outras deformidades ortopédicas frequentes nos membros são: displasia do quadril com ilíaco em abanico, valgismo femo-

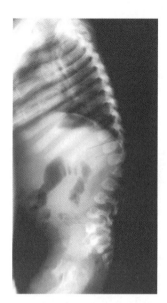

Figura 2 Características radiográficas da coluna: platispondilia (achatamento vertebral), cifose toracolombar aguda, vértebras com chanfradura posterior e bico (projeção) anterior, lembrando a forma de um "peixe".

ral, deformidade acetabular (displasia) e subluxação ou luxação; joelhos valgos, especialmente na síndrome de Morquio (tipo IV); pés equinos e em garra também são rotineiramente encontrados.

DIAGNÓSTICO

O diagnóstico das MPS é feito basicamente por história clínica e exame físico, sendo os exames de imagem fundamentais para confirmação e caracterização da gravidade da displasia. A despeito

24 Mucopolissacaridoses 329

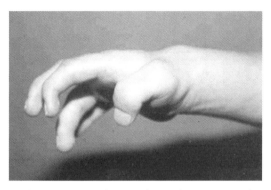

Figura 3 Típica mão em garra da mucopolissacaridoses, apresentando garra simiesca.

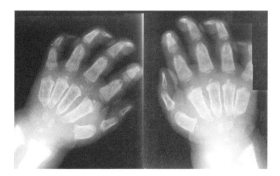

Figura 4 Características radiográficas da mão: irregularidade, inclinação e bico metafisário (rádio e ulna distais), ossificação tardia do carpo, afilamento proximal, insuflação (afinamento cortical) e alargamento distal dos metacarpais, e falanges em forma de projétil de arma de fogo.

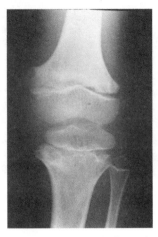

Figura 5   Osteopenia de ossos longos (corticais finas), alargamento fisário com epífises irregulares e malformadas, alargamento metafisário com projeções (bicos) laterais e rarefação justafisária.

disso, o diagnóstico molecular do tipo de mucopolissacaridose deve ser realizado por meio da dosagem enzimática no sangue periférico. A caracterização do tipo e, consequentemente, da enzima deficitária é importante, tendo-se em vista que o tratamento de base da doença é feito pela reposição enzimática específica.

TRATAMENTO

O tratamento de base das muscopolissacaridoses é feito pela terapia de reposição enzimática. Nesse tratamento, o paciente recebe infusões venosas da enzima que está deficiente no organismo. Essa terapia está atualmente disponível para as MPS dos tipos I, II, IVA e VI.

O tratamento ortopédico depende das deformidades apresentadas pelo paciente. Geralmente a mão em garra e a síndrome do túnel do carpo são tratadas em um único tempo com liberação das polias e do túnel. O mesmo ocorre com o pé em garra e equino, que é tratado em tempo único, lançando mão de alongamento de tendão do calcâneo por zetaplastia (pacientes maiores que cinco anos) ou pela técnica de Vulpius (pacientes menores), associado a fasciotomia plantar e alongamentos tendíneos (se necessário) (Figura 6).

A correção da cifose e da cifoescoliose é realizada em poucos centros especializados, tendo-se em vista que são deformidades nor-

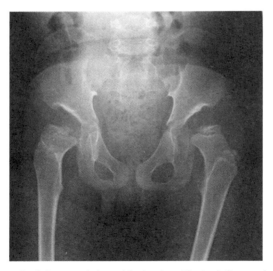

Figura 6 Displasia acentuada do quadril e da pelve, evidenciando ilíaco em abanico, valgismo dos colos femorais, epífise fragmentada, achatada (irregular e malformada), com atraso de ossificação, e acetábulo alargado sem cobertura adequada da cabeça.

malmente com pouco impacto sobre a função motora do paciente. Ao contrário, a correção da instabilidade cervical e da estenose com compressão medular têm sido alvo de muita discussão e está indicada sempre que houver mínimos sintomas de lesão do neurônio motor superior. Geralmente essa deformidade é abordada por fusão cervical ou crânio cervical, com ou sem laminectomia.

A deformidade em valgo dos joelhos (comum no tipo IVA) é abordada de forma convencional com a utilização de osteotomias tibiais ou femorais: deve-se notar que, ao contrário do convencional, a deformidade em valgo na MPS costuma acometer (deformar) a tíbia proximal. Também é possível realizar a técnica da hemiepifisiodese (femoral e/ou tibial medial) temporária ou definitiva em crianças com potencial de crescimento.

A displasia do quadril deve ser bem analisada antes de sua abordagem. Quadris com valgismo ou com displasia acetabular antes dos oito anos de idade, com mobilidade e sem dor, devem ser corrigidos por osteotomia femoral varizante (considerar a possibilidade de derrotação e encurtamento), associada a acetabuloplastia, se necessária, do tipo Dega. Nos casos de pacientes com mais de oito anos, entretanto, a rigidez e a deformidade da cabeça femoral já estão presentes em graus inaceitáveis para a restauração da anatomia. Nesses pacientes, o melhor é não abordar cirurgicamente se não houver dor. Nos casos dolorosos, fisioterapia ou liberação de partes moles (tenotomia de adutores) pode ser uma alternativa até que o paciente possa ser submetido a procedimentos de salvação ou mesmo a artroplastia de quadril.

CONDUTA DA INSTITUIÇÃO

Pacientes com suspeita de mucopolissacaridose são encaminhados ao instituto de genética para acompanhamento em conjunto e às outras subespecialidades da pediatria que sejam necessárias.

As deformidades são corrigidas de acordo com a necessidade: geno valgo, preferencialmente com hemiepifisiodese ou osteotomias, dedos em garra, com liberação das polias, síndrome do túnel do carpo, com liberação do mediano, pés em equino, com alongamento em Z ou Vulpius, dedos do pé em garra, com tenotomias ou artrodeses, e a instabilidade atlantoaxial, com artrodese, quando indicado.

Entretanto, em razão do caráter progressivo das deformidades, tentamos ser o mais conservadores possível nas intervenções cirúrgicas.

PONTOS-CHAVE

- Doença provocada pelo acúmulo de mucopolissacarídeos. Apresenta inúmeras deformidades.
- Deve ser sempre suspeitada em pacientes com múltiplas deformidades, baixa estatura e outras alterações características.
- Tratamento clínico realizado com reposição enzimática.
- Tratamento ortopédico visando à correção das deformidades de acordo com a necessidade.

BIBLIOGRAFIA

Ashby E, Baker M, Eastwood DM. Characterization of hip morphology in children with mucopolysaccharidosis types I and II. J Pediatr Orthop. 2016;36(4):370-5.

Chen SJ, Li YW, Wang TR et al. Bony changes in common mucopolysaccharidoses. Zhonghua Min Guo Xiao Er Ke Yi Xue Hui Za Zhi 1996;37:178-84.

Giugliani R, Federhen A, Munoz MVR, Vieira TA, Artigalas O, Pinto LL et al. Enzyme replacement therapy for mucopolysaccharidoses I, II and VI: recommendations from a group of Brazilian F experts. Rev Assoc Med Bras. 2010;56(3):271-277.

Haddad FS, Jones DH, Vellodi A, Kane N, Pitt MC.Carpal tunnel syndrome in the mucopolysaccharidoses and mucolipidoses. J Bone Joint Surg Br. 1997;79(4):576-82.

Kennedy J, Noel J, O'Meara A, Mulhall K, Crushell E, Fogarty E, Kelly P. A Long-term Retrospective Evaluation of Functional and Radiographic Outcomes of Pediatric HipSurgery in Hurler Syndrome. J Pediatr Orthop. 2016;36(1):25-8.

Levin TL, Berdon WE, Lachman RS et al. Lumbar gibbus in storage diseases and bone dysplasias. Pediatr Radiol. 1997;27:289-94.

Matos MA, Barreto R, Acosta AX. Evaluation of motor response in mucopolysaccharidosis patients treated with enzyme replacement therapy. Ortop Traumatol Rehabil. 2013;15(5):389-93.(a)

Matos MA, Prado A, Schenkel G, Barreto R, Acosta AX. Energy expenditure during gait in patients with mucopolysaccharidosis. Acta Ortop Bras. 2013;21:116-9. (b)

Neufeld EF, Muenzer J. The mucopolysaccharidoses. In: Scriver CR, Beaudet AL, Sly WS, Valle D, Childs B, Kinzler KW, Vogelstein B (eds). The metabolic and molecular bases of inherited disease, 8. ed. New York: McGraw-Hill, 2001. p. 3421-3452.

Reichert R, Campos LG, Vairo F, de Souza CF, Perez JA, Duarte JA, et al. Neuroimaging Findings in Patients with Mucopolysaccharidosis: What You Really Need to Know. Radiographics : a review publication of the Radiological Society of North America, Inc. 2016;36(5):1448-62.

Vairo F, Federhen A, Baldo G, Riegel M, Burin M, Leistner-Segal S, Giugliani R. Diagnostic and treatment strategies in mucopolysaccharidosis VI. Appl Clin Genet. 2015;8:245-55.

Valayannopoulos V, Nicely H, Paul Harmatz P, Turbeville S. Mucopolysaccharidosis VI. Orphanet J Rare Dis. 2010; 5:5,

White KK. Orthopaedic aspects of mucopolysaccharidosis. Rheum. 2011;50:26-33.

Wood TC, Harvey K, Beck M, Burin MG, Chien YH et al. Diagnosing mucopolysaccharidosis IVA. J Inherit Metab Dis. 2013;36:293-307.

Poliomielite | 25

Carlos Alberto Soares Ulhoa
David Gonçalves Nordon

INTRODUÇÃO

- **Poliomielite aguda:** infecção viral que acomete o corno anterior da medula espinal. Causada por um dos três tipos de poliovírus descritos: Brunhilde (I), Lansing (II) e Leon (III).

  Como a doença foi erradicada no Brasil, tratamos basicamente as suas sequelas. Entretanto, alguns artigos vêm apresentando a preocupação de que a doença ressurja. Ela ainda não foi erradicada em quatro países (Paquistão, Afeganistão, Índia e Nigéria), nos quais a forma selvagem permanece endêmica.

EPIDEMIOLOGIA

O ser humano é o único reservatório natural do poliovírus. Ele é transmitido pela via fecal-oral ou oral-oral, de acordo com o nível de higiene local.

Na época pré-vacinação, a doença apresentava distribuição mundial; sazonal, ocorria principalmente no verão e tinha maior prevalência em países de clima temperado do hemisfério norte.

Após a vacinação, 50% dos casos novos se relacionam à vacina, enquanto o resto se relaciona ao vírus vivo em indivíduos não imunizados.

QUADRO CLÍNICO

Na doença aguda, o período de incubação varia de 6 a 20 dias. Tipicamente, a infecção não causa sintomas, mas um em cada 200 apresenta a forma paralítica.

O paciente apresenta febre alta, faringite, mialgia, cefaleia com rigidez de nuca, anorexia, náuseas e vômitos. Na doença não paralítica, os sintomas desaparecem em uma a duas semanas.

Na forma paralítica, ocorre uma meningite espinal, com dor muscular intensa, fraqueza, espasmos e fasciculações. A fraqueza muscular é assimétrica, acometendo principalmente membros inferiores, com pico em 48 horas.

A forma bifásica pode ocorrer, com estabilização, piora da fraqueza muscular e depois recrudescência com o desaparecimento da febre.

O envolvimento ocorre duas vezes mais nos membros inferiores, em relação aos superiores. Os músculos mais comumente afetados são: quadríceps, tibial anterior, isquiotibiais mediais, flexores do quadril e lombares. Dos membros superiores, deltoide, tríceps, peitoral maior. A musculatura intrínseca do pé é caracteristicamente preservada. Ocorre uma paralisia flácida, portanto sem sinais de liberação piramidal, com ausência de reflexos (inicialmente, eles se encontram vivos, porém depois desaparecem) e sem espasticidade. Parestesia é comum, mas sem perda sensitiva objetiva.

Pela predominância muscular, cronicamente observa-se a formação de pé cavo e equino, com dedos em garra. Os pacientes apresentam marcha de acordo com a sua função muscular; no acometimento unilateral, eles se apoiam no membro não acometido. Ocorre em geral uma hiperlordose compensatória; na ausência de função da musculatura glútea, sinal de Trendelenburg; na fraqueza do quadríceps, a estabilização da perna para a passada depende da estabilização do joelho com a mão; pela ausência de força do tibial anterior, o pé cai na fase de balanço.

As células do corno anterior da medula são destruídas, e a recuperação da função muscular depende da sua regeneração, que se inicia no primeiro mês após a infecção e é concluída em geral no sexto mês, embora considere-se que há potencial regenerativo por até dois anos após a infecção. Músculos com até 30% da sua força normal em três meses são considerados permanentemente paralisados. Aqueles com mais de 80%, por outro lado, não necessitam de tratamento específico. A área de abordagem do ortopedista é, portanto, nos pacientes que encontram força intermediária.

DIAGNÓSTICO

Isolamento viral na orofaringe até 5 dias após o início dos sintomas ou em até 5 semanas nas fezes. Não é encontrado no liquor. Anticorpos específicos podem ser usados para diferenciar o sorotipo selvagem do relacionado à vacina. O diagnóstico, contudo, é feito basicamente de forma clínica.

- **Eletroneuromiografia:** Fibrilações musculares iniciam-se entre duas e quatro semanas após a manifestação da infecção e persistem indefinidamente. O potencial das unidades motoras diminui e se torna anormalmente alargado com um aumento da duração e caráter polifásico em razão de reinervação. A velocidade de condução permanece inalterada.

Diagnósticos diferenciais

O principal diagnóstico diferencial da doença aguda é a doença de Guillain-Barré, uma polirradiculopatia paralítica ascendente, autolimitada, por resposta imune a uma infecção ou vacinas. O liquor nessa doença é tipicamente acelular, e a velocidade de condução nervosa é aumentada.

Na avaliação de sequelas da doença, é necessário diferenciar da doença de Charcot-Marie-Tooth, embora a maioria dos pacientes tenha atualmente mais de 50 anos de idade e já tenha o diagnóstico prévio da doença.

De qualquer forma, para aqueles acostumados a esse tipo de doença, o diagnóstico clínico é claro ao se observar a forma de caminhar do paciente.

PREVENÇÃO

A vacinação contra poliomielite faz parte do calendário vacinal brasileiro. São ministradas quatro doses, além daquelas de campanhas de vacinação, nas quais as crianças devem ser imunizadas anualmente até os 5 anos, e as duas primeiras são atualmente injetáveis (vacina inativada de poliomielite).

TRATAMENTO

- **Forma aguda:** isolamento; observação cuidadosa da função autonômica, bulbar, cardiovascular. Analgesia, órteses para prevenção de deformidades, fisioterapia motora. No período de convalescença, é importante estimular ao máximo a deambulação, com o uso de órteses e muletas, se necessário.
- **Forma crônica:** tratamento de sequelas, objetivando ao paciente ganho ou manutenção de função. Se o paciente apre-

senta perspectiva de marcha, o tratamento deve ser direcionado para tal; se o paciente permanecerá como cadeirante, o tratamento deve proporcionar conforto e prevenção da formação de úlceras e lesões. Ao contrário dos pacientes com mielomenigocele, os pacientes com poliomielite conseguem sentir seus membros, o que por si só previne a formação de úlceras.

Quadris

- **Paralisia:** marcha em Trendelenburg e hiperextensão lombar decorrente da paralisia dos glúteos pode ser melhorada com transferências do iliopsoas e oblíquo externo ou transferência de grácil.
- **Deformidade:** geralmente em abdução, flexão e rotação lateral. Pode-se tratar com procedimentos de partes moles e, se insuficiente, osteotomias. É importante testar toda a musculatura antes de indicar o procedimento e, se houver paralisia dos abdutores do quadril, manter uma hipocorreção, para prevenir a marcha em Trendelenburg.
- **Instabilidade:** ocorre displasia progressiva do quadril (displasia acetabular, coxa valga, aumento da anteversão). Para se corrigir a instabilidade e prevenir luxação, todas essas deformidades devem ser acessadas.
- **Artrose:** a artrose se apresenta classicamente de forma mais tardia em pacientes com poliomielite, no lado afetado. Recentemente estudos têm demonstrado bons resultados com a realização de artroplastia total do quadril nesses pacientes, o que é corroborado por nossa experiência clínica, com alta durabilidade dos implantes e melhora da dor. Temos dado preferência ao uso de acetábulos constritos, pela insuficiência da musculatura glútea em geral.

Tabela 1 — Técnicas de tratamento para acometimento dos quadris na poliomielite

Padrão	Apresentação	Tratamento
Fraqueza dos abdutores; marcha de Trendelenburg sem subluxação	Marcha de Trendelenburg; instabilidade durante marcha	Transferência do iliopsoas ou oblíquo externo
Fraqueza dos extensores	Hiperlordose	Transferência do eretor da espinha
Flexor mais forte que extensor	Flexão dos quadris, flexão dos joelhos, instabilidade se quadríceps fraco	Liberação dos flexores
Flexor e adutor mais fortes	Flexoadução, subluxação, luxação dos quadris	Liberação dos flexores-adutores; transferência do iliopsoas após
Flexão, abdução, rotação lateral	Posição em contratura; obliquidade pélvica	Liberação de partes moles (sartório, tensor da fáscia lata, reto femoral, fibras anteriores do glúteo médio e mínimo, iliopsoas, cápsula)
Subluxação/luxação paralítica	Instabilidade articular	Correção óssea e transferência do iliopsoas

Joelhos

- **Paralisia:** paralisia do quadríceps é mais frequente e muito mais incapacitante que do jarrete. A criança consegue andar bem com força motora grau 3 do quadríceps, ao menos em superfícies planas. Com força motora grau 2, é necessário que apoie a mão no joelho, e para isso deve ter um tríceps forte. Uma opção cirúrgica é a transferência do bíceps e semitendíneo para extensores do joelho, mas só é indicada se a função de extensão do quadril e flexão plantar são normais, e se não há deformidade dos joelhos. Uma segunda opção cirúrgica é, em crianças com mais de 10 anos, realizar uma osteotomia extensora, com 10 a 15 graus de recurvato, que permite travar o joelho durante a marcha. Não indicamos artrodese do joelho pelos seus péssimos resultados funcionais. Nos casos em que não há opção cirúrgica ou antes de esta ser indicada, optamos por braces de apoio isquiático com inclusão dos pés (se houver indicação) e bloqueio optativo dos joelhos, que permitem mais conforto ao paciente para se sentar.

- **Deformidades:** flexão e recurvato são as mais comuns. Como falado anteriormente, em crianças com fraqueza do quadríceps, um pouco de recurvato é desejável para auxiliar na marcha. Entretanto, sua tendência é progredir. Acima de 15 graus deve ser corrigido com brace ou osteotomia. Com relação à flexão, ortetização pode contribuir para sua prevenção. Entretanto, quando moderada ou grave a ponto de comprometer a marcha, deve-se intervir cirurgicamente com liberação de partes moles (flexores dos joelhos com transferência do semitendíneo para tubérculo dos adutores) e osteotomia extensora, se a correção for insuficiente (mais de 20 graus de flexo residual).

Deformidade em rotação lateral da tíbia pode se dever a contratura da fáscia lata e compromete de maneira significativa a marcha; indica-se liberação precoce distalmente, ou osteotomia derrotativa medial da tíbia quando for grave ou a liberação for insuficiente.

- **Artrose:** protetização do joelho pode ser indicada na poliomielite. Um estudo retrospectivo com 10 pacientes mostrou bons resultados em um acompanhamento médio de ao menos dois anos, sendo uma prótese com dobradiça rotatória que permita hiperextensão a melhor opção. Não é, entretanto, prática comum no nosso instituto. Artrose com deformidade óssea e dor é praticamente a única indicação de artrodese de joelho.

Pés

- **Paralisia:** a paralisia mais comum é do tibial anterior, levando a um pé caído. Uma órtese suropodálica ou mola de Codvila podem auxiliar.
- **Deformidades:** diversas deformidades podem se apresentar: cavo, plano, varo, valgo, aduto, abduto, calcâneo, equino. Dessa forma, cada combinação deve ser acessada, assim como a função dos músculos envolvidos (Tabela 2 e Figura 1). O objetivo do tratamento deve ser recuperar o equilíbrio muscular e criar um pé plantígrado e ortetizável. Tendões candidatos a transferências devem ter ao menos força motora grau 4 ou 5, considerando que perderá um grau de força após a transferência.

  Crianças mais novas podem se beneficiar de alongamentos tendíneos; crianças mais velhas, com ossos mais maduros, necessitam de osteotomias corretivas, preferencialmente evitando as superfícies articulares, a não ser que haja intenção de artrodese. Em adolescentes e adultos, artrodese tríplice modelante pode ser uma opção de tratamento definitiva. Entretanto, o equilíbrio muscular deve ser restaurado, para evitar futuras deformidades. A artrodese plantar apresenta bons resultados, provocando, porém, gonartrose ipsilateral em média 20 anos após a cirurgia.

- **Instabilidade:** do tornozelo – flexores plantares e dorsais paralisados; subtalar – inversores e eversores paralisados. Valgização do calcâneo pode suplantar o efeito do tríceps sural para estender o joelho durante a marcha, o que pode ser evitado com artrodese subtalar.

Tabela 2 Divisão esquemática da musculatura do tornozelo e pé por função

Função	Músculos
Dorsiflexores	Extensor longo dos dedos Extensor longo do hálux Tibial anterior
Flexores plantares	Tibial posterior Fibulares Tríceps sural
Inversores	Tibial anterior Tibial posterior Tríceps sural
Eversores	Extensor longo dos dedos Fibulares

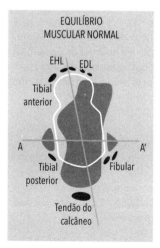

Figura 1 Divisão esquemática dos tendões do pé e do tornozelo. Essa sistematização permite planejar o tratamento adequado. O eixo longitudinal é da subtalar; o eixo transversal é o bimaleolar.

- **Artrose:** para a artrose tibiotalar intratável conservadoramente, artrodese tibiotalar é a opção mais clássica. Entretanto, há um relato de bons resultados com a realização de prótese de tornozelo. Mais estudos, porém, são necessários antes da indicação e da difusão dessa técnica para poliomielite.

Discrepância de comprimento

O lado mais afetado pela poliomielite geralmente apresenta déficit de crescimento em relação ao contralateral, além de atrofia e osteoporose.

Opções de tratamento incluem: ortetização com compensação (método preferido pelos nossos pacientes adultos); epifisiodese contralateral para controle da discrepância; alongamento ósseo com fixador externo circular ou sobre haste.

O alongamento ósseo com fixador lateral circular pode ser comprometido pela osteoporose de desuso; dessa forma, o alongamento com fixador monolateral sobre haste é uma boa opção de tratamento, prevenindo a ocorrência de fraturas.

SÍNDROME PÓS-PÓLIO

Acredita-se que se deva à reativação do vírus após um longo período de latência, observada em 30 a 65% dos pacientes acometidos pela poliomielite.

É uma síndrome de sobrecarga, com diagnóstico clínico e essencialmente de exclusão.

Critérios diagnósticos:

1. História confirmada de poliomielite.
2. Recuperação neurológica e funcional parcial ou quase completa.

3. Período de estabilidade de pelo menos 15 anos.
4. Apresentação de dois ou mais dos seguintes: fadiga incomum; mialgia ou artralgia; perda funcional; intolerância ao frio; novas atrofias.
5. Ausência de outro diagnóstico que possa explicar os achados.

Mais comum naqueles que contraíram a doença após os dez anos de idade.

O tratamento se baseia em prover fortalecimento muscular, diminuir a carga e a utilização de órteses. Cirurgia raramente é necessária.

CONDUTA DA INSTITUIÇÃO

A maioria dos nossos pacientes em acompanhamento por conta de poliomielite já ultrapassou os 50 anos de idade. A maior parte deles utiliza órteses longas com apoio isquiático, bloqueio optativo dos joelhos, apoio antiequino e salto compensatório. Pacientes com artrose dos quadris foram submetidos a artroplastias totais, com excelentes resultados funcionais e de controle da dor. Os principais sintomas que temos observado da síndrome pós-poliomielite são dor e cansaço. Os pacientes que apresentam piora da função muscular, em geral, não solicitam intervenções cirúrgicas, a não ser que ocorram deformidades.

Tratamos os pés cavos e equinos com alongamentos tendíneos e osteotomias corretivas. A artrodese tríplice é usada para deformidades graves, quando já há artrose e de acordo com as expectativas e desejo dos pacientes. O principal objetivo é tornar o pé ortetizável, para que consigam usar as órteses longas e caminhar.

ALGORITMO DE TRATAMENTO

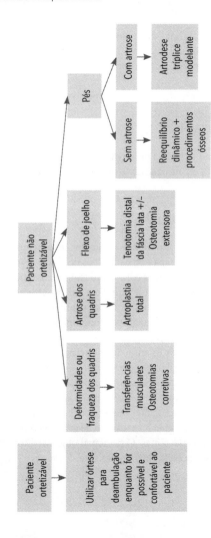

PONTOS-CHAVE

- Doença erradicada no Brasil; os pacientes atualmente atendidos estão na faixa da meia-idade e acima.
- Os músculos mais afetados são: quadríceps; glúteos; jarrete; tibial anterior.
- O tratamento cirúrgico deve visar manter a capacidade deambulatória e tornar os membros ortetizáveis.
- Procedimentos ósseos devem ser associados a procedimentos de partes moles, para evitar que haja recorrência da deformidade.

BIBLIOGRAFIA

Dao QS, Zhang YF, Yang QM, Guo BF. Free gracilis transfer in the treatment of gluteus medius paralysis after poliomyelitis. J Reconstr Microsurg. 1985;1(3):241-244.

Faldini C, De Fine M, Di Martino A, Fabbri D, Borghi R, Chehrassan M, et al. Outcomes of total hip replacement in limbs affected by poliomyelitis. Hip Int. 2017 March;31_27(2):198-204.

Hadi YB, Sohail AM. Pakistan: the nidus for global pólio re-emergence? J Infect Public Health. 2015;8(2):214-215.

Hammesfahr R, Topple S, Yoo K, Whitesides T, Paulin AM. Abductor paralysis and the role of the external oblique transfer. Orthopedics. 1983;6(3):315-321.

Laffont I, Julia M, Tiffreau B, Yelnik A, Herisson C, Pelissier J. Aging and sequelae of poliomyelitis. Ann Ph Rehabil Med. 2010;53:24-33.

Lau JH, Parker JC, Hsu LC, Leong JC. Paralytic hip instability in poliomyelitis. J Bone Joint Surg Br. 1986;68(4):528-533.

Lee DY, Choi IH, Chung CY, Ahn JH, Steel HH. Triple innominate osteotomy for hip stabilisation and transiliac leg lengthening after poliomyelitis. J Bone Joint Surg Br Vol. 1993;75(6):858-864.

Lin TP, Ko JY, Chen SH, Wu RW, Wong T, Chou WY. Periacetabular osteotomy for painful non-paralytic dysplastic hip joints in adults affected by poliomyelitis. Chang Gung Med J. 2007;30(6):504-512.

Morgan SS, Brook B, Harris NJ. Is there role for total ankle replacement in polio patients? A case report and review of the literature. Foot Ankle Surg. 2012;18:74-6.

Mustard WT. Iliopsoas transfer for weakness of the hip abductors; a preliminary report. J Bone Joint Surg Am. 1952;24A(3):647-650.

Patwa JJ, Bhatt HR, Chouksey S, Patel K. Hamstring transfer for quadriceps paralysis in post polio residual paralysis. Indian J Orthop. 2012;46(5):575-580.

Provelengios S, Papavasiliou KA, Kyrkos MJ, Kirkos JM, Kapetanos GA. The role of pantalar arthrodesis in the treatment of paralytic foot deformites. A long-term follow-up study. J Bone Joint Surg Am. 2009;91:575-83.

Shahcheraghi GH, Javid M. Abductor paralysis and external oblique transfer. J Pediatr Orthop. 2000;20(3):380-382

Sierra RJ, Schoeniger SR, Millis M, Ganz R. Periacetabular osteotomy for containment of the nonarthritic dysplastic hip secondary to poliomyelitis. J Bone Joint Surg Am. 2010;92(18):2917-2923.

Tigani D, Fosco M, Amendola L, Boriani L. Total knee arthroplasty in patients with poliomyelitis. The Knee. 2009;16:501-6.

Watts JB. Polio revisited: reviving knowledge and skills to meet the challenge of resurgence. J Child Orthop. 2015;9:325-338.

Yoon B-H, Lee Y-K, Yoo JJ, Kim HJ, Koo K-H. Total hip arthroplasty performed in patients with residual poliomyelitis: does it work? Clin Orthop Relat Res. 2014;472:933-40.

Artrogripose | 26

Adilson de Paula
David Gonçalves Nordon

INTRODUÇÃO

Artrogripose vem do grego e significa "curvatura articular". É um diagnóstico descritivo de mais de 300 doenças, com diversas etiologias, incluindo incontáveis variações genéticas. A característica comum entre todas elas é a presença de contraturas articulares congênitas, geralmente não progressivas, em pelo menos duas partes diferentes do corpo. O tipo clássico também é conhecido como amioplasia, caracterizada por contraturas simétricas de membros superiores e inferiores.

É dividida basicamente em três subtipos, segundo Hall: contraturas envolvendo predominantemente os membros (amioplasia); contraturas de membros associadas a anormalidades de outros sistemas (como displasia de Larsen); e contraturas de membros associadas a alterações do sistema nervoso central (como mielomeningocele). Nos três subtipos a contratura se deve à falta primária de movimentos.

EPIDEMIOLOGIA

Contratura de variados graus de pelo menos uma articulação ocorre em 1 a cada 100 a 200 nascidos vivos (varia desde deformidades simples como camptodactilia até síndromes múltiplas como amioplasia). Contraturas múltiplas ocorrem em 1 a cada 3.000 a 5.000 nascidos vivos.

ETIOLOGIA

Acinesia fetal, que normalmente aparece na oitava semana de vida. A duração de 3 semanas pode ser o suficiente para provocar ausência do estiramento normal musculotendíneo, levando assim a fibrose e contratura das articulações afetadas. A fibrose articular está envolvida na tendência de recorrência da deformidade.

Causas de acinesia fetal podem ser de origem fetal ou materna.

- **Fetal:** fatores neurogênicos (70-80% dos casos; a descrição clássica é de lesão dos neurônios motores alfa do corno anterior da medula), miogênicos (raro), doenças dos tecidos adjacentes (p. ex., displasia diastrófica, síndrome do pterígio múltiplo).
- **Materna:** doenças maternas (miastenia *gravis* – passagem dos anticorpos antiacetilcolina para o feto, diabetes); fatores mecânicos (gemelares, oligodramnia); transtornos vasculares e nutricionais.
- Os mecanismos pelos quais ocorre a artrogripose podem ser divididos em três tipos, geralmente interrelacionados.
  - **Intrínsecos:** doença neuromuscular. Leva a fraqueza muscular (que, em última análise, leva a acinesia e suas complicações), provocando: imaturidade intestinal; polidramnia; micrognatia; alterações de ossos longos, como osteoporose; anomalias craniofaciais; restrição de crescimento.
  - **Extrínsecos:** espaço limitado intraútero, provocando compressão (que, em última análise, leva a acinesia), causando: restrição de crescimento; assimetria; contraturas; pele redundante; *potter face.*

- **Ambientais:** devido a doenças maternas ou uso de drogas, em especial, anticonvulsivantes, provocando diretamente acinesia. Esta gera: contraturas articulares; atrofia de desuso muscular; cordão umbilical curto; hipoplasia pulmonar; pterígio.

QUADRO CLÍNICO

Contratura congênita indica uma limitação da amplitude de movimento articular em razão de anormalidades estruturais e/ou funcionais de partes moles (i.e., cápsula articular, ligamentos etc.).

Os quadris e os joelhos são as articulações mais comumente acometidas com luxações.

Amioplasia

Síndrome esporádica de contratura múltipla dos membros, geralmente envolvendo múltiplas articulações em membros inferiores e/ou superiores. Sistema nervoso central sem alterações. Responde por um terço de todas as contraturas congênitas. A perspectiva de vida depende diretamente de disfunções associadas de outros órgãos. Sem tratamento, porém, a capacidade deambulatória e de realização de atividades cotidianas fica bem comprometida. As articulações são geralmente cilíndricas e sem suas pregas características. Geralmente apresentam hemangioma na testa. Escoliose, quando presente, geralmente é de progressão rápida.

Artrogripose distal

Autossômica dominante. Frequência de 1 a cada 20.000 nascidos vivos. Acomete punhos, mãos, tornozelos, pés. Outras articulações não são afetadas ou o são em baixo grau. Necessita de

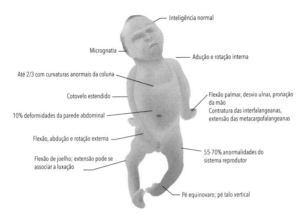

Figura 1   Achados clínicos da amioplasia.

dois critérios para diagnóstico (se já há síndrome múltipla familiar, apenas um basta):

- **Membros superiores:** camptodactilia ou pseudocamptodactilia; pregas flexoras hipoplásicas ou ausentes nos dedos; desvio ulnar do punho.
- **Membros inferiores:** pé equinovaro; pé plano congênito (pé talo vertical); pé calcaneovalgo; metatarso aduto.

Síndrome do pterígio

Contraturas articulares devidas à presença de pterígio, que podem ser encontradas também nas laterais do pescoço. Sindactilia, fenda palatina/labial, impressões digitais atípicas podem estar presentes.

26 Artrogripose 353

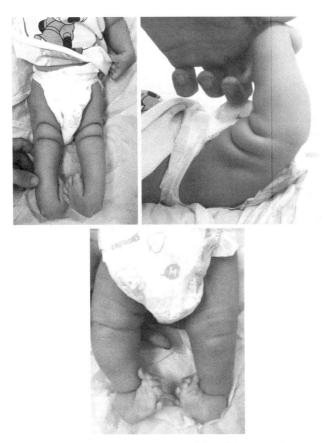

Figura 2 Paciente com amioplasia. Observe as deformidades: pé torto (cavo, varo, aduto, equino); pregas anteriores dos joelhos com articulação mal definida devido à luxação congênita; desvio ulnar, flexo do punho e dos dedos da mão esquerda.

DIAGNÓSTICO E CLASSIFICAÇÕES

Para o diagnóstico adequado, o objetivo é identificar a síndrome associada. A identificação de síndromes específicas permite ao médico prever o prognóstico de seu paciente e assim direcionar o seu tratamento. Dessa forma, sempre contamos com o auxílio dos geneticistas e neurologistas para avaliação de pacientes artrogripóticos.

Obter história familiar e gestacional completas. O exame físico deve ser completo e detalhado; a posição neonatal ao nascimento facilita muito identificar o tipo de artrogripose (veja quadro clínico). Metade dos pacientes apresenta um diagnóstico causal no período neonatal; 2/3 até os 3 anos de idade.

Na gestação, identificação de pouco movimento fetal a partir da oitava semana deve chamar a atenção para o diagnóstico. Se diagnosticado artrogripose (o que ocorre em apenas 25% dos casos), orienta-se a família quanto à preferência por parto cesárea para evitar risco de traumas tocológicos.

No exame pré-natal, quando há suspeita (preocupação materna pela falta de movimento, pé torto congênito etc.), o exame deve durar 45 minutos e avaliar a movimentação de cada área. Em famílias de risco, repetir o USG com 14, 16, 18, 20 e 22 semanas e novamente no meio do segundo trimestre. Exercícios maternos podem ajudar, estimulando o bebê a se mexer, assim como considerar maturação dos pulmões e parto mais precoce podem prevenir contraturas mais graves.

A classificação mais clássica de artrogripose é a de Goldberg, que é basicamente descritiva e tem pouca utilização na prática.

- Tipo 1: Amioplasia.
- Tipo 2: Artrogripose distal.
- Tipo 3: Síndrome do pterígio.
- Tipo 4: Sinostose.

TRATAMENTO E COMPLICAÇÕES

- **Objetivo do tratamento:** otimizar qualidade de vida. Para tal, iniciar tão cedo quanto possível, promover mobilidade das articulações afetadas, fortalecer músculos funcionais, corrigir deformidades fixas que comprometam a funcionalidade cotidiana.

Abordagem incluindo três ferramentas: primeiro, reabilitação incluindo fisioterapia, mobilização das contraturas; segundo, ortetização individual; terceiro, tratamento cirúrgico para correção das deformidades musculoesqueléticas.

Os membros superiores são mais importantes para promover qualidade de vida e vida independente: capacidade de pegar algo, levar à boca, alcançar área perineal para higiene e se vestir.

Contudo, os familiares no geral dão mais importância à marcha. Dessa forma, o tratamento deve ser individualizado, e os objetivos, discutidos com a família. O tratamento deve ser multiprofissional.

Para avaliar se vale a pena investir no ganho de marcha, é essencial avaliar a presença da musculatura antigravitacional: paravertebral, quadríceps, glúteos e tríceps sural.

Membros superiores

Objetivo: permitir cuidados pessoais (alimentação, higienização); uso de aparelhos de comunicação; uso de aparelhos de assistência deambulatória; escrita.

Quando os dois cotovelos estão estendidos, manter um estendido e outro flexionado melhora a funcionalidade. Quando os dois punhos estão pronados, deve-se considerar manter um em supinação para auxiliar o outro.

Quadro 1 Objetivos e técnicas de tratamento dos membros superiores na artrogripose

Articulação	Objetivo	Técnicas
Ombro	Correção da rotação medial	Osteotomia derrotativa
Cotovelo	Ganho de flexão	Manipulação/fisioterapia Liberação capsuloligamentar com V-Y-plastia do tríceps; transferências musculares (tríceps-bíceps)
Punhos	Correção da flexão palmar	Liberação de partes moles Osteotomias em cunha do rádio Artrodese do punho Transferência de flexores para extensores

Membros inferiores

Objetivos: permitir deambulação; melhor capacidade de higiene ou conforto para se sentar.

Quadris

Em pacientes recém-nascidos, a indicação de tentativa de redução com Pavlik e gesso é razoavelmente clara. Até 12 a 18 meses, a maior parte da literatura concorda em indicar a redução, mesmo que cruenta, se necessário, com ou sem acetabuloplastia e osteotomia femoral. Entretanto, em pacientes mais velhos, as indicações começam a ficar mais restritas. Prefere-se investir em luxações unilaterais, e não há unanimidade sobre realizar a redução quando os quadris são luxados bilateralmente, uma vez que a maioria dos pacientes nessa situação consegue exercer suas atividades rotineiras e não sente dor.

Quadro 2 Objetivos e técnicas de tratamento dos membros inferiores na artrogripose

Articulação	Objetivo	Técnicas
Quadris	Correção da flexão Abdução e rotação lateral Luxação unilateral Luxação bilateral	Até 30 graus: manipulação; órtese Acima de 30 graus: liberação de partes moles (reto femoral, sartório, iliopsoas, cápsula); Osteotomia extensora femoral proximal. Osteotomia de reorientação femoral proximal. Tratar apenas os graves que comprometem deambulação: osteotomias corretivas. Redução cruenta entre 6-12 meses +/- acetabuloplastia +/- Osteotomia corretiva do fêmur Conservador × redução cruenta + osteotomias corretivas
Joelhos	Ganho de extensão Ganho de flexão	Flexão de até 20 graus: observação. Flexão acima de 20 graus: – Neonatos: gessos seriados. – Crianças: Tenotomia dos flexores, Capsulotomia posterior e transecção do LCP; epifisiodese anterior; correção progressiva com fixador externo circular. – Próximo à maturidade esquelética: liberação de partes moles, osteotomia femoral, fixador externo circular. Neonatos redutível: gessos seriados. Neonatos irredutível: quadricepsplastia. Crianças: V-Y-plastia do aparelho extensor, capsulotomia anterolateral e anteromedial; osteotomia de encurtamento femoral; fixador externo circular.
Pés	Pé plantígrado	Correção gessada +/- capsuloligamentotomia do tornozelo, articulação subtalar e talonavicular e tenotomia dos tendões encurtados: calcâneo, flexor longo do hálux e dos dedos, fibulares, flexores curtos, aponeurose plantar +/- talectomia. Artrodese tripla Fixador lateral circular

Com relação a quadris contraturados, van Bosse, em um artigo publicado em 2017, descreve a técnica de osteotomia de reorientação do fêmur proximal, indicada para pacientes com contratura em abdução, flexão e rotação lateral dos quadris locados. De forma resumida, o fêmur proximal é mantido na sua posição de repouso, uma placa lâmina é inserida paralela ao eixo entre as espinhas ilíacas e a diáfise é seccionada paralelamente ao seu eixo e à lâmina, fazendo uma cunha de correção.

Permite um ganho de arco de movimentos de aproximadamente 13 graus, ao redor de 30 para flexão e 40 para rotação, tornando, na realidade, os movimentos mais próximos ao normal, com bons resultados a curto e médio prazo.

Joelhos

Uma contratura em flexão de mais de 15 graus compromete a deambulação. São necessários 110 graus para andar de bicicleta e 90 graus para sentar com facilidade. Hiperextensão compromete ou impede a marcha.

Procedimentos ósseos apresentam maior índice de recidiva; uma osteotomia em cunha de fechamento anterior apresenta taxa de recorrência de um grau por mês.

- **Pterígio:** membrana triangular com encurtamento de pele e outros tecidos moles. No pterígio poplíteo, há uma corda fibrosa da tuberosidade isquiática à parte dorsal do calcâneo. Ela engloba o feixe poplíteo; o gastrocnêmio é curto e de inserção anormalmente proximal no fêmur. O nervo fibular geralmente está entremeado em uma membrana fibrosa.

Autores recomendam a utilização de gesso logo após o nascimento; quando não há mais ganho com gesso, órtese (KAFO) e, se contratura em flexão acima de 20 graus, planejar cirurgia quando a criança tiver mais de um ano de idade.

Pode ser realizada tanto a V-Y-plastia do pterígio quanto o alongamento com fixador externo circular.

- **Luxação congênita dos joelhos:** contratura em extensão. Causada por uma fibrose do reto femoral ou comprometimento da atividade muscular com desbalanço.

Quanto mais precoce a redução, maior a facilidade. Deve-se tracionar longitudinalmente a perna, antes de iniciar a flexão, para evitar o efeito quebra-nozes do platô tibial sobre os côndilos.

O tratamento dos joelhos pode ser associado ao tratamento dos quadris com um suspensório de Pavlik, se necessário.

Se o progresso for insuficiente, considerar tratamento cirúrgico, com técnicas progressivamente mais complexas, até se obter o resultado: tenotomia percutânea; liberação medial e lateral à patela; liberação da cápsula anterior; V-Y-plastia do reto femoral.

Pés

A apresentação das deformidades nos pés dos pacientes com artrogripose se resume a principalmente três tipos:

Pé torto clássico

- **Liberação de partes moles:** pode variar desde tenotomia do Aquiles, até liberação radical de partes moles, com resultados satisfatórios de 21 a 100%. Melhores resultados quando se opera mais cedo com cirurgias mais agressivas. Um estudo de Sodergaord e Ryoppy (1994) mostrou resultados melhores com o tratamento gessado (75%) do que com cirurgia (48%). Na comparação entre liberação de partes moles e Ponseti, reoperações foram necessárias em 74,4% do primeiro grupo, contra 88,8% dos pacientes no grupo de Ponseti. Entretanto, 90,9% dessas reabordagens foram classificadas como minimamente invasivas, e não foi necessário nenhum procedimento de salvamento.

- **Astragalectomia:** tratamento tanto primário como de salvamento. Evidências científicas são ruins pela má qualidade dos estudos realizados. As taxas de sucesso giram ao redor de 60%.
- **Fixador externo circular:** taxa de sucesso ao redor de 60%.
- **Gessos seriados:** apresentam resultados variados, com taxas de sucesso entre 50 e 92%. De fato, previnem a realização de tratamento cirúrgico na maioria dos pacientes. Estudos têm mostrado benefícios na modificação da técnica clássica de Ponseti, realizando uma tenotomia antes do início do tratamento gessado. Ao final do estudo, todos os pés (dezenove) eram ortetizáveis, 50% deambulavam, 30% eram perambulatórios e 20% não deambulavam. O número médio de gessos foi de 7,7 (entre 4 e 12).

Pé equinocavo

Uma variação do pé torto. A aparência do pé é muito semelhante ao pé torto atípico ou complexo, geralmente incluindo dedo em martelo ou encurtamento da posição do primeiro dedo. Para correção gessada, apoiam-se os indicadores no dorso do pé, enquanto os polegares fazem pressão para cima nas cabeças dos metatarsos, o que corrige o cavo (uma das técnicas de correção do pé torto congênito complexo). Tenotomia do Aquiles é realizada somente quando o cavo está todo tratado. Não se deve usar a técnica de Ponseti, pois o pé vai supercorrigir. Se bem orteizado, a chance de recorrer é menor (usar órtese suropodálica).

Pé talo vertical

Método de Dobbs ou Ponseti invertido apresenta bons resultados. Invariavelmente, todos necessitam de redução aberta da articulação talonavicular. Deve-se prestar atenção para que a calcaneocubóidea não fique luxada; realizar capsulotomia e, no mesmo momento, redução e fixação da calcaneocubóidea.

CONDUTA DA INSTITUIÇÃO

- **Diagnóstico:** realizado de forma clínica. Sempre encaminhamos à genética e à neurologia para avaliação e definição diagnóstica definitiva.
- **Membros superiores:** o objetivo é tornar o membro superior funcional. Se há rotação medial excessiva dos ombros, realizamos uma osteotomia derrotativa. Para cotovelo em extensão, capsulotomia posterior e alongamento do tríceps braquial. Se necessário, transferimos o tríceps para bíceps para ganhar funcionalidade. Para ganho de supinação, mudamos a inserção do pronador redondo e, se há supinação ativa com bloqueio pela retração do pronador redondo, realizamos alongamento ou tenotomia. Para deformidade em flexão e desvio ulnar dos punhos, realizamos, conforme necessidade, alongamento dos flexores, capsulotomia ventral, carpectomia proximal, transposição para extensores e artrodese, sendo a artrodese opção de preferência. Para polegar empalmado, comissuroplastia em Z, tenotomia do adutor, flexor curto e parte do primeiro interósseo dorsal; e, conforme necessidade, capsulotomia ventral, transposição para extensores do polegar e artrodese metacarpofalângica. Trabalhamos em conjunto com o grupo de mão e microcirurgia, iniciando o tratamento com ortetização desde o diagnóstico da doença.

SOS Residência em Ortopedia Pediátrica

- **Quadris:** luxação congênita: pacientes de até 18 meses: redução incruenta/cruenta e acetabuloplastia conforme necessidade. Pacientes acima de 18 meses: redução apenas se unilateral. Deformidade em flexão até 30 graus: evitar progressão com ortetização, se necessário. Acima de 30 graus: tenotomias e osteotomia extensora, se necessário, visando possibilitar a marcha.

- **Joelhos:** luxação congênita: gessamento progressivo até obter 90 graus de flexão; ortetização por dois meses após, retirando para exercícios. Se necessário, manter por mais tempo. Luxações irredutíveis ou que não atingem 90 graus de flexão são tratadas com fixador lateral circular. Pterígio: não ressecamos o pterígio, mas damos preferência para correção do flexo com fixador lateral circular.

- **Pés:** temos obtido excelentes resultados com a técnica de Ponseti para correção do pé torto e equinocavo. Mesmo em recidivas, preferimos reiniciar o tratamento gessado, objetivando um pé ortetizável. Quando o tratamento gessado se mostra insuficiente, optamos por tratamento cirúrgico com procedimentos *"à la carte"* e preferência, no geral, por astragalectomia. No pé talo vertical, após o tratamento gessado, realizamos capsulotomia talonavicular e fixação com fios de Kirchner.

ALGORITMO DE TRATAMENTO

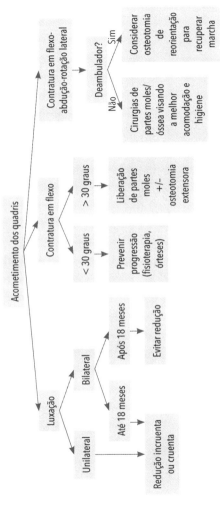

Algoritmo 1   Tratamento dos quadris no paciente com artrogripose.

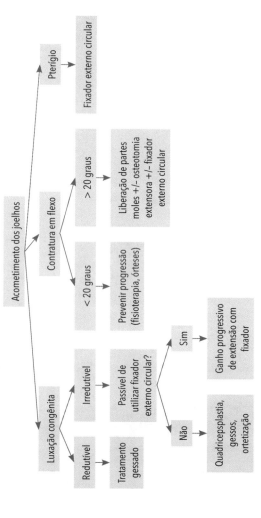

Algoritmo 2 Tratamento dos joelhos no paciente com artrogripose.

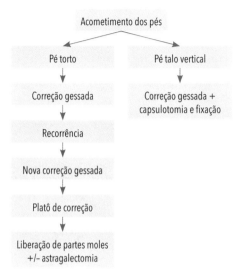

Algoritmo 3 Tratamento dos pés no paciente com artrogripose.

PONTOS-CHAVE

- Doença de contraturas articulares.
- Realizar acompanhamento com geneticista, neurologista e pediatra e identificar a patologia causal.
- Iniciar tratamento o mais precoce possível.
- Identificar perspectiva de marcha e tornar os membros inferiores adequados para deambulação; se não, mais adequados para sentar, prevenir escaras e facilitar higiene. Tornar membros superiores funcionais para atividades de higiene, alimentação e apoio para deambulação.

BIBLIOGRAFIA

Al-Aubaidi Z, Lundgard B, Pedersen NW. Anterior distal femoral hemiepiphysodesis in the treatment in fixed flexion knee contracture in neuromuscular patients. J Child Orthop. 2012;6:313-8.

Bamshad M, Van Heest AE, Pleasure D. Arthrogryposis: a review and update. J Bone Joint Surg Am 2009;91(Suppl. 4):40-6.

Bevan WP, Hall JG, Bamshad M, Staheli LT, Jaffe KM, Song K. Arthrogryposis multiplex congenita (amyoplasia): an orthopaedic perspective. J Pediatr Orthop. 2007;27:594-600.

Boose HJP, Saldana RE. Reorientational proximal femoral osteotomies for arthrogrypotic hip contractures. J Bone Join Surg Am. 2017;99:55-64.

Bosse HJP, Marangoz S, Lehman WB, Sala DA. Correction of Arthrogrypotic Clubfoot with a Modified Ponseti Technique. Cli Orthop Relat Res. 2009;467:1283-93.

Bosse HJP. Syndromic Feet. Arthrogryposis and Myelomeningocele. Foot Ankle Clin N Am. 2015;20:619-44.

Brunner R, Hefti F, Tgetgel JD. Arthrogrypotic joint contracture at the knee and the foot: correction with a circular frame. J Pediatr Orthop B. 1997;6:192-7.

Dalton P, Clover L, Wallerstein R, et al. Fetal arthrogryposis and maternal serum antibodies. NMD. 2006;16:481-91.

Darin N, Kimber E, Kroksmark AK, Tulinius M. Multiple congenital contractures: birth prevalence, etiology, and outcome. J Pediatr. 2002;140: 61-7.

DelBello DA, Watts HG. Distal femoral extension osteotomy for knee flexion contracture in patients with arthrogryposis. J Pediatr Orthop. 1996;16:122-6.

Fahy MJ, Hall JG. A retrospective study of pregnancy complications among 828 cases of arthrogryposis. Genet Couns. 1990;1:3-11.

Fassier A, Wicart P, Dubosset J, Seringe R. Arthrogryposis multiplex congenita. Long term follow up study from birth until skeletal maturity. J Child Orthop. 2009;3:383-90.

Fucs PM, Svartman C, de Assumpçao RM, Lima Verde SR. Quadriceps plasty in arthrogryposis (amyoplasia): long-term follow-up. J Pediatr Orthop B. 2005;14:219-24.

Green ADL, Fixen JA, Lloyd-Roberts GC. Talectomy for arthrogryposis multiplex congenita. J Bone Joint Surg. 1984;66-B:697-9.

Hall JG, Reed SD, Greene G. The distal arthrogryposes: delineation of new entities – review and nosologic discussion. Am J Med Genet. 1982;11:185-239.

Hall JG. Arthrogryposis multiplex congenita: etiology, genetics, classification, diagnostic approach and general aspects. J Pediatr Orthop B. 1997;6:159-66.

Hall, JG. Arthrogryposis (multiple congenital contractures): diagnostic approach to etiology, classification, genetics, and general principles. Eur J Med Genet. 2014;57:464-72.

Kalampokas E, Kalampokas T, Sofoudis C, Deligeoroglou E, Botsis E. Diagnosing arthrogryposis multiplex congenita: a review. ISRN Obstet Gynecol. 2012;2012:264918.

Kandzierski G, Gregosiewicz A, Gil L, Drabik Z. Leczenie bezoperacyjne i operacyjne kończyn dolnych u dzieci z wrodzoną sztywnością stawów. Materiały Naukowe XXVII Zjazdu PTOiTr, Szczecin. 1990;219-20.

Kowalczyk B, Felus J. Ponseti Casting and Achilles release versus classic casting and soft tissue releases for the initial treatment of arthrogrypotic clubfeet. Foot & Ankle International. 2015;36(9):1072-7.

Kowalski M, Lewandowska H, Skórzak B. Wyniki leczenia operacyjnego w artrogrypozie. Materiały Naukowe XXVII Zjazdu PTOiTr, Szczecin. 1990;237-40.

Kroksmarck AK, Kimber E, Jerre R, et al. Muscle involvement and motor function in amyoplasia. Am J Med Gen A. 2006;140:1757-67.

Lampasi M, Antonioli D, Donzelli O. Management of knee deformities in children with arthrogryposis. Musculoskelet Surg. 2012;96:161-9.

Mossinger AC. Fetal akinesia deformation sequence: an animal model. Pediatrics. 1983;72:857-63.

Murray C, Fixsen JA. Management of knee deformity in classical arthrogryposis multiplex congenita (amyoplasia congenita). J Pediatr Orthop B. 1997;6:186-91.

Napiontek M. Leczenie zniekształceń narządu ruchu w arthrogryposis multiplex congenita. Materiały Naukowe XXVII Zjazdu PTOiTr, Szczecin. 1990;221-5.

Palocaren T, Thabet AM, Rogers K, et al. Anterior distal femoral stapling for correcting knee flexion contracture in children with arthrogryposis: preliminary results. J Pediatr Orthop. 2010;30:169-73.

Pontén E. Management of the knees in arthrogryposis. J Child Orthop. 2015;9:465-72.

Riemersma S, Vincent A, Beeson D, et al. Association of arthrogryposis multiple congenita with maternal antibodies inhibiting fetal acetylocholine receptor function. J Clin Invest. 1996;98:2358.

Roy DR, Crawford AH. Percutaneous quadriceps recession: a technique for management of congenital hyperextension deformiities of the knee in the neonate. J Pediatr Orthop. 1989;9:717-9.

Sarwark JF, MacEwen GD, Scott CL. A multidisciplinar approach to amyoplasia congenita ("classic arthrogryposis"). Orthop Trans. 1986;10:130.

Sodergaord J, Ryoppy S. Foot deformities in arthrogryposis multiplex congenita. J Pediatr Orthop 1994;14(6):768-72.

Södergard J, Ryöppy S. The knee in arthrogryposis multiplex congenita. J Pediatr Orthop 1990;10:177-82.

Swinyard CA, Bleck EE. The etiology of arthrogryposis Clin Orthop. 1985;194:15-29.

Thomas B, Schopler S, Wood W, Oppenheim WL. The knee in arthrogryposis. Clin Orthop Relat Res. 1985;194:87-92.

Thompson GH, Bilenker RM. Comprehensive management of arthrogryposis multiplex congenita. Clin Orthop Relat Res. 1985;194:6-14.

van Bosse HJ, Feldman DS, Anavian J, Sala DA. Treatment of knee flexion contractures in patients with arthrogryposis. J Pediatr Orthop. 2007;27:930-7.

Vincent A, Jacobson L, Plested P, et al. Antibodies affecting ion channel function in acquired neuromyotonia, in seropositive and seronegative myasthenia gravis, and in antibody-mediated arthrogryposis multiplex congenita. Ann N Y Acad Sci. 1998;841:482-96.

Widemann RF, Do TT, Burke SW. Radical soft-tissue release of the arthrogrypotic clubfoot. J Pediatr Orthop. 2005;14:111-5.

Witters I, Moerman P, Fryns JP. Fetal akinesia deformation sequence: a study of 30 consecutive in utero diagnoses. Am J Med Genet. 2002;113:23-8.

Paralisia cerebral – manejo dos membros inferiores

27

Mauro César de Morais Filho
Carlos Alberto dos Santos
Patrícia Moreno Grangeiro

INTRODUÇÃO

Paralisia cerebral (PC) é o termo utilizado para designar um grupo de desordens motoras e posturais resultantes de uma anomalia ou lesão não progressiva do cérebro imaturo (até os 2 anos de idade). Associadas ao distúrbio da motricidade, podem ocorrer alterações sensoriais, cognitivas e da percepção, assim como crises convulsivas. Apesar de conceitualmente a lesão do sistema nervoso central não ser progressiva, as manifestações periféricas podem mudar com o tempo, principalmente durante o crescimento musculoesquelético.

EPIDEMIOLOGIA

A incidência de PC varia de 0,6 a 5,9 pacientes em cada 1.000 nascidos vivos ou de 1 a 7 crianças em 1.000, sendo possivelmente mais comum em regiões com cuidados maternoinfantis mais deficientes.

Com relação à etiologia da PC, pode ser feita uma divisão em três grupos. São eles:

- **Causas pré-natais:** Neste grupo situam-se as infecções intrauterinas, como a rubéola, toxoplasmose, citomegalovírus, além das malformações que acometem o sistema nervoso central.
- **Causas perinatais:** Trabalho de parto prolongado com anóxia, incompatibilidade do sistema Rh e fatores relacionados com a prematuridade são todos considerados causas perinatais de PC.
- **Causas pós-natais:** As principais causas de PC neste grupo são as infecções, como a meningite e meningoencefalite, além dos traumatismos.

Nas últimas décadas tem se observado uma mudança com relação à etiologia da PC, porém a incidência permanece constante. As causas relacionadas à anóxia perinatal têm declinado, porém o número de prematuros extremos e gestações gemelares é cada vez maior. Com relação à gestação gemelar, Stanley relata uma chance 12 vezes maior de ocorrer PC em comparação com uma gestação única, e relaciona o baixo peso ao nascimento com esta maior incidência.

Outro aspecto importante é que as causas pré-natais, como as infecções intrauterinas e as malformações, ocupam cada vez mais espaço como agentes etiológicos e alguns autores chegam a relatar que 80% dos casos de PC têm como causa alterações que antecedem o período do parto.

DIAGNÓSTICO

O diagnóstico de PC é clínico e é realizado através da identificação dos fatores de risco na história, como prematuridade e peso menor que 1.000 gramas ao nascimento, em conjunto com a observação do atraso da aquisição das etapas motoras durante o primeiro ano de vida. Estudos de imagem do sistema nervoso central, como tomografias computadorizadas e ressonância nuclear magnética, são realizados de rotina para confirmação do diagnóstico, porém geralmente guardam pouca relação com o quadro clínico do paciente.

CLASSIFICAÇÃO

Os pacientes podem ser classificados de acordo com o padrão topográfico ou tipos clínicos. Na classificação topográfica, os tipos mais frequentemente observados são:

- **Diparesia:** comprometimento predominante dos membros inferiores e geralmente simétrico. O prognóstico de marcha irá depender da idade de aquisição do controle postural do tronco, e crianças que conseguem sentar-se antes dos 3 anos de idade serão provavelmente deambuladoras.
- **Hemiparesia:** comprometimento de um hemicorpo, sendo a assimetria uma importante característica. Ótimo prognóstico para a marcha, independentemente das deformidades presentes. Como a lesão cerebral é geralmente focal, a incidência de crises convulsivas é mais alta neste grupo de pacientes.
- **Tetraparesia ou envolvimento global:** paciente com grave comprometimento, geralmente sem prognóstico para a marcha. A presença de crises convulsivas, problemas respiratórios e digestivos é frequente neste grupo. Os quatro membros são comprometidos, assim como o tronco.
- **Outras formas menos frequentes:** Dupla hemiparesia (os quatro membros comprometidos, porém de forma assimétrica. O tronco geralmente tem melhor controle do que nos tetraparéticos e um hemicorpo muitas vezes exibe maior acometimento, com deformidades significativas no membro superior), triparesia (três membros acometidos, geralmente

os dois membros inferiores e um membro superior) e monoparesia (apenas um membro acometido, geralmente um membro inferior).

A classificação de acordo com o tipo clínico tem como base a alteração do movimento que o paciente apresenta e os tipos mais frequentes são:

- **Espástico:** A espasticidade é a desordem motora mais comum na PC, com incidência próxima de 75% dos casos em algumas séries. A presença de deformidades musculoesqueléticas é comum neste grupo de pacientes, e a lesão cerebral está localizada no sistema piramidal.
- **Extrapiramidal:** Tem como característica principal a presença de movimentos involuntários e a topografia da lesão são os gânglios da base. É o segundo grupo de alterações neuropáticas mais frequentes na PC e as deformidades musculoesqueléticas são infrequentes. Pode ser dividido nos seguintes subtipos:
  - **Atetose:** É a forma mais comum dentre os distúrbios extrapiramidais. Tem como característica a presença de movimentos lentos e serpenteantes nas extremidades, que geralmente parasitam o movimento voluntário.
  - **Coreia:** Movimentos involuntários e rápidos nas raízes dos membros, que muitas vezes impossibilitam o movimento voluntário, são as principais características destes pacientes.
  - **Distonia:** É definida pela presença de movimentos atetoides mantidos em posturas fixas, que se modificam com o tempo.
- **Atáxico:** É o tipo neuropático mais raro na PC e tem como principal característica a falta de coordenação dos movimentos.

A topografia da lesão é o cerebelo e existe frequente associação com o tipo espástico.

- **Misto:** Com a mudança na etiologia da PC nas últimas décadas, com incremento dos fatores intrauterinos e prematuridade, tem-se observado com cada vez mais frequência a presença de formas mistas, em que geralmente a forma espástica é combinada com a forma extrapiramidal ou atáxica.
- **Hipotônico:** forma rara; geralmente torna-se espástico com o crescimento.

Uma terceira forma de classificar os pacientes com paralisia cerebral é através do desempenho motor habitual praticado no domicílio, na escola e na comunidade. Para tal é empregado o sistema GMFCS (*Gross Motor Function Classification System*) proposto por Palisano em 1997. Para fins clínicos utilizamos com mais frequência o GMFCS de 6 a 12 anos de idade. Os pacientes são divididos em cinco níveis, conforme a função na comunidade, domicílio e escola:

- **Nível I:** marcha comunitária sem restrições e sem uso de órteses. As dificuldades aparecem em atividades motoras mais elaboradas e amplas, como a prática esportiva, subir escadas e rampas, e andar em terrenos irregulares.
- **Nível II:** marcha sem meios auxiliares, no entanto tem limitação para andar na comunidade e fora de casa. Para subir escadas e rampas geralmente necessita de auxílio. O uso das órteses suropodálicas é mais frequente neste grupo.
- **Nível III:** marcha com assistência de meios auxiliares (muletas ou andador). Apresenta limitação para andar na comunidade e fora de casa. Pode necessitar de cadeira de rodas para longas distâncias, no entanto a marcha ainda é o meio preferencial de locomoção.

- **Nível IV:** uso de cadeira de rodas para o deslocamento na comunidade e fora de casa. Ortostatismo e marcha geralmente restritos ao domicílio e ambientes fechados, com limitações. Apresenta controle cervical e de tronco.
- **Nível V:** grave acometimento motor. Controle cervical e de tronco comprometidos. Deslocamento na comunidade com uso de cadeiras de rodas adaptadas.

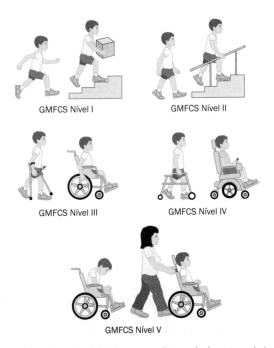

Figura 1 Classificação dos pacientes com paralisia cerebral em cinco níveis motores, de acordo com o GMFCS (*Gross Motor Function Classification System*).

TRATAMENTO

O controle do distúrbio de movimento predominante em cada caso deve sempre ser levado em consideração antes da abordagem ortopédica em pacientes com PC. Os tipos extrapiramidais geralmente exibem pobre resposta ao tratamento farmacológico e as intervenções neurocirúrgicas muitas vezes também são mais limitadas, com exceção do controle da distonia, que pode ser feito de forma satisfatória através da aplicação intratecal do Baclofeno. Como mencionado anteriormente, a espasticidade ainda é o distúrbio do movimento mais frequente na PC e para seu controle temos as seguintes opções:

- **Controle sistêmico e reversível:** Uso de drogas de ação sistêmica, como os benzodiazepínicos e baclofeno. A administração por via intratecal do baclofeno, através de uma bomba de infusão programável implantada no subcutâneo, tem melhor ação sobre o controle da espasticidade e tem sido o método de escolha de uso desta droga nos Estados Unidos.
- **Controle sistêmico e irreversível:** A rizotomia dorsal seletiva pode ser empregada para redução da espasticidade, de maneira definitiva. É seccionada parte das raízes posteriores (sensitivas) na região da coluna lombar, com o objetivo de reduzir o arco reflexo medular e consequentemente a espasticidade.
- **Controle local e reversível:** A redução focal e temporária da espasticidade pode ser obtida através da aplicação de bloqueios periféricos com fenol ou toxina botulínica. A duração deles é de cerca de 4 a 6 meses, e após o término do efeito a espasticidade retorna de maneira gradual. O bloqueio com fenol é realizado em nervos motores e causa uma desmielinização temporária. O ponto em que o fenol é mais comumente utilizado é no ramo anterior do nervo obturador, com o objetivo de

controle da espasticidade dos adutores de quadril. A aplicação de toxina botulínica é efetuada no músculo e ela gera um bloqueio temporário na liberação de acetilcolina na placa motora.

- **Controle local e irreversível:** As cirurgias ortopédicas podem ser empregadas para controle da espasticidade de maneira focal. Este objetivo pode ser atingido através de uma transferência ou mesmo de um alongamento musculotendíneo.

As deformidades musculares e ósseas geralmente surgem em pacientes espásticos durante o período de crescimento, e são geradas pelo desequilíbrio entre agonistas e antagonistas através de uma articulação.

Princípios gerais

O GMFCS é de suma importância para orientar o tratamento e traçar os objetivos dele na PC, assim como a divisão dos pacientes nos seguintes grupos: não deambuladores e com prognóstico de marcha, não deambuladores e sem prognóstico de marcha e os deambuladores.

Não deambuladores e com prognóstico de marcha (nível motor III e IV)

Neste grupo os pacientes possuem equilíbrio de tronco e nível cognitivo favoráveis para a marcha, porém as deformidades são os fatores limitantes a esta aquisição. A intervenção ortopédica tem indicação neste grupo de pacientes com o objetivo de proporcionar alinhamento biomecânico adequado para manutenção da postura ortostática e treino de marcha. Para os pacientes com GMFCS nível III, o objetivo será buscar uma marcha funcional, enquanto para os pacientes nível IV as metas serão o ortostatismo para auxiliar nas transferências e cuidados, e marcha para pequenas distâncias.

Deambuladores funcionais (nível motor I, II e III)

Nos pacientes que têm marcha, as cirurgias ortopédicas são consideradas com os seguintes objetivos: tornar o padrão de deambulação o mais próximo possível da normalidade, prevenir e tratar sobrecarga articular, reduzir o gasto energético e melhorar o desempenho.

Não deambuladores e sem prognóstico de marcha (nível motor IV e V)

Neste grupo, o tratamento tem como objetivo a melhora do posicionamento e das condições para a realização da higiene, além da prevenção de dor e úlceras de pressão.

Indicações cirúrgicas e tratamento cirúrgico das deformidades mais frequentes na PC
Subluxação e luxação dos quadris

A subluxação progressiva dos quadris é um problema visto com mais frequência nos pacientes não deambuladores, sendo definida quando a extrusão da cabeça femoral pelo índice de Reimers é maior que 30%. Os quadris são geralmente normais ao nascimento e em virtude da espasticidade dos adutores e flexores de quadril, em conjunto com a presença de valgo e anteversão acentuados do fêmur proximal, gerados pelo atraso na aquisição das etapas motoras e ausência de ortostatismo, ocorre extrusão gradual e progressiva. A luxação total normalmente ocorre dos 6 aos 10 anos de idade, porém a sintomatologia surge em geral na segunda década de vida. A incidência de dor em virtude da luxação dos quadris na PC é muito variável pela dificuldade de avaliação e heterogeneidade das amostras, porém as descrições mais consistentes na literatura mencionam valores em torno de 50%.

- **Objetivo do tratamento:** Manutenção dos quadris locados e indolores, com amplo arco de movimento. Proporcionar o adequado

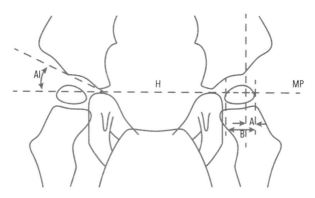

Figura 2 Mensuração da extrusão da cabeça femoral através do índice de Reimers e do índice acetabular.

posicionamento na posição sentada e prevenir a instalação de obliquidade pélvica e deformidade vertebral secundária.

Indicações:

- **Espasticidade de adutores de quadril, porém sem encurtamento (abdução com joelhos estendidos > 30 graus) e radiografia em extrusão menor que 25%:** Controle da espasticidade nos adutores de quadril com uso da aplicação de toxina botulínica ou da fenolização do ramo anterior do nervo obturador, seguido da fisioterapia motora vigorosa para ganho de abdução dos quadris e estímulo de ortostatismo. Caso ocorra redução na abdução passiva dos quadris ou progressão da extrusão da cabeça femoral na radiografia de bacia, uma nova abordagem terapêutica deverá ser considerada.

- **Encurtamento dos adutores de quadril, com extrusão dos quadris > 30%:** Quando a abdução dos quadris com os joelhos estendidos for inferior a 30 graus, realizar a tenotomia do adutor longo, curto e grácil. Quando o teste de Thomas for positivo, associar a tenotomia do psoas no pequeno trocanter. Pós-operatório com triângulo de abdução de espuma, por 3-4 semanas.
- **Extrusão > 40%, sem displasia acetabular:** Para crianças maiores de 4 anos nesta situação, acrescentar a osteotomia derrotativa externa e varizante dos fêmures aos procedimentos mencionados no item anterior. Meta: ângulo cervicodiafisário com valores entre 100 e 110 graus e uma rotação externa maior que a rotação interna para os pacientes com GMFCS IV e V, e em torno de 120 graus para os pacientes GMFCS II ou III. Métodos de fixação interna: placas lâminas de ângulo fixo ou placas bloqueadas para quadril infantil. A imobilização pós-operatória é similar à empregada para a tenotomia dos adutores.

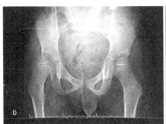 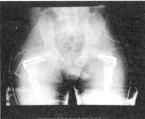

Figura 3   Paciente com paralisia cerebral, tipo tetraparesia espástica, GMFCS V, com 4 anos de idade e subluxação do quadril direito. Em virtude da baixa idade e ausência de displasia acetabular significativa, foi realizada a osteotomia de rotação externa e varizante do fêmur D/E. O procedimento foi realizado em ambos os lados com a finalidade de evitar assimetria.

- **Extrusão maior que 40% e displasia acetabular (índice acetabular maior que 25 graus):** Em crianças maiores que 4 anos, quando o índice acetabular for superior a 25 graus, devemos considerar a acetabuloplastia tipo Dega, em conjunto com a tenotomia dos adutores e psoas, alongamento dos isquiotibiais e osteotomia varizante do fêmur. A abertura da cápsula articular e capsuloplastia é indicada quando o quadril encontra-se totalmente luxado. A utilização do gesso pélvico-podálico por 4 semanas continua ainda sendo preconizada pela maioria dos autores.
- **Complicações:** Todos os cuidados também devem ser tomados para evitar necrose avascular da epífise femoral, após a redução do quadril na PC, como a liberação de partes moles e o encurtamento femoral. No pós-operatório imediato, as complicações são geralmente clínicas. Os distúrbios respiratórios e as alterações secundárias ao sangramento cirúrgico são os principais componentes deste grupo.

Luxação inveterada dos quadris

Quando a reconstrução cirúrgica dos quadris não é mais possível de ser realizada, temos o quadro de luxação inveterada. Esta situação é mais frequente em pacientes na segunda década de vida, GMFCS IV ou V, tendo frequente associação com dor, dificuldade no posicionamento sentado, dificuldade para realização da higiene e troca do vestuário, e em casos extremos, com a formação de escaras, geralmente na região trocanteriana.

- **Objetivo do tratamento:** Melhora da dor e do posicionamento, além de proporcionar melhores condições para os cuidados de higiene.

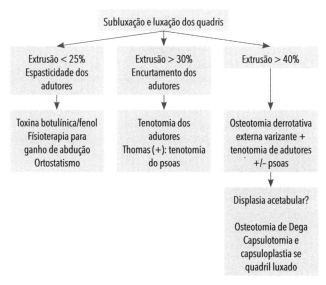

Algoritmo 1 Tratamento da subluxação e luxação dos quadris.

Indicações

- **Dificuldade para a realização da higiene e limitação no posicionamento, porém sem dor:** Nesta situação, preconizamos inicialmente a liberação de partes moles. A tenotomia dos adutores longo, curto e grácil e do psoas no pequeno trocanter são os procedimentos realizados com maior frequência, além da tenotomia distal dos isquiotibiais mediais. A aplicação de fenol a 5% no ramo anterior do nervo obturador pode ser adicionada ao plano de tratamento, pois gera uma desmielinização desta estrutura, com consequente redução da espasticida-

de dos adutores remanescentes por cerca de 6 meses. Caso estes procedimentos não sejam insuficientes para promover a abdução dos quadris, pode-se realizar a osteotomia valgizante do fêmur proximal.
- Dor com ou sem problemas para a higiene e posicionamento: Neste quadro, além da liberação de partes moles descrita no item anterior, tem indicação a ressecção do fêmur proximal. As técnicas mais frequentemente utilizadas são a de McHale, Castle e a ressecção da cabeça e colo femorais na linha intertrocantérica, em conjunto com a capsuloplastia e interposição de partes moles.
- **Complicações:** O problema pós-operatório mais comum é a persistência da dor e das limitações para o posicionamento. A migração proximal do fêmur pode ocorrer após as ressecções, principalmente quando feitas abaixo do pequeno trocanter. Em situações extremas pode ocorrer exposição do fragmento proximal do fêmur.

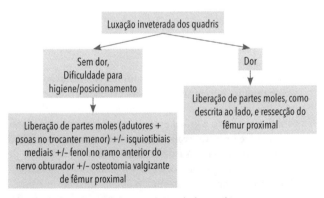

Algoritmo 2 Tratamento da luxação inveterada dos quadris.

Rotação interna dos quadris

A marcha com o desvio interno dos pés é vista com frequência na PC e pode causar dificuldade na liberação dos pés para a fase de balanço, com instabilidade, sendo a rotação interna dos quadris a causa mais frequente desta alteração.

- **Objetivo do tratamento:** promover o adequado alinhamento dos pés no plano transverso para que a transição entre as fases de apoio e balanço ocorra de maneira livre e sem tropeços.
- **Indicações:** As alterações rotacionais e torsionais na PC não têm resposta ao tratamento conservador. O procedimento de escolha para tratamento deste problema é a osteotomia de rotação externa do fêmur proximal, com fixação interna rígida (placa lâmina angulada, placa reta com parafusos de autocompressão e placas bloqueadas para o quadril infantil).

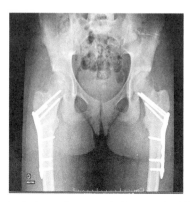

Figura 4   Osteotomia de rotação externa do fêmur proximal fixada com placa bloqueada para quadril infantil. Observe a osteotomia realizada no nível do pequeno trocanter.

A osteotomia de rotação externa do fêmur tem indicação quando existe desvio interno dos pés durante a marcha, com prejuízo estético e funcional, e a causa é o aumento da rotação interna dos quadris. Os seguintes fatores estão presentes quando os quadris são a causa do problema:

A. **Exame físico:** Rotação interna do quadril maior que 60 graus e rotação externa inferior a 30 graus. Anteversão femoral maior que 30 graus.

B. **Exame tridimensional da marcha:** Rotação interna dinâmica do quadril aumentada, ou seja, superior ao desvio padrão da normalidade.

C. **Tomografia computadorizada:** Não utilizada de rotina em virtude da alta variabilidade interobservador. Pode ser útil em algumas situações através da confirmação dos achados de exame físico. Como método isolado, sua eficácia é inferior ao exame físico e ao exame de marcha.

- **Complicações:** A pseudoartrose e falha no material de osteossíntese não são frequentes na população pediátrica, porém na nossa experiência pessoal tem maior probabilidade de ocorrer quando é utilizada a placa reta tipo DCP. A persistência e a recidiva do problema podem ocorrer em uma parcela significativa dos casos. Kim et al. relataram um índice da recidiva da deformidade de 33%, após 6,5 anos de seguimento e identificaram como fator de risco as osteotomias realizadas antes dos 10 anos de idade. Em um estudo realizado em nosso serviço, também observamos relação entre a idade da execução da osteotomia de rotação externa do fêmur e a recidiva da deformidade.

Para os pacientes com pouca idade (geralmente abaixo dos 10 anos de idade) e com rotação interna acentuada dos quadris durante a marcha, a transposição posterior da origem dos rotadores internos (procedimento de Majestro-Frost) pode ser considerada como uma alternativa à osteotomia de rotação externa do fêmur, em virtude do risco de recidiva.

Flexão dos quadris

A deformidade em flexão dos quadris é frequente na PC e geralmente acompanha a deformidade em flexão dos joelhos.

Nos pacientes com nível motor pelo GMFCS IV ou V, a deformidade em flexão é um dos componentes da subluxação progressiva dos quadris e deve ser tratada através da tenotomia do psoas no pequeno trocanter, como já discutido anteriormente. Nesta seção iremos nos ater aos pacientes com marcha (GMFCS I, II e III).

- **Objetivo do tratamento:** Proporcionar aumento da extensão dos quadris e redução da anteversão pélvica, principalmente em pacientes que não necessitam de apoio para a marcha.
- **Indicações:** A tenotomia intrapélvica do psoas é a forma mais indicada de alongamento dos flexores de quadril em pacientes com PC deambuladores. É realizado o alongamento da porção tendinosa do psoas, sem comprometer a integridade da por-

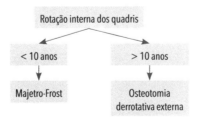

Algoritmo 3 Tratamento da rotação interna dos quadris.

ção muscular do ilíaco e do próprio psoas, e preservando assim a força muscular. O procedimento é indicado quando a deformidade em flexão ao exame físico é superior a 15 graus, em conjunto com o aumento da anteversão pélvica e limitação para a extensão dos quadris na fase de apoio durante a marcha.

No pós-operatório não é necessária a utilização de imobilização, porém os pacientes são orientados a não permanecerem sentados por 3 semanas, a fim de se evitar a cicatrização em flexão dos quadris. O decúbito ventral é estimulado precocemente (segundo dia pós-operatório) com o objetivo de promover alongamento adicional dos flexores de quadril e evitar a formação de escaras na região sacral.

- **Complicações:** A complicação mais temida da tenotomia intrapélvica do psoas é a lesão vasculhonervosa (nervo femoral e artéria e veia ilíacas). De maneira geral, esta técnica é segura e proporciona alongamento dos flexores de quadril, preservando força muscular, porém é necessário familiaridade com ela e conhecimento completo da anatomia local.

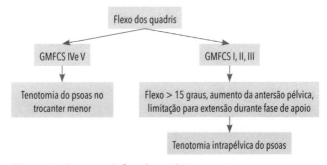

Algoritmo 4 Tratamento do flexo dos quadris.

Deformidade em flexão dos joelhos

A deformidade em flexão compromete a estabilização passiva dos joelhos na fase de apoio e aumenta o gasto energético durante a marcha e ortostatismo, pela necessidade de ativação contínua do quadríceps. Tem como possíveis causas: o encurtamento dos isquiotibiais, a insuficiência do músculo solear e fraqueza do mecanismo extensor dos joelhos.

- **Objetivo do tratamento:** aumentar a extensão dos joelhos na fase de apoio, restabelecer os mecanismos passivos de estabilização articular e reduzir o gasto energético para a marcha.

Indicações

- **Joelhos com deformidade fixa em flexão ao exame físico e aumento da flexão na fase de apoio na marcha:** Nesta situação, o alongamento isolado dos isquiotibiais mediais geralmente é insuficiente para atingir este objetivo e torna-se necessária a combinação com outros métodos.
- **Deformidades fixas menores que 20 graus:** correção através da liberação de partes moles e utilização de gesso inguinopodálico em extensão máxima. Além do alongamento intramural dos músculos semimembranoso e grácil, realizamos de rotina a transferência do semitendíneo para tubérculo dos adutores com o objetivo de manter a função extensora do quadril deste músculo. O alongamento do bíceps femoral deve ser evitado, pois pode gerar em longo prazo hiperextensão do joelho e aumento da anteversão pélvica.
- **Deformidades fixas maiores que 20 graus:** Para as deformidades mais acentuadas, a literatura recomenda a realização de trocas seriadas de gesso após a liberação de partes moles até a obtenção da correção total. A osteotomia extensora supracondiliana dos fêmures é colocada como uma alternativa à

troca seriada de gessos. Para deformidades maiores que 30 graus é necessário o encurtamento femoral através de ressecção de cunha trapezoidal, com base anterior, para que lesões neurovasculares sejam evitadas. Nesta situação torna-se necessária a fixação interna com fios de Kirschner cruzados ou com placas (tipo lâmina ou específicas para o fêmur distal – PLEO). O tempo de consolidação é de cerca de 8 semanas e recomenda-se a manutenção dos joelhos em extensão total neste período.

- **Complicações:** A mais temida complicação do tratamento da deformidade em flexão dos joelhos na PC e a lesão neurovascular. A lesão nervosa é bem mais frequente do que a lesão vascular e o risco de ela ocorrer, cresce com o aumento da deformidade estruturada.

Patela alta

A patela alta é vista com mais frequência em pacientes adolescentes e com padrão em agachamento (aumento da flexão dos joelhos no apoio) e tem relação com a insuficiência do mecanismo extensor dos joelhos. O encurtamento ou avanço distal do tendão

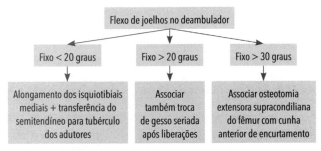

Algoritmo 5   Tratamento do flexo dos joelhos do deambulador.

patelar pode ser indicado neste grupo de pacientes a fim de se evitar uma progressão ou recidiva da deformidade. Como pré-requisito para o encurtamento ou avanço distal do tendão patelar, é necessário que a deformidade em flexão do joelho seja corrigida previamente com base nos conceitos mencionados no item anterior.

Para os pacientes esqueleticamente imaturos, as técnicas preconizadas são o encurtamento na substância do tendão patelar ou o avanço distal pela técnica subperiosteal descrita por Novachek et al. Para os pacientes já com as fises fechadas, o avanço distal da tuberosidade anterior da tíbia é uma alternativa ao encurtamento do tendão patelar. No período pós-operatório é utilizado gesso inguinopodálico por 6 semanas.

Joelho rígido

O joelho considerado rígido é aquele que apresenta limitação na flexão durante a fase de balanço (< 50 graus) e tem como possíveis causas: a espasticidade do músculo reto anterior da coxa, o déficit de força muscular dos flexores de quadril e tríceps sural, a redução na velocidade de marcha e grande instabilidade para a deambulação, com redução da fase de balanço. O joelho rígido causa dificuldade para a liberação dos pés para o balanço, gerando tropeços ou necessidade do uso de mecanismos compensatórios, com aumento do gasto energético. A abordagem ortopédica é focada na espasticidade do músculo reto anterior da coxa.

- **Objetivo do tratamento:** aumentar a flexão dos joelhos na fase de balanço e facilitar a liberação dos pés para o balanço.
- **Indicações:** Queixa de tropeços, desgaste na ponta dos caçados, dificuldade da fletir os joelhos e para subir degraus. Teste de Ely-Duncan positivo ao exame físico e limitação no pico de flexão dos joelhos na fase de balanço (menor que 50 graus). Eletromiografia com atividade inapropriada do músculo reto

anterior da coxa durante o balanço médio. Velocidade de marcha acima de 70% dos valores de referência para a idade e força muscular maior que 3 nos flexores de quadril e gastrocnêmio. A presença destes fatores sugere a espasticidade do músculo reto anterior da coxa como causa do joelho rígido e este problema pode ser tratado das maneiras descritas a seguir.

Transferência distal do reto anterior da coxa para flexor de joelho

O tratamento clássico é realizado através da transferência distal do reto anterior da coxa para flexor de joelho. Os sítios mais frequentes para transferência são os músculos grácil, semitendinoso, sartório e fáscia lata, com resultados similares na avaliação pós-operatória. O pré-requisito para a realização deste procedimento é que os joelhos não tenham deformidade fixa em flexão. No pós-operatório é iniciada mobilização passiva dos joelhos da forma mais precoce possível (1º ou 2º dias após a cirurgia) e a meta é atingir 90 graus de flexão passiva. Os exercícios de flexão passiva devem ser continuados por 4 semanas, quando é retomada a descarga de peso. Para que este esquema seja possível, recomenda-se a imobilização pós-operatória com imobilizadores removíveis de joelhos, como as talas de lona.

- **Complicações:** O principal efeito adverso da transferência do reto anterior da coxa na PC é a não resolução dos problemas. Esta situação geralmente acontece quando as indicações para o procedimento não foram precisas, e a espasticidade do reto anterior da coxa não é a principal causa do joelho rígido.

Equino dos tornozelos

O equino dos tornozelos é a deformidade mais comum na PC, porém o tratamento realizado de forma inadvertida pode trazer sequelas irreversíveis em longo prazo, como a deformidade em calcâneo e a marcha agachada. A avaliação clínica criteriosa com o objetivo de identificar qual músculo está encurtado e a real magnitude do encurtamento é de suma importância. Recomenda-se a realização da dorsiflexão passiva dos tornozelos, com o paciente relaxado, com o joelho fletido e estendido. Com o joelho em flexão, o músculo gastrocnêmio estará relaxado e, caso houver restrição na dorsiflexão, ela será dada pelo encurtamento do solear. Com a extensão do joelho, o encurtamento do músculo gastrocnêmio passa a ser também avaliado.

- **Objetivo do tratamento:** proporcionar apoio plantígrado para aumento da estabilidade na fase de apoio e restaurar os mecanismos de rolamento dos tornozelos. Proporcionar dorsiflexão na fase de balanço para que a liberação dos pés não seja comprometida.

Indicações
Equino apenas durante a fase de balanço
Esta circunstância é gerada pelo déficit de dorsiflexores dos tornozelos. A espasticidade do tríceps sural é leve ou mesmo ausente. O equino é observado apenas na fase de balanço, pois na fase de apoio, como não existe encurtamento muscular, ocorre dorsiflexão dos tornozelos com a recepção de carga. O tratamento é baseado na utilização de órteses suropodálicas que permitam a dorsiflexão e impeçam apenas o equino.

Espasticidade do tríceps sural, ausência de encurtamento muscular ao exame físico, equino dos tornozelos durante as fases de apoio e de balanço
Nesta situação a deformidade tem característica dinâmica e o alongamento cirúrgico deve ser evitado. Preconiza-se como linha inicial de tratamento o controle focal da espasticidade com toxina

botulínica e a utilização de órteses suropodálicas com bloqueio para a flexão plantar.

Encurtamento do músculo gastrocnêmio (limitação para a dorsiflexão com o joelho estendido apenas), equino dos tornozelos nas fases de apoio e balanço

Os alongamentos cirúrgicos realizados no terço proximal da perna (Zona I) são a melhor opção para correção do encurtamento do músculo gastrocnêmio. O músculo solear deve ser deixado intacto e as técnicas cirúrgicas mais frequentemente utilizadas são a de Strayer e de Bauman.

Encurtamento de todo o tríceps sural (limitação para a dorsiflexão com o joelho fletido e estendido) e equino dos tornozelos nas fases de apoio e de balanço

Nesta situação os músculos gastrocnêmio e solear estão encurtados. As técnicas cirúrgicas podem envolver o alongamento das fáscias destes músculos no terço médio da perna (zona II), com preservação do ventre muscular do solear (procedimento de Vulpius), ou o alongamento distal (zona III) na substância do tendão calcâneo (alongamento percutâneo tipo Hooke ou em Z). De maneira geral, quanto mais distal é o alongamento, maior é a capacidade de correção da deformidade, porém maior é a probabilidade de enfraquecimento muscular pós-operatório.

- **Complicações:** As principais complicações do tratamento da deformidade em equino dos tornozelos ocorrem em longo prazo, e são caracterizadas pela insuficiência do tríceps sural, que pode gerar dorsiflexão acentuada dos tornozelos e aumento da flexão dos joelhos na fase de apoio, assim como instalação da deformidade em calcâneo dos pés.

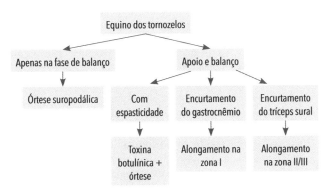

Algoritmo 6 Tratamento do equino dos tornozelos.

Alterações da torção tibial

Na PC a alteração mais frequente da torção tibial é o aumento da torção externa, observado geralmente após a primeira década de vida e muitas vezes associada à deformidade em plano valgo dos pés e aumento da flexão dos joelhos no apoio.

- **Objetivo do tratamento:** Proporcionar uso de órteses, restaurar braço de alavanca do tríceps sural e reduzir sobrecarga biomecânica dos joelhos no plano coronal (sobrecarga em valgo).
- **Indicações:** A osteotomia derrotativa interna da tíbia deve ser considerada quando o aumento da torção tibial externa gera disfunção de braço de alavanca na marcha em agachamento, impede o uso de órteses necessárias para melhor desempenho da deambulação ou gera sobrecarga em valgo sintomática dos joelhos. A meta é proporcionar eixo coxa-pé de 0 até 10 de desvio externo. O procedimento geralmente é realizado na região supramaleolar em virtude do menor risco de lesão neu-

rovascular. A fixação pode ser obtida por fios de Kirschner cruzados, através de placas em T e parafusos de pequenos fragmentos, ou mesmo através de placas específicas para a tíbia distal de crianças. Nas primeiras 4 semanas de pós-operatório preconizamos o uso de gesso suropodálico com o objetivo de promover estabilidade anteroposterior e após este período pode ser confeccionado um novo gesso para receber carga parcial. A consolidação ocorre de 6-8 semanas de pós-operatório e a realização concomitante da osteotomia da fíbula pode facilitar a correção da deformidade, além de permitir compressão do foco da osteotomia da tíbia. A associação da deformidade em valgo dos tornozelos com o aumento da torção tibial externa não é frequente na PC, porém devemos suspeitar desta condição quando houver apoio acentuado na borda medial dos pés com pronação da borda lateral.

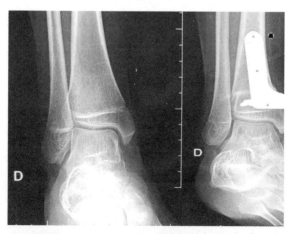

Figura 5 Osteotomia de rotação externa da tíbia distal direita fixada com placa anterolateral específica para crianças.

- **Complicações:** O feixe neurovascular medial do tornozelo deve ser protegido de maneira criteriosa durante a realização do procedimento, a fim de se evitar lesões.

Pé plano valgo

A deformidade em plano valgo dos pés é vista com maior frequência em pacientes diparéticos. Além de gerar instabilidade na fase de apoio, esta deformidade também pode comprometer o braço de alavanca do tríceps sural, dificultar o uso de órteses e gerar dor. A etiologia do pé plano valgo não está totalmente definida na PC, porém existem algumas hipóteses como o encurtamento do tríceps sural, a espasticidade dos fibulares e o deficiente alinhamento biomecânico proximal.

- **Objetivo do tratamento:** proporcionar pés estáveis na fase de apoio, indolores, com bom alinhamento e passíveis de serem ortetizados.
- **Indicações:** O procedimento mais utilizado neste grupo de pacientes para a correção do pé plano valgo é o alongamento da coluna lateral. O tensionamento do tendão do tibial posterior e da cápsula talonavicular medial, o encurtamento da coluna medial do pé no nível da primeira cunha e a osteotomia para flexão plantar do primeiro raio são procedimentos muitas vezes combinados com o alongamento da coluna lateral com o objetivo de aumentar a correção da deformidade. Uma alternativa ao alongamento da coluna lateral do pé é a realização da osteotomia tripla (osteotomia de alongamento do cuboide, osteotomia flexora plantar do primeiro cuneiforme e osteotomia de deslizamento medial do calcâneo).

Em pacientes maiores que 12 anos de idade, a estabilização definitiva da coluna medial através da artrodese talonavicular pode ser realizada, em conjunto com o alongamento da coluna lateral. Em pacientes esqueleticamente maduros e com graves deformidades, o procedimento de escolha para a correção do pé plano valgo é a artrodese tríplice modelante, realizada na maioria das vezes através de dupla via. Para paciente abaixo de 8 anos de idade e com deformidade acentuada em plano valgo, a artrorrise subtalar pode ser aventada como opção de tratamento até que o pé tenha uma melhor estrutura óssea para uma abordagem mais definitiva.

- **Complicações:** A deformidade em plano valgo na PC é complexa e de difícil resolução. A recidiva ou mesmo correção parcial da deformidade é frequente, sendo principalmente observada quando não é empregada nenhuma forma de artrodese. Por outro lado, as fusões articulares nos pés de pacientes com PC causam sobrecarga das articulações adjacentes em longo prazo, que pode ser sintomática.

Pé varo-aduto

O pé varo-aduto é visto com mais frequência em pacientes com hemiparesia e compromete a estabilidade na fase de apoio. O varo do retropé na fase de apoio sugere participação do músculo tibial posterior na etiologia do problema, enquanto a supinação na fase de balanço é característica de atividade patológica do tibial anterior. A determinação exata do agente causal nem sempre é simples e na maioria dos casos ambos os músculos estão envolvidos.

- **Objetivo do tratamento:** Aumentar a estabilidade dos pés na fase de apoio, melhorar o alinhamento no plano transverso pela redução dos desvios interno e distribuir de maneira mais adequada a carga na região plantar.

Indicações

Supinação do antepé apenas na fase de balanço, sem ocorrer varo do retropé no apoio, tibial anterior com força muscular maior que 3 e ausência de deformidade significativa em equino

Nesta situação, a transferência do hemitendão do tibial anterior para a borda lateral do pé é uma boa opção de tratamento. Uma alternativa técnica é a utilização do fibular curto como sede para a transferência, que deve ser realizada com o tornozelo em leve dorsiflexão e eversão. No pós-operatório é recomendada imobilização com gesso suropodálico por 6 semanas.

Varo do retropé na fase de apoio, sem supinação do balanço, deformidade em equino do tornozelo e tibial anterior fraco

Na presença destes dados, os procedimentos focados no músculo tibial posterior deverão ser mais efetivos para a correção da deformidade. Existe a possibilidade do alongamento ou da transferência do hemitendão para fibular curto. A transferência é a preferência quando a deformidade é dinâmica e tem menor probabilidade de recidiva.

Deformidade dinâmica ou não estruturada em varo do retropé na fase de apoio e supinação do antepé no balanço

A combinação entre o alongamento intramural do músculo tibial posterior com a transferência do hemitendão do tibial anterior para fibular curto é a opção mais abrangente para tratar este problema, e a imobilização pós-operatória deve seguir o tempo necessário para a cicatrização da transferência (6 semanas).

Deformidades estruturadas em pacientes imaturos esqueleticamente

Nesta situação, além do alongamento das estruturas contraturadas, serão necessárias osteotomias para melhora do alinhamento ósseo. Se houver varo fixo do retropé, será necessária a realização da osteotomia de valgização tipo Dwyer. Caso exista adução do antepé, o encurtamento da coluna lateral na região do osso cuboide é a indicação. Para deformidade em cavo, após a realização da fasciotomia plantar, deve-se considerar a osteotomia para dorsiflexão do primeiro metatarso, ou mesmo as tarsectomias.

Deformidades estruturadas em pacientes maduros esqueleticamente

Quando o paciente já finalizou o crescimento esquelético, a correção deverá ser obtida através do alongamento das estruturas contraturadas em conjunto com a artrodese tríplice modelante do pé.

- **Complicações:** A falha na identificação do músculo deformante ou mesmo a não realização da correção das contraturas de partes moles pode levar a recidiva da deformidade ou hipocorreção.

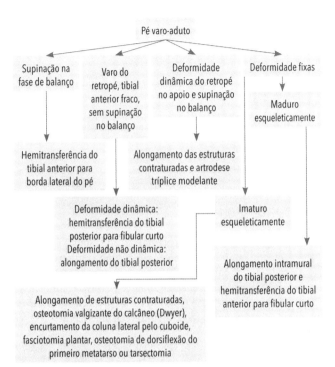

Algoritmo 7 Tratamento do pé varo aduto.

Manejo do acometimento dos membros superiores

Adilson de Paula
David Gonçalves Nordon

APRESENTAÇÃO CLÍNICA

As deformidades se apresentam de forma estática (contratura constante da musculatura flexora do punho em um paciente com paralisia cerebral GMFCS V, por exemplo); dinâmica (como a contratura do cotovelo durante a marcha), mistas (com ambos os componentes) e de ação (contratura em pronação do antebraço do paciente durante atividades motoras finas, como escrever, empilhar cubos etc.).

As deformidades podem ser redutíveis ativamente, passivamente ou irredutíveis passivamente (estruturadas).

A posição de Wernicke-Mann é a mais frequente na PC com acometimento dos membros superiores. Apresentam: adução e rotação interna do ombro; flexão do cotovelo; pronação do antebraço; flexão do punho e dos dedos; polegar aduto; dedos em pescoço de cisne.

AVALIAÇÃO CLÍNICA

- **Estereognosia:** a alteração da capacidade de reconhecer objetos apenas pelo tato determina resultados diferentes em pacientes submetidos a uma mesma técnica cirúrgica. A visão pode compensar a ausência de estereognosia, de forma que, em pacientes cegos e com comprometimento da estereognosia, não é indicada cirurgia funcional.

  Para testar a estereognosia, a criança identifica 12 objetos com a mão afetada e não afetada, para comparação. Crianças com comprometimento da estereognosia apresentam maior chance de ignorar sua mão; estereognosia é o discriminador mais sensível de comprometimento sensitivo. Ela pode melhorar após cirurgia para melhorar o posicionamento da mão.

- **Espasticidade:** pode ser causa de dor e é quantificada pelas escalas de Ashworth (Tabela 1) e de Tardieu (Tabela 2).

Tabela 1 Escala de Ashworth modificada

Grau	Descrição
0	Tono normal
1	Mínima resistência ao arco de movimentos
1+	Mínima resistência durante 50% do arco de movimentos
2	Moderado aumento do tono muscular, mas os segmentos são facilmente mobilizados
3	Grande aumento do tono com movimento dificultado
4	Rigidez em flexão ou extensão

Tabela 2   Escala de Tardieu

Grau	Descrição
0	Sem resistência ao movimento passivo
1	Leve resistência
2	Bloqueio em ângulo definido, seguido de desbloqueio
3	Clonus esgotável em ângulo definido (< 10 segundos)
4	Clonus inesgotável em ângulo definido (> 10 segundos)

TRATAMENTO CONSERVADOR

Aplicações

- **Anestésicos locais:** permitem diferenciar espasticidade de retração; liberam a ação dos antagonistas.
- **Fenol:** só pode ser utilizado em nervos motores; apresenta tempo prolongado de ação (2-12 meses). Utilizado em 3-6% de diluição com o stimuplex. Apresenta início rápido, baixo custo e não se formam anticorpos. A injeção é dolorosa, porém por curto tempo. Quando aplicado intramuscular na criança, pode provocar dor neuropática, trombose, disestesia, síndrome compartimental e atrofia muscular. Recomenda-se evitar em membros superiores e nervos mistos. Posologia: na concentração de 6%, 1 mL/kg no máximo; 0,5-1 mL para bloqueio de ponto motor e até 3 mL para bloqueio nervoso.
- **Toxina botulínica A:** impede a formação de acetilcolina na placa mioneural, provocando uma denervação química reversível. Diminui também a liberação de substância P, um mediador primário de dor no sistema nervoso central. Posologia: 10 a 20 UI/kg, máximo de 400 a 600 UI. Dose máxima por ponto: 50 UI.

Dividir aplicação em vários pontos. Recomenda-se uma aplicação a cada 3 meses; quando habitual, preferir intervalo de 6 meses. O efeito surge após 24-72 horas da aplicação, atingindo o ápice em 10 a 30 dias. Dura 3 a 6 meses. Gesso pode ser aplicado por 2 a 3 semanas 3 dias após a aplicação. Apresenta poucos efeitos colaterais, em 2 a 3% dos pacientes: dor local, febre, fraqueza, infecção do trato respiratório, incontinência urinária e constipação. Contraindicações ao uso: gravidez; lactação; miastenia; distrofia muscular de Duchenne; uso de aminoglicosídeos.

Tabela 3 Dose e pontos de aplicação da toxina botulínica conforme músculo a ser aplicado.

Músculo	Dose (UI/kg)	Pontos
Bíceps braquial	2	2
Flexor radial do carpo	2	1
Flexor ulnar do carpo	2	1
Flexor superficial dos dedos	2	1-2
Flexor profundo dos dedos	2	1-2
Flexor longo do polegar	0,5-1	1
Adutor do polegar	0,5-1	1
Quadríceps	3-6	2
Iliopsoas	2	2
Isquiotibiais mediais	3-6	4
Isquiotibiais laterais	2-3	2
Adutores	3-6	2
Gastrocnêmios	3-6	1-2
Solear	2-3	1
Tibial posterior	1-3	1

Medicamentos

- Tizanidina: estimula ação inibitória; posologia: 2-4 mg a cada 4 horas, até 36 mg por dia.
- Clonazepam: similar ao diazepam, mais duradouro, com menos efeitos colaterais; 0,1-0,2 mg/kg/dia.
- Diazepam: 0,12-0,18 m/kg/dia. Máximo de 20 mg por dia, dividido em três doses.
- Baclofeno: outro agonista do Gaba, apresenta excelente efeito na medula espinhal, porém com pouca concentração no líquor (apenas 5%). Posologia: 2-7 anos de idade: 10-15 mg por dia, máximo de 40 mg. Maiores de 8 anos: 60 mg/dia, com máximo de 120 mg/dia. Apresenta importantes efeitos colaterais, sendo o principal a sedação; diminui o limiar para convulsão; deve ser suspenso gradativamente.

TRATAMENTO CIRÚRGICO

Indicações:

- Higiênica.
- Estética.
- Funcional.
- Relacionada ao cuidador.

O momento da realização da cirurgia deve ser muito bem avaliado. Possíveis limitadores incluem: capacidade de compreensão, aceitação e colaboração no período pós operatório. Ademais, deve ter algum controle voluntário sobre os músculos envolvidos.

Considerações

- **Tipo clínico:** o tipo distônico apresenta algumas peculiaridades. É o mais difícil de se trabalhar; a maior parte da experiência na literatura é com o tipo espástico. Quando se imagina que o paciente possa se beneficiar de determinado tratamento, recomendamos que se simule os resultados com a utilização de toxina botulínica.
- **Sensibilidade:** as sensibilidades estereognóstica, artrestésica ou proprioceptiva e a discriminação de dois pontos estão alteradas. Deve-se avaliá-las adequadamente, pois estão diretamente relacionadas aos resultados funcionais do paciente.
- **Nível de inteligência:** QI abaixo de 70 nem sempre é fator impeditivo para realização do tratamento cirúrgico, pois pode haver colaboração e algum entendimento pela parte do paciente. É essencial lembrar que os pacientes com paralisia cerebral podem apresentar nível de inteligência normal, em especial os distônicos, nos quais o nível de lesão é nos núcleos da base e, embora apresentem dificuldade em se comunicar, não necessariamente apresentam comprometimento intelectual.
- **Índice de função motora:** aplicamos o teste de Deaver-Fusco-Carazzato, composto por 51 itens, medidos de 0 a 3 pontos, podendo totalizar 153 pontos. Abaixo dos 8 anos de idade, descontam-se valores. O resultado é dado em porcentagem dos pontos possíveis.

Procedimentos

A Tabela 4 apresenta um resumo das possibilidades de intervenção para cada segmento afetado.

A Tabela 5 apresenta pérolas e armadilhas no tratamento cirúrgico destas deformidades.

Tabela 4 Possibilidades de intervenção na espasticidade do paciente com paralisia cerebral de acordo com a articulação.

Articulação	Objetivo	Opções
Ombro	Estabilização da articulação	Fusão, reconstrução capsular
	Melhorar rotação externa	Alongamento do peitoral maior/subescapular; transferência do latíssimo e/ou redondo maior; osteotomia umeral
	Melhorar rotação interna	Alongar/liberar infraespinal/redondo menor
Cotovelo	Estabilização articular	Fusão
	Melhorar extensão	Alongar bíceps braquial/braquial; liberação do braquiorradial; deslizamento da massa flexopronadora; capsulotomia
Antebraço	Melhorar supinação	Redirecionamento, alongamento ou liberação do pronador redondo; osteotomia do rádio/ulna; deslizamento da massa flexopronadora Transferência do FUC para ERCC/ERLC (Green) – ganho secundário (objetivo primário = correção do punho)
Punho	Estabilização	Fusão
	Melhorar extensão	Liberação do tendão flexor; carpectomia proximal; transferência do FUC para ERCC/ERLC/ECD
Polegar	Estabilização	Artroplastia da placa volar; fusão da MCF
	Melhorar extensão	Alongamento/liberação do FLP; reforço do ELP
	Melhorar abdução	Liberação do adutor do polegar; reforço do abdutor longo do polegar; redirecionamento do ELP
Dedos	Deformidade em flexo	Transferência do FSD/FUC para ECD; deslizamento do flexor/pronador; alongamento do FSD/FPD; transferência do FSD para FPD.
	Deformidade em pescoço de cisne	Tenodese da articulação da IFP; tenotomia da banda central; liberação da origem dos intrínsecos

ECD: extensor comum dos dedos; ELP: extensor longo do polegar; ERCC: extensor radial curto do carpo; ERLC: extensor radial longo do carpo; FPD: flexor profundo dos dedos; FSD: Flexor superficial dos dedos; FUC: flexor ulnar do carpo; IFP: interfalangeanas proximais; MCF: metacarpofalangeanas.

Tabela 5 Pérolas e armadilhas no tratamento de deformidades dos membros superiores na paralisia cerebral.

Articulação	Pérola	Armadilha
Ombro	Deformidade em adução-rotação interna: sua correção libera abdução dos ombros, se abdutores preservados Distônicos jovens: capsulorrafia e avanço de rotadores internos e adutores Distônicos em abdução: toxina botulínica	Crianças distônicas: recidiva em dois anos Artrodese em distônicos: risco de transmissão dos movimentos involuntários para articulações proximais ou distais após a cirurgia
Cotovelo	Luxação anterior da cabeça do rádio: técnica de Bell-Tawse modificada por Lloyd Roberts (Figura 1).	Risco de aumento de deformidade em pronação após alongamento do bíceps; considerar redirecionar ou alongar o pronador redondo ao mesmo tempo
Antebraço	A melhor forma de observar a contratura em pronação é a vista anteroposterior, com o paciente esvaziando um copo. O ângulo é traçado com relação à diáfise do úmero Tetraparético: dar supinação ao membro dominante Hemiparético: deixar membro acometido em pronação (mais funcional) Supinação ativa bloqueada por pronador redondo: alongamento Ambos os antebraços pronados e sem supinação ativa: transferência de pronador redondo para supinador. Sucesso: conseguir supinação ativa até neutro Osteotomia supinadora: restrita para quando não se obtém sucesso com procedimentos de partes moles	Se realizada transferência do FUC para ERCC concomitantemente, evitar transferência do PR para supinador, pois a transferência do FUC já dará poder de supinação

(continua)

Tabela 5 Pérolas e armadilhas no tratamento de deformidades dos membros superiores na paralisia cerebral. *(continuação)*

Articulação	Pérola	Armadilha
Punho em flexo	Quando a redução passiva não é possível, alongar flexores primeiro Se o fator impeditivo for deformidade óssea, optar por carpectomia proximal Alongar FUC ou transferir para extensores dos dedos se o paciente não consegue estender ativamente as MCF com punho em posição neutra Transferência do FUC para ERLC, ou ainda, face radial do 4º MTC garante maior correção. Obtém efeito supinador se passado através da membrana interóssea e ao redor da ulna	Transferência do EUC para ERCC no desvio ulnar: hemitransferência pode levar a maus resultados por perda de sutura; transferência completa pode levar a desvio radial
Polegar	Redirecionamento do ELP para o primeiro compartimento melhor momento abdutor do polegar	O primeiro espaço intermetacarpal pode ser restrito; uma zetaplastia precisa ser considerada nas deformidades graves
Dedos	Quando alongamento em Z: alongamento de 10 mm para cada 20 graus de ganho	Risco de superalongamento da massa flexopronadora pode ocorrer quando se opta pelo seu deslizamento

ELP: extensor longo do polegar; ERCC: extensor radial curto do carpo; ERLC: extensor radial longo do carpo; EUC: extensor ulnar do carpo; FUC: flexor ulnar do carpo; MCF: metacarpofalangeanas; MTC: metacarpo; PR: pronador redondo.

- **Cotovelo:** A deformidade em flexão do cotovelo é um fator importante de restrição de atividades da vida diária e é frequentemente mais pronunciada durante a deambulação (contratura dinâmica). Os estudos não apresentam concordância com relação ao grau de flexão a partir do qual está indicado o tratamento cirúrgico. De forma geral, flexo abaixo de 30 graus não tem indicação por não impactar as atividades de vida diária; entre 30 (45) e 60 graus, indica-se liberação mais parcimoniosa de partes moles. Para flexo acima de 60 graus, além da excisão do lacertus fibrosus, alongamento em Z do bíceps, alongamento fracionado da aponeurose braquial, indica-se deslizamento da massa flexopronadora e capsulotomia anterior. Na nossa instituição, indicamos correção quando flexão estática acima de 45 graus ou dinâmica acima de 80.

- **Antebraço:** hipertonicidade do pronador redondo ou quadrado é a causa principal. Pronador redondo espástico com ou sem deformidade em pronação é uma indicação de cirurgia. A ENMG pode auxiliar na definição de conduta entre desvio (espasticidade em ação, evidenciada por contratura da fáscia durante a supinação), tenotomia (criança capaz de supinar ativamente); ou liberação (pronador redondo continuamente espástico, ou criança não controla pronação).

Punho

Flexão

Redutível com extensores ausentes ou fracos: transferência de flexor ulnar do carpo ou pronador redondo para extensor radial curto (Figura 7).

- **Artrodese do punho:** indicada quando existe dor, cirurgias de partes moles não deram o resultado esperado, quando ainda há função de preensão dos dedos. Geralmente realizada com carpectomia proximal.
- **Desvio ulnar:** geralmente associado à flexão do punho e incapacidade extensora; diminui até 30% da força flexora dos

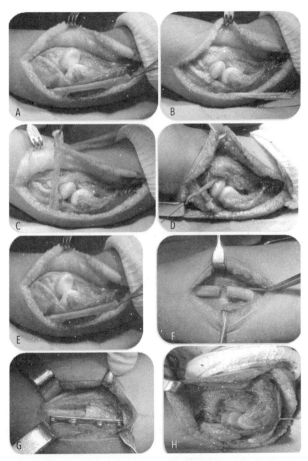

Figura 6 Técnica corretiva da luxação anterior da cabeça do rádio na paralisia cerebral espástica. (A, B, C, D) Obtenção de faixa do tríceps braquial; (E, F, G, H) encurtamento do rádio, correção e fixação.

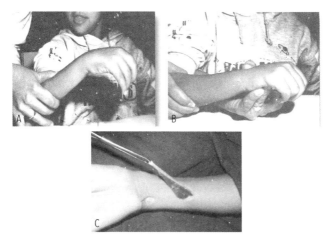

Figura 7 (A, B) Paciente com flexão do punho passivamente redutível, porém sem força de extensores dos dedos e punhos. (C) Obtenção do flexor ulnar do carpo para transferência para extensor radial do carpo.

dedos. Atividade contínua do flexor ulnar do carpo através do ADM: transferir para extensor comum dos dedos. Atividade do flexor ulnar do carpo fase-dependente pela ENMG ou exame físico: extensão voluntária é conseguida transferindo o flexor ulnar do carpo para extensor radial curto do carpo.

Polegar

- **Polegar aduto:** aproximação do primeiro ao segundo metacarpo, relacionado a hiperfunção do adutor e primeiro interósseo dorsal e, às vezes, extensor longo do polegar, com paralisia do abdutor longo e extensor curto do polegar. Quando o polegar está pronado à frente dos demais, chama-se polegar em oposição. Quando aduto com flexão da mecarpofalangeana e interfalangeana, considera-se polegar empalmado.

- **Polegar empalmado:** indica-se tenotomia do adutor do polegar e do primeiro interósseo dorsal; reorientação do extensor longo do polegar; artrodeses, alongamento do flexor longo do polegar; transposições ou transferências.

Dedos

- **Dedos em flexão:** em flexão extrema são altamente incapacitantes para preensão; indicada correção se houver extensores ativos. Alongamento de tendões flexores, intra ou extramural. Quando intramural, realizar uma secção tendínea e aprofundar conforme a intensidade da retração. Quando extramural, deve-se fazer em Z e alongar 10 mm a cada 20 graus de flexão. Quando os dedos não funcionam, transferir o flexor profundo dos dedos para flexor superficial dos dedos, por objetivos analgésicos e estéticos.
- **Dedos em pescoço de cisne:** Deformidade de difícil correção cirúrgica, com alto potencial de recidiva. Apresenta hiperextensão da interfalangeanas proximais e flexão da IFD. Tem causas intrínseca (interósseos e lumbricais retraídos), extrínseca (extensor comum dos dedos) e articular (frouxidão capsuloligamentar).

Classificação

Grau leve: flete sem dificuldade.

Moderado: flete com retardo no tempo de execução e ressalto na interfalangeanas proximais.

Grave: não flete.

Cuidados pós-operatórios:

ADM ativa e passiva das articulações contíguas; o local operado deve ser mantido imobilizado por seis semanas. Injeções de toxina botulínica podem ser usadas para proteger reparos tendíneos.

Entre 6 e 10 semanas após o alongamento, inicia-se um programa de fortalecimento.

Cuidados específicos

- **Cotovelo:** gesso por 4 semanas com o cotovelo em 40 graus de flexão; após, tala removível com retirada 4 vezes por dia para exercícios por mais seis semanas; depois, tala noturna por 10-12 semanas.
- **Antebraço:** Gesso em 30 graus de supinação por cinco semanas; depois, iniciar tala noturna e exercícios ativos e passivos de ADM.

BIBLIOGRAFIA

Aiona M, Sussman M. Treatment of spastic diplegia in patients with cerebral palsy. Journal of Pediatric Orthopaedics B. 2004;13:S1-S38.

Autti-Ramo I, Larsen A, Peltonen J, et al. Botulinum toxin injection as an adjunct when planning hand surgery in children with spastic hemiplegia. Neuropediatrics. 2000;31:4-8.

Beach WR, Strecker WB, Coe J, et al. Use of the green transfer in treatment of patients with spastic cerebral palsy: 17-year experience. J Pediatr Orthop. 1991;11:731-736.

Bunata R, Icenogle K. Cerebral Palsy of the Elbow and Forearm. J Hand Surg Am. 2014;39(7):1425-32.

Carlson MG, Brooks C. The effect of altered hand position and motor skills on stereognosis. J Hand Surg Am. 2009;34:896-899.

Carlson MG, Gallagher K, Spirtos M Surgical treatment of swan-neck deformity in hemiplegic cerebral palsy. J Hand Surg Am. 2007;32:1418-22.

Carlson MG, Hearns KA, Inkelis E, Leach ME. Early results of surgical intervention for elbow deformity in cerebral palsy based on degree of contracture. J Hand Surg Am. 2012;37(8):1665-71.

Carlson MG, Hearns KA, Inkellis E, Leach ME. Early Results of surgical intervention for elbow deformity in cerebral palsy based on degree of contraction. JHS. 2012 August;37A;1665-71.

Carlson MG. Cerebral palsy. In: Green DP, Hotchkiss RN, Pederson WC eds. Operative hand surgery. 5. ed. Philadelphia, PA: Elsevier; 2005. p. 1197-1234.

Chin TY, Duncan JA, Johnstone BR, Graham, HK. Management of the upper limb in cerebral palsy. J Pediatr Orthop B. 2005;14:389-404.

Dahlin LB, Komoto-Tufvesson Y, Salgeback S. Surgery of the spastic hand in cerebral palsy. Improvement in stereognosis and hand function after surgery. J Hand Surg Br. 1998;23:334-339.

Davids JR, Õunpuu S, DeLuca PA, Davis RB. Optimization of Walking Ability of Children with Cerebral Palsy. The Journal of Bone and Joint Surgery. 2003;85-A(11):2224-2234.

Dy CJ, Pean CA, Hearns KA, Swanstrom MM, Janowski LC, Carlson MG. Long-term results following surgical treatment of elbow deformity in patients with cerebral palsy. J Hand Surg Am. 2013 December;38:2432-6.

Gage J. The Treatment of Gait Problems in Cerebral Palsy. Mac Keith Press, London, 2004.

Green WT, Banks HH. Flexor carpi ulnaris transplant and its use in cerebral palsy. J Bone Joint Surg Am. 1962;44-A:1343-1430.

Green WT. Tendon transplantation of the flexor carpi ulnaris for pronation--flexin deformity of the wrist. Surg Gynecol Obstet. 1942;75;337-42.

Gschwind CR. Surgical management of forearm pronation. Hand Clin. 2003;19:649-55.

Hoare BJ, Wallen MA, Imms C, Villanueva E, Rawicki HB, Carey L. Botulinum toxin A as an adjunct to treatment in the management of the upper limb in children with spastic cerebral palsy (UPDATE). Cochrane Database Syst Rev. 2010;1:CD003469.

Hotchkiss RN. Treatment of the stiff elbow. In: Wolfe S, Hotchkiss R, Penderson W, Kozin S, eds. Green's operative hand surgery, 6. ed. Philadelphia: Elsevier – Churchill Livingstone; 2011. p. 903-22.

House JH, Gwathmey FW, Fidler MO. A dynamic approach to the thumb-in palm deformity in cerebral palsy. J Bone Joint Surg Am. 1981;63:216-225.

Johnstone BR, Richardson PW, Coombs CJ, Duncan JA. Functional and cosmetic outcome of surgery for cerebral palsy in the upper limb. Hand Clin. 2003;19:679-686.

Kawamura A, Campbell K, Lam-Damji S, Fehlings D. A randomized controlled trial comparing botulinum toxin A dosage in the upper extremity of children with spasticity. Dev Med Child Neurol. 2007;49(5):331e337.

Keenan ME, Haider TT, Stone LR. Dynamic electromyography to assess elbow spasticity. J Hand Surg. 1990;15A:607-614.

Kim H, Aiona M, Sussman M. Recurrence After Femoral Derotational Osteotomy in Cerebral Palsy. Journal of Pediatric Orthopaedics. 2005;25(6):739-743.

Koman LA, Sarlikiotis T, Smith BP. Surgery of the Upper Extremity in cerebral Palsy. Orthop Clin N Am. 2010;41:519-29.

Koman LA, Smith BP, Williams R, et al. Upper extremity spasticity in children with cerebral palsy: a randomized, double-blind, placebo-controlled study of the short-term outcomes of treatment with botulinum a toxin. J Hand Surg Am. 2013;38(3):435e446.

Leafblad ND, Van Heest AE. Management of the spastic wrist and hand in cerebral palsy. J Hand Surg Am. 2015;40(5):1035-40.

Ma FYP, Selber P, Graham HK, Harvey AR, Wolf R, Nattrass GR. Lengthening and transfer of hamstrings for a flexion deformity of the knee in children with bilateral cerebral palsy. J Bone Joint Surg [Br]. 2006;88B:248-254.

Ma J, Shen J, Smith BP, et al. Bioprotection of tendon repair: adjunctive use of botulinum toxin A in Achilles tendon repair in the rat. J Bone Joint Surg Am. 2007;89:2241-9.

Maarrawi J, Mertens P, Luaute J, et al. Long-term functional results of selective peripheral neurotomy for the treatment of spastic upper limb: prospective study in 31 patients. J Neurosurg. 2006;104(2):215-25.

Majestro TC, Frost HM. Spastic internal femoral torsion. Clin Orthop. 1971;79:44-56.

Manske PR, Langewisch KR, Strecker WB, Albrecht MM. Anterior elbow release of spastic elbow flexion deformity in children with cerebral palsy. J Pediatr Orthop. 2001;21(6):772-7.

Manske PR, Langewisch KR, Strecker WB, Albrect MM. Anterior elbow release of spastic elbow flexion deformity in children with cerebral palsy. J Pediatr Orthop. 2001;21:772-777.

Manske PR. Redirection of extensor pollicis longus in the treatment of spastic thumb-in-palm deformity. J Hand Surg Am. 1985;10:553-560.

Matev I. Surgery of the spastic thumb-in-palm deformity. J Hand Surg Br. 1991;16:127-132.

Miller F, Bagg MR. Age and migration percentage as risk factors for progression in spastic hip disease. Dev Med Child Neurol. 1995;37:449-455.

SOS Residência em Ortopedia Pediátrica

Mital MA. Lengthening of the elbow flexors in cerebral palsy. J Bone Joint Surg Am. 1979;61(4):515-22.

Mital MA. Lengthening of the elbow flexors in cerebral palsy. J Bone Joint Surg. 1979;61A:515-522.

Morais Filho MC, Godoy W, Santos CA. Effects of Intramuscular Psoas Lengthening on Pelvic and Hip Motion in Patients With Spastic Diparetic Cerebral Palsy. Journal of Pediatric Orthopaedics. 2006;26(2):260-264.

Morais Filho MC, Kawamura CM, Santos dos CA, Mattar R. Outcomes of correction of internal hip rotation in patients with spastic cerebral palsy using proximal femoral osteotomy. Gait & Posture. 2012;36(2):201-4.

Morais Filho MC, Neves DL, Abreu FP, Juliano Y, Guimarães L. Treatment of fixed knee flexion deformity and crouch gait using distal femur extension osteotomy in cerebral palsy. J Child Orthop. 2008;2:37-43.

Morrey BF, Askew LJ, An KN, Chao EY. A biomechanical study of normal functional elbow motion. J Bone Joint Surg. 1981;63A:872-877.

Mowery CA, Gelberman RH, Rhoades CE. Upper extremity tendon transfers in cerebral palsy: electromyographic and functional analysis. J Pediatr Orthop. 1985;5:69-72.

Mubarak SJ, Valencia FG, Wenger DR. One-Stage Correction of the Spastic Dislocated Hip- The Journal of Bone and Joint Surgery. 1992;74-A(9):1347-1357.

Õunpuu S, Muik E, Davis RB, Gage JR, DeLuca PA. Rectus Femoris Surgery in Children with Cerebral Palsy. Part I: The Effect of Rectus Femoris Transfer Location on Knee Motion. Journal of Pediatric Orthopaedics. 1993;13(3):325-335.

Ozkan T, Tuncer S, Aydin A, et al. Brachioradialis rerouting for the restoration of active supination and correction of forearm pronation deformity in cerebral palsy. J Hand Surg Br. 2004;29:265-70.

Palisano RJ, et al. Developmental and reliability of a system to classify gross motor function in children with cerebral palsy. Dev Med Child Neurol. 1997;39(4):214-233.

Pollock GA. Surgical treatment of cerebral palsy. J Bone Joint Surg Br. 1962;44-B:68-81.

Purohit AK, Raju BS, Kumar KS, Mallikarjun KD. Selectie musculocutaneous fasciculotomy for spastic elbow in cerebral palsy: a preliminary study. Acta Neurochir (Wien). 1998;140(5):473-8.

Riad J, Coleman S, Miller F. Arm posturing during walking in children with spastic hemiplegic cerebral palsy. J Pediatr Orthop. 2007;27:137-141.

Roode CP, James MA, van Heest AE. Tendon transfers and releases for the forearm, wrist, and hand in spastic hemiplegic cerebral palsy. Tech Hand Surg. 2010;14:129-34.

Sakellarides HT, Mital MA, Lenzi WD. Treatment of pronation contractures of the forearm in cerebral palsy by changing the insertion of the pronator radii teres. J Bone J Surg Am. 1981;63:645-52.

Soo B, Howard JJ, Boyd R, Reid SM, Lanigan A, Wolfe R, Reddihough D, Graham HK. Hip Displacement in Cerebral Palsy. J Bone Joint Surg Am. 2006;88(1):121-129.

Stanley F, Blair E, Alberman E. Cerebral Palsies: Epidemiology and Causal Pathways. London: MacKeith Press; 2000.

Stout JL, Gage JR, Schwartz MH, Novacheck TF. Distal femoral extension osteotomy and patellar tendon advancement to treat persistent crouch gait in cerebral palsy. J Bone Joint Surg AM. 2008 Nov;90(11):2470-84.

Swanson AB. Treatment of the swan-neck deformity in the cerebral palsied hand. Clin Orthop Relat Res. 1966;48:167-71.

Tonkin MA, Hughes J, Smith KL. Lateral band translocation for swan-neck deformity. J Hand Surg Am. 1992;17:260-7.

Van Heest AE, House J, Putnam M. Sensibility deficiencies in the hands of children with spastic hemiplegia. J Hand Surg Am. 1993;18:278-281.

Van Heest AE, House JH, Cariello C. Upper extremity surgical treatment of cerebral palsy. J Hand Surg Am. 1999;24:323-330.

Van Heest AE. Applications of botulinum toxin in orthopedics and upper extremity surgery. Tech Hand Up Extrem Surg. 1997;1:27-34.

Van Heest AE. Functional assessment aided by motion laboratory studies. Hand Clin. 2003;19:565-571.

Van Heest AE. Surgical management of wrist and finger deformity. Hand Clin. 2003;19:657-665.

Warner Jr CW. Paralisia Cerebral. Cirurgia Ortopédica de Campbell, 10. ed. Barueri: Editora Manole; 2003. p. 1214-1215.

Waters PM, Zurakowski D, Patterson P, et al. Interobserver and intraobserver reliability of therapist-assisted videotaped evaluations of upper-limb hemiplegia. J Hand Surg Am. 2004;29:328-334.

Westberry DE, Davids JR, Jacobs JM, Pugh LI, Tanner SL. Effectiveness of Serial Casting for Resistant or Recurrent Knee Flexion Contractures Following Hamstring Lengthening in Children With Cerebral Palsy. Journal of Pediatric Orthopaedics 2006;26(1):109-114.

28 | Defeitos de fechamento do tubo neural

Carlos Alberto dos Santos
Mauro César de Morais Filho
Patrícia Moreno Grangeiro
Adilson de Paula
Carlos Alberto Soares Ulhoa

INTRODUÇÃO

O termo "defeitos de fechamento do tubo neural" refere-se a um grupo de condições que têm em comum a malformação do tubo neural, caracterizada pela falta de fusão dos elementos posteriores do canal vertebral e displasia medular.

DEFINIÇÕES

Dentre os defeitos de fechamento do tubo neural, podemos destacar os seguintes: mielomeningocele, meningocele, mielocele, lipomeningocele, espinha bífida oculta e agnesia lombossacra.

- **Mielomeningocele:** é o defeito de fechamento do tubo neural mais frequente e responde por cerca de 85% dos casos. Tem como característica a formação de uma bolsa revestida por uma fina camada de epiderme. No interior da bolsa encontram-se a medula e as raízes nervosas, ambas displásicas. Mais profundamente os elementos posteriores do canal vertebral exibem falha de formação, e geralmente as lâminas e os processos espinhosos estão ausentes. A mielomeningocele pode ocorrer em qualquer ponto do canal.

- **Meningocele:** este tipo de defeito de fechamento do tubo neural é infrequente. Assim como na mielomeningocele, nota-se a formação de uma bolsa, porém na meningocele o revestimento cutâneo é de melhor qualidade e no interior da bolsa não há a presença de elementos do sistema nervoso. O defeito ósseo no canal vertebral também é de pequena magnitude, e a ocorrência de displasia medular e consequentes alterações neurológicas nos membros inferiores são variáveis. Dentro deste cenário podemos notar que o prognóstico motor dos pacientes com meningocele é melhor quando comparado ao dos pacientes com mielomeningocele.
- **Mielocele:** situação também infrequente que tem como característica uma falha cutânea associada a um defeito ósseo do canal vertebral posterior, com exposição da medula e raízes nervosas displásicas. A presença da displasia do tecido nervoso está relacionada diretamente com a ocorrência de paralisia e alteração de sensibilidade nos membros inferiores, e consequente pior prognóstico motor.
- **Lipomeningocele:** tumoração de tecido lipomatoso envolvendo o tecido nervoso ou intramedular. Na primeira situação geralmente também há falha na fusão dos elementos posteriores do canal vertebral. A separação entre os tecidos lipomatoso e nervoso não é clara. O grau de acometimento neurológico dos membros inferiores é variável e geralmente assimétrico. Ao contrário dos outros tipos de defeitos de fechamento do tubo neural já mencionados, as manifestações clínicas da lipomeningocele podem não estar presentes nos primeiros anos de vida.
- **Espinha bífida oculta:** geralmente assintomática e detectada muitas vezes como um achado radiográfico na região de L5-S1.

É caracterizada por um defeito ósseo na região posterior do canal vertebral de dimensão variável. Alterações cutâneas na topografia da lesão podem estar presentes, como tufos pilosos, hemangiomas ou *dimples*.

- **Agnesia lombossacra:** alteração congênita grave e complexa definida pela ausência parcial ou completa do segmento lombossacro. Nos casos mais brandos os pacientes não apresentam o sacro, enquanto nos casos mais extremos não é notada toda a coluna lombossacra, não existindo portanto nesta situação conexão óssea entre o tronco e a pelve. Displasia medular e deformidades múltiplas nos membros inferiores estão presentes nos pacientes com agnesia lombossacra.

A diastematomielia não é considerada um defeito de fechamento do tubo neural, pois é definida pela presença de um septo fibroso, cartilaginoso ou ósseo na medula espinhal, geralmente acompanhada de duplicação medular. No entanto, sua associação com os defeitos de fechamento do tubo neural é comum e a região torácica é a mais frequentemente acometida. Além do mais, a diastematomielia pode estar presente de forma isolada, ou seja, na ausência de um defeito de fechamento do tubo neural, sendo portanto uma causa de disrafismo espinhal.

EPIDEMIOLOGIA

A incidência da mielomeningocele nos Estados Unidos oscila de 0,6 a 0,9 em cada 1.000 nascidos vivos. A incidência mundial desta patologia é de 1 caso em cada 1.000 nascidos vivos, porém existem áreas em que este valor pode ser até 4 vezes maior, como em regiões do Reino Unido. Os defeitos de fechamento do tubo neural são mais frequentes no sexo feminino (cerca de 60% dos casos) por motivos ainda desconhecidos.

A recorrência em um segundo filho ocorre em torno de 2 a 7% dos casos e esta porcentagem aumenta para 10% quando já existem dois filhos acometidos, e para 25% quando o casal já tem três filhos com defeitos de fechamento do tubo neural.

Mais frequente em caucasianos, menos frequente em negros. Provavelmente associado a fatores ambientais ainda não definidos, devido à ocorrência em determinadas localidades, sem a ocorrência em emigrantes desta região.

A causa exata dos defeitos de fechamento do tubo neural é desconhecida, porém alguns fatores estão relacionados ao problema e, por isto, acredita-se que a etiologia seja multifatorial. Dentre estes fatores destaca-se a deficiência de ácido fólico. A associação entre a ocorrência dos defeitos de fechamento do tubo neural e baixos níveis de folato nos glóbulos vermelhos das mães foi descrita em 2000. A redução da incidência dos defeitos de fechamento do tubo neural em crianças cujas mães receberam suplementação vitamínica, incluindo o ácido fólico, durante o período periconcepcional, tem sido descrita na literatura. Com base nisto, recomenda-se que mulheres em idade fértil recebam 0,4 mg diárias de ácido fólico ao menos 3 meses antes da concepção e durante os primeiros meses de gestação. No entanto, existem algumas drogas que são antagonistas do ácido fólico e que também estão relacionadas a uma maior incidência de defeitos de fechamento do tubo neural. São elas: anticonvulsivantes (carbamazepina, fenobarbital e fenitoína), primidona, sulfasalazina, triantereno, metotrexato, trimetropim e aminopterina.

QUADRO CLÍNICO E HISTÓRIA NATURAL

Como consequência da displasia medular é gerada paralisia flácida e alteração da sensibilidade em graus variados nos membros inferiores, e disfunção no funcionamento vesical e intestinal.

A severidade do acometimento neurológico é determinada pela localização da lesão e pelo grau de displasia do tecido nervoso. De forma associada, alterações mais proximais do sistema nervoso central também podem estar presentes, como hidrocefalia e malformações no nível do tronco cerebral.

Em virtude da paralisia gerada pela displasia medular e das alterações na formação dos elementos posteriores do canal medular, as deformidades vertebrais e dos membros inferiores são muito frequentes neste grupo de pacientes. Como consequências destas deformidades, podem ocorrer perda funcional, formação de úlceras de pressão, degeneração articular e dor nos segmentos em que a sensibilidade está preservada.

- **Comorbidades:** O defeito de fechamento do tubo neural não é uma patologia isolada e existe uma série de problemas associados que conferem uma complexidade significativa a este grupo de pacientes. Destes, destaca-se a hidrocefalia compressiva, presente em cerca de 90% dos casos. A causa é a malformação do encéfalo caracterizada pelo tamponamento do forâmen magno pela migração distal das amígdalas cerebelares (malformação de Arnold-Chiari). Tal problema ocorre pelo fato de o encéfalo e da medula espinhal terem a mesma origem no neuroectoderma. A hidrocefalia deve ser derivada de forma precoce com a finalidade de se reduzir o risco de complicações como: alterações no desenvolvimento cognitivo, piora do quadro motor, alteração da coordenação dos membros superiores, alterações da fala e deglutição. A infecção dos sistemas de derivação é a principal causa de morte em crianças com defeitos de fechamento do tubo neural no primeiro ano de vida.
- **Morbidades:** Em longo prazo, a principal causa de morbidade nos pacientes com defeitos de fechamento do tubo neural

é urológica. Em virtude da paralisia, que na grande maioria dos casos envolve o plexo sacral, o mecanismo da micção encontra-se alterado neste grupo de pacientes, com aumento da pressão de esvaziamento. As infecções urinárias são frequentes em virtude da presença de resíduo vesical, dissinergismo vesicoesfincteriano e refluxo vesicoureteral. O quadro infeccioso é muitas vezes assintomático e o que torna o controle clínico-laboratorial periódico indispensável. Estas alterações mencionadas podem levar ao desenvolvimento de hidronefrose e perda progressiva da função renal em longo prazo.

- **Síndrome da medula presa:** Outro problema associado aos defeitos de fechamento do tubo neural, em particular à mielomeningocele, é a medula presa. Ao nascimento, o filo terminal da medula situa-se no nível de L5, porém logo nos primeiros meses de vida ocorre migração proximal e ele passa a se localizar no nível de L1. Esta topografia é a frequentemente observada na população adulta, porém em pacientes com mielomeningocele a migração cranial pode não ocorrer em virtude da cicatriz na região da bolsa e das alterações de formação do tubo neural. O diagnóstico da medula presa é clínico e deve ser considerado na vigência de perda progressiva de força muscular, alteração do padrão urinário e intestinal, surgimento de espasticidade, piora rápida e geralmente assimétrica das deformidades nos membros inferiores e surgimento e/ou piora rápida de deformidade vertebral. A imagem por ressonância nuclear magnética tornou mais fácil o diagnóstico anatômico da medula presa, porém, como já mencionado, a tomada de condutas com relação a este problema é baseada nas manifestações clínicas. Ou seja, a presença isolada do filo terminal distalmente à L1 na ressonância magnética não é indicação do tratamento neurocirúrgico, mais sim a ocorrência de manifestações clínicas associadas ao diagnóstico por imagem.

- **Alergia ao látex:** Por fim, não podemos deixar de mencionar a alergia ao látex que os pacientes com defeitos de fechamento do tubo neural apresentam. Bowman et al. relataram que um terço dos pacientes com defeitos de fechamento do tubo neural apresentam a alergia ao látex, enquanto em nosso meio Fernandes et al. descreveram que 29,41% dos pacientes apresentaram o teste com IgE específico positivo. O quadro clínico pode variar desde uma reação urticariforme, conjuntivite, diarreia, vômitos e anafilaxia. Existe reação alérgica cruzada com alguns alimentos, como abacate, banana, kiwi, tomate, peixes e mariscos. O tratamento é profilático e uma vez identificado o problema a exposição ao látex deve ser evitada, quer seja em ambiente hospitalar ou na comunidade. Hoje em dia é possível criar uma rotina intra-hospitalar com uso de materiais livres do látex, apesar do custo mais elevado destes insumos, quando comparados aos usuais.

DIAGNÓSTICO E CLASSIFICAÇÃO

As alterações na formação ocorrem geralmente entre a terceira e quinta semanas de gestão, e muitas vezes podem ser detectadas durante o acompanhamento pré-natal através da ultrassonografia. Quando sugestivo, a dosagem de alfa-feto-proteína pode auxiliar no diagnóstico. Quando o diagnóstico não é realizado durante a gestação, pode ser dado clinicamente ao nascimento. É necessária uma avaliação completa da criança, buscando outras malformações. Tendo em vista que o defeito de fechamento deve ser corrigido nas primeiras 48 horas, com derivação ventricular, quando há hidrocefalia associada, as primeiras intervenções são da equipe de neurocirurgia. À equipe de ortopedia cabe o acompanhamento do desenvolvimento da criança e tratamento de eventuais deformidades, que podem ser identificadas clinicamente.

Do ponto de vista de diagnóstico por imagem, é interessante a realização de radiografias de toda a coluna e bacia, buscando identificar alterações vertebrais associadas, como a agenesia sacral. A classificação e o prognóstico do paciente são dados clinicamente, de forma que não é necessária a realização de exames mais complexos, como ressonância nuclear magnética, para definição do nível de lesão ou para o seguimento ortopédico.

Classificação

Os pacientes com defeitos de fechamento do tubo neural são classificados de acordo com o nível de lesão neurológica, e a determinação destes níveis é realizada com base no exame físico. Através do teste de força muscular e da pesquisa da sensibilidade procura-se determinar quais músculos-chave e dermátomos têm inervação preservada. Em posse destas informações é possível dividir os pacientes em quatro níveis: torácico, lombar alto, lombar baixo e sacral. Esta classificação foi proposta por Hoffer em 1973 e é centrada no prognóstico de deambulação, sendo de grande utilidade no direcionamento do tratamento ortopédico. No entanto, pode ser um desafio determinar quais músculos estão funcionantes em uma criança de baixa idade, e por este motivo recomenda-se que exames seriados e sequenciais sejam realizados até que o nível neurológico seja definido. Considera-se um músculo ativo quando ele é capaz de vencer a gravidade.

- **Nível torácico:** Os pacientes com nível torácico não possuem movimentação ativa dos membros inferiores. O prognóstico para a marcha na vida adulta é ruim e a maioria absoluta dos pacientes opta pelo deslocamento em cadeira de rodas a partir da segunda década de vida. As deformidades nos membros inferiores são frequentes em virtude da postura em abandono caracterizada pela abdução e rotação externa dos quadris, flexão dos joelhos e equino dos tornozelos. As deformidades vertebrais também são mais prevalentes neste subgrupo e podem ser congênitas ou decorrentes da paralisia do tronco. Dentre as congênitas destaca-se a cifose, enquanto nas deformidades adquiridas o padrão mais usual é uma curva longa em "C" e geralmente acompanhada de obliquidade pélvica.

- **Nível lombar alto:** Os pacientes com o nível lombar alto apresentam força muscular suficiente para vencer a gravidade nos flexores e adutores de quadril. A ação do quadríceps é variável neste grupo de pacientes e pode estar presente em alguns casos. O prognóstico de marcha para o nível lombar alto é regular e cerca de 50% dos pacientes mantêm uma forma efetiva de deambulação (comunitária ou domiciliar) após a maturidade esquelética. A presença de obesidade e deformidades osteoarticulares nos membros inferiores são fatores desfavoráveis ao prognóstico de marcha neste grupo.

- **Nível lombar baixo:** Neste grupo estão os pacientes que têm os seguintes músculos com força muscular igual ou maior que 3: flexores e adutores de quadril, quadríceps e flexores mediais de joelho. Os abdutores de quadril e os dorsiflexores dos tornozelos podem estar presentes com graus variáveis de força muscular. De qualquer modo, o prognóstico para a marcha na vida adulta é bom e cerca de 80% destes pacientes mantêm forma efetiva de deambulação após a maturidade esquelética. Em virtude da fraqueza do tríceps sural e eventualmente do tibial anterior, o uso de órteses suropodálicas rígidas é importante a fim de garantir a estabilidade dos tornozelos no plano sagital durante a deambulação. Outra característica importante dos pacientes com nível lombar baixo é a oscilação lateral do tronco durante a marcha, em virtude da deficiência dos abdutores dos quadris. Este padrão é conhecido como marcha em Trendelemburg e tem como finalidade deslocar a força de reação ao solo lateralmente ao centro articular do quadril e estabilizar esta articulação em abdução, sem a necessidade de ativação do glúteo médio. Como efeito adverso a este padrão patológico, ocorre estresse em valgo do joelho ipsilateral na fase de apoio, o que pode gerar em longo prazo instabilidade multidirecional desta articulação e degeneração precoce. Com base nisto, os pacientes com nível lombar baixo são estimulados de forma enfática a fazer uso de muletas canadenses durante a marcha, com a finalidade de reduzir a oscilação lateral do tronco e auxiliar na estabilização do quadril e joelho durante a fase de apoio.

- **Nível sacral:** Os pacientes com o nível sacral são aqueles que apresentam o melhor prognóstico para a deambulação, dentre aqueles com defeitos de fechamento do tubo neural. Os seguintes grupos musculares estão presentes e possuem força muscular suficiente para vencer a força da gravidade: flexores de quadril, adutores de quadril, quadríceps, flexores de joelho, dorsiflexores e abdutores de quadril. Os flexores plantares, extensores de quadril e musculatura intrínseca dos pés também estão presentes, porém seu grau de força muscular pode variar e geralmente é inferior ao dos músculos anteriormente citados. Os pacientes com o nível sacral têm prognóstico para a marcha comunitária sem a necessidade de apoio. Como os flexores plantares são muitas vezes fracos, nota-se em algumas situações aumento da dorsiflexão dos tornozelos e da flexão dos joelhos no apoio, sendo este padrão chamado de "*crouch like*" em virtude da semelhança ao padrão visto com frequência na paralisia cerebral. Mesmo com o bom nível funcional, os pacientes deste grupo também mantêm alteração da sensibilidade protetora na planta dos pés, o que em conjunto com deformidades neste segmento constitui uma situação de risco para o desenvolvimento de mal perfurante plantar.

TRATAMENTO E COMPLICAÇÕES

- **Tratamento conservador:** tem o objetivo de estimular a marcha, prevenir contraturas e melhorar a qualidade de vida do paciente. O tratamento sempre deve ser em conjunto com uma equipe multiprofissional, incluindo médicos, fisioterapeutas, terapeutas ocupacionais e psicólogos.
- **Órteses:** são indicadas conforme o nível de acometimento do paciente, visando permitir a marcha.
- **Nível torácico:** prevenção de deformidades: órteses suropodálicas rígidas, órteses longas e cadeira de rodas adaptadas. O ortostatismo no parapodium ou com órteses longas também é útil com a finalidade de facilitar o esvaziamento vesical e intestinal, além de ter um potencial efeito na redução da porose óssea. Algumas crianças com nível torácico são capazes de adquirir marcha na primeira década de vida com o auxílio de órteses longas e muletas canadenses. Muitas vezes são acoplados nas órteses longas cabos de reciprocação, a fim de auxiliar na propulsão da marcha, já que a musculatura dos membros inferiores é inativa. A locomoção torna-se possível, pois as órteses longas conferem estabilidade aos membros inferiores paralíticos (paralisia flácida) e a propulsão é dada pela oscilação do tronco.
- **Lombar alto:** muletas canadenses, órteses longas com cinto pélvico.
- **Lombar baixo:** muletas canadenses para controlar a oscilação pela marcha de Trendelemburg.
- **Sacral:** órteses suropodálicas rígidas com acolchoamento para proteção dos pés insensíveis.

TRATAMENTO CIRÚRGICO

O tratamento cirúrgico das deformidades dos membros inferiores nos pacientes com defeitos de fechamento do tubo geral pode ter objetivo funcional, de melhora do posicionamento ou mesmo higiênico. Quando o objetivo for funcional, devemos sempre levar em consideração o nível de lesão do paciente, para que objetivos realistas sejam traçados e que seja evitada frustração durante a evolução do paciente. Também é de suma importância que o quadro neurológico ou mesmo urológico estejam livres de complicação no momento em que se planeja a intervenção ortopédica com objetivo funcional. Complicações neurológicas como descompensação da derivação ventrículo peritonial e medula presa podem aumentar o nível de paralisia, se não abordadas de forma precoce. Além do mais, a medula presa pode gerar espasticidade nos membros inferiores, que por sua vez está associada à rápida progressão das deformidades, muitas vezes com assimetria. Com relação ao quadro urológico, a presença de infecção urinária está associada ao risco adicional de infecção de ferida cirúrgica no pós-operatório; e perante um quadro já instalado de insuficiência renal crônica, o objetivo funcional de uma intervenção ortopédica torna-se extremamente questionável.

Quadris

As deformidades mais frequentes nos quadris em pacientes com defeitos de fechamento do tubo neural são a flexoabdução, flexoadução, luxação, rotação externa e rotação interna. A deformidade em flexoabdução é vista com mais frequência nos pacientes com nível torácico e é gerada pela postura em abandono. O tratamento neste grupo de pacientes tem como objetivo facilitar o posicionamento na cadeira de rodas, ou mesmo proporcionar o uso de órteses longas para ortostatismo e treino de marcha. A correção da flexão dos quadris tem indicação quando o teste de Thomas excede 20 graus e usa-se uma via anterior tipo biquíni para a exposição cirúrgica dos flexores. Os músculos psoas, sartório, reto anterior da coxa e fáscia lata são alongados cirurgicamente. Em deformidades acentuadas em que estes procedimentos não são suficientes para que a deformidade em flexão dos quadris seja reduzida para valores inferiores a 20 graus, a realização da capsulotomia anterior e lateral do quadril deve ser considerada. Nas deformidades extremas em que os procedimentos acima mencionados não são efetivos para a adequada correção, o uso da osteotomia extensora do fêmur proximal é uma opção que também pode ser considerada, porém o grupo de doenças neuromusculares do IOT não tem boa experiência com esta alternativa por considerá-la de difícil execução e com resultados quase sempre frustrantes.

As deformidades em flexoadução são vistas com mais frequência nos pacientes com nível lombar alto. Como o prognóstico para a deambulação é regular, devemos sempre ter como objetivo a preservação da função muscular. Com relação à flexão do quadril, a indicação cirúrgica deve ser considerada para deformidades em flexão maiores que 20 graus. Preconiza-se a tenotomia intrapélvica do psoas e evita-se o alongamento dos flexores secundários como o sartório, reto anterior da coxa e tensor da fáscia lata. Para correção da adução, a tenotomia do adutor longo e grácil é na maioria dos casos suficiente para correção da deformidade.

A correção das deformidades em flexoabdução e flexoadução dos quadris dispensa o uso de imobilização gessada no pós-operatório. O correto posicionamento no leito com manutenção dos membros inferiores em posição de correção é suficiente, assim como é preconizada a introdução precoce das órteses a fim de evitar a recidiva dos problemas.

Os distúrbios rotacionais dos quadris também podem estar presentes nos pacientes com defeitos de fechamento do tubo neural. O aumento da rotação externa é mais frequente do que a rotação interna neste grupo de pacientes, e uma possível hipótese causal para este fato é a frequente contratura da fáscia lata muitas vezes observada. Quando estas alterações são significativas e interferem de forma negativa no padrão de marcha, geralmente causando prejuízo na passagem dos pés para a fase de balanço e estresse em valgo dos joelhos no apoio, o tratamento cirúrgico deve ser considerado. O procedimento padrão é a realização da osteotomia derrotatória do fêmur na região intertrocanteriana e fixação interna rígida com placa lâmina e parafusos corticais. Quando a deformidade for em rotação externa, devemos realizar a correção através de uma osteotomia derrotatória interna e quando o problema for o excesso de rotação interna, a derrotação deverá ser externa. No pós-operatório não é necessária imobilização com gesso para este procedimento, porém a descarga de peso deve ser postergada até que a osteotomia exiba sinais de consolidação (geralmente após 4-6 semanas).

A luxação dos quadris nos pacientes com defeitos de fechamento do tubo neural é fundamentalmente paralítica, porém em algumas situações podem ser observados casos de origem congênita. A luxação paralítica é mais comum nos níveis torácico e lombar alto, no entanto a presença deste problema não interfere de forma negativa no padrão e prognóstico para a marcha. Como a inervação dos quadris está alterada neste grupo de pacientes, a presença de dor decorrente da luxação é muito infrequente. De forma geral, o principal problema causado por um quadril luxado em um paciente com defeito de fechamento do tubo neural é o encurtamento do membro, o que pode gerar assimetria nos pacientes deambuladores e portadores de luxação unilateral. No entanto, esta situação pode ser controlada de forma eficaz através do uso de uma compensação no solado da órtese do membro acometido. Perante este quadro, o tratamento cirúrgico da luxação do quadril em pacientes com defeitos de fechamento do tubo neural é bastante controverso. O tratamento conservador através do uso de dispositivos de abdução, como as órteses de Pavlik, Milgram e/ou Scottish-Rite, é ineficaz e pode gerar graves complicações (úlceras de pressão e necrose avascular da cabeça do fêmur) em virtude das alterações de sensibilidade presente nos quadris.

Com isto, existem duas opções para tratamento da luxação paralítica do quadril em um paciente com defeito de fechamento do tubo neural. A primeira opção é o tratamento conservador aceitando a luxação e tratando apenas as contraturas de partes moles (adução e flexão do quadril geralmente), além de promover a equalização dos membros inferiores, com o objetivo de buscar melhora da simetria. A segunda opção é a reconstrução cirúrgica do quadril, que é composta pelos seguintes procedimentos: correção da contratura de partes moles, redução aberta do quadril através da osteotomia varizante do fêmur com encurtamento e capsuloplastia, osteotomia periacetabular da pelve para correção da displasia do acetábulo e transferência do oblíquo externo para o grande trocanter com a finalidade de compensar a deficiência do glúteo médio. Após a reconstrução do quadril, torna-se necessário o uso de gesso pélvico-podálico por cerca de 4-6 semanas.

Com base nas informações já mencionadas sobre o impacto da luxação do quadril na marcha dos pacientes com defeitos de fechamento do tubo neural, em conjunto com as potenciais complicações e alto risco de recidiva da reconstrução do quadril neste grupo de pacientes, a preferência do Grupo de Doenças Neuromusculares do IOT é para o tratamento conservador. A exceção deve ser aplicada aos raros pacientes com nível sacral que porventura apresentarem luxação do quadril, pois nesta situação o desequilíbrio muscular e as alterações de sensibilidade nos quadris são bem mais tênues, o que nos leva a considerar a possibilidade de reconstrução cirúrgica.

Joelhos

A deformidade mais frequente do joelho em pacientes com defeitos de fechamento do tubo neural é a flexão. Este problema pode ser estático ou dinâmico. A deformidade estática é caracterizada por uma contratura fixa em flexão (não redutível passivamente) que pode ser gerada pelas seguintes situações: postura em abandono dos membros inferiores (pacientes com nível torácico), desequilíbrio muscular entre extensores (mais fracos) e flexores (espásticos ou mais fortes) de joelho, e em casos de medula presa com forte espasticidade dos flexores de joelho. A deformidade em flexão dinâmica do joelho é vista durante a marcha e tem como

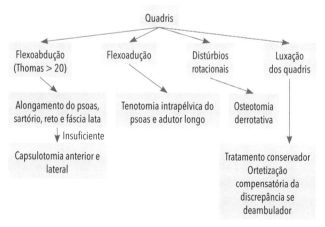

Algoritmo 1 Tratamento das afecções dos quadris no paciente com mielomeningocele.

causa o aumento da dorsiflexão dos tornozelos (pés calcâneos) gerada pela insuficiência do tríceps sural. Esta situação é vista nos pacientes com nível lombar baixo e sacral.

Nos pacientes que fazem uso de órteses longas, ou seja, aquelas que se estendem proximalmente aos joelhos, a correção da deformidade em flexão é indicada quando ela excede 20 graus, pois até este valor o aparelho consegue acomodar a deformidade. Nos pacientes deambuladores com órteses curtas (órteses suropodálicas), a presença de contratura fixa em flexão de qualquer magnitude é indicativa de correção cirúrgica, pois durante a marcha a deformidade dinâmica geralmente é duas vezes maior do que a deformidade estática presente ao exame físico, o que está associado à sobrecarga do quadríceps durante a fase de apoio.

Para correção da deformidade em flexão dos joelhos em pacientes com defeitos de fechamento do tubo neural são duas as principais opções utilizadas pelo Grupo de Doenças Neuromusculares do IOT. A primeira opção é a realização da osteotomia extensora do fêmur distal realizada com base na descrição de Iacovone. De acordo com esta técnica, são realizadas perfurações na região anterior e metafisária do fêmur distal, com preservação da cortical posterior a fim de se manter a estabilidade nos planos transverso e coronal. A seguir é realizada a extensão dos joelhos de forma cuidadosa, com consequente impacção da região anterior fragilizada pelas perfurações prévias. Uma segunda alternativa é a liberação das estruturas posteriores dos joelhos, como os tendões dos isquiotibiais e a cápsula posterior. Em deformidades acentuadas e geralmente superiores a 40 graus, o método preferencial de tratamento é a osteotomia extensora do fêmur distal, com ressecção de cunha em forma de trapézio, com o objetivo de evitar lesão neurovascular. Nesta situação torna-se imperativa a fixação da osteotomia com dois fios de Kirschner cruzados. Em todos os métodos de correção da deformidade em flexão dos joelhos nos pacientes com defeitos de fechamento do tubo neural, o uso de gesso inguinopodálico em extensão por 4 semanas é parte fundamental do tratamento.

Por fim, a deformidade em recurvatum dos joelhos é rara nos pacientes com defeitos de fechamento do tubo neural. Quando presente ela geralmente ocorre nos pacientes com nível lombar alto, com desequilíbrio entre os flexores e extensores de joelhos, em conjunto com frouxidão das estruturas posteriores. Como forma preferencial de tratamento, recomendamos o uso das órteses longas para esta situação.

Tornozelos

Nos tornozelos os problemas mais importantes nos pacientes com defeitos de fechamento do tubo neural são as alterações na torção tibial e a deformidade em valgo. A alteração mais frequente da torção tibial é o aumento da torção externa e este problema tem forte associação com a deformidade em valgo dos tornozelos. A torção interna da tíbia é mais rara, mas quando presente

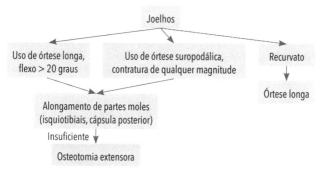

Algoritmo 2 Tratamento do paciente com afecções dos joelhos na mielomeningocele.

pode gerar importante disfunção para a marcha em virtude da dificuldade para a passagem dos pés para a fase de balanço.

A deformidade em valgo dos tornozelos tem como provável causa a paralisia do músculo solear e é vista particularmente nos pacientes com nível lombar baixo. A paralisia muscular gera tração longitudinal deficiente na fíbula e consequente hipodesenvolvimento dela. Distalmente a deficiência de comprimento da fíbula causa inclinação lateral do tálus e compressão da fise lateral da tíbia distal, fato este que agrava a deformidade em valgo do tornozelo.

A correção cirúrgica das deformidades dos tornozelos nos pacientes com defeitos de fechamento do tubo neural deve ser considerada nas seguintes situações: presença de áreas de pressão na região medial do pé e tornozelo geradas pelo uso das órteses, estresse em valgo dos joelhos e dificuldade na liberação dos pés para a fase de balanço em virtude da torção interna da tíbia.

Para a correção do valgo, a escolha do procedimento irá depender da idade do paciente e da presença ou não de alterações da torção tibial externa. Pacientes com deformidade em valgo do tornozelo, mas sem alterações da torção tibial, podem ser tratados através da tenodese calcaneofibular (cirurgia de Westin e De-Fiori) ou da epifisiodese do maléolo medial da tíbia.

A tenodese calcaneofibular tem indicação para deformidades em valgo isoladas dos tornozelos, ou seja, sem alteração concomitante da torção tibial. Geralmente esta situação se aplica a pacientes com potencial de crescimento e que estejam dentro da primeira década de vida. O tendão do calcâneo é seccionado na sua transição musculotendínea e ele é então suturado na fíbula distal com o tornozelo a 10 graus de flexão plantar. É necessária a imobilização pós-operatória nesta posição por 6 semanas. Este procedimento também é útil para controle da dorsiflexão excessiva dos tornozelos na fase de apoio perante um quadro de insuficiência do tríceps sural e pé calcâneo. Em nosso meio, Fernandes e

Fucs relataram bons resultados com o uso desta técnica em pacientes com defeitos de fechamento do tubo neural.

A epifisiodese do maléolo medial da tíbia com parafuso canulado de 4,5 mm é outra alternativa para a correção do tornozelo valgo em pacientes com defeitos de fechamento do tubo neural. Novamente, este procedimento tem indicação em pacientes com potencial de crescimento, com deformidades de 10-20 graus em valgo e que não tenham alterações na torção tibial associadas. No pós-operatório, a descarga de peso e o uso das órteses são retardados até que tenha ocorrido a cicatrização das partes moles.

Nos casos em que os pacientes se aproximam da maturidade esquelética e/ou existe alteração concomitante da torção tibial, o procedimento de escolha no Grupo de Doenças Neuromusculares do IOT é a osteotomia supramaleolar da tíbia. Durante o procedimento cirúrgico, deve-se retirar uma cunha com base medial para a correção da deformidade em valgo e rodar a tíbia no sentido oposto à alteração da torção tibial (geralmente realiza-se uma rotação interna do fragmento distal da tíbia). A osteotomia pode ser fixada com dois fios de Kirschner cruzados, associados ou não a três grampos de Blount dispostos nas regiões anterior, lateral e medial da tíbia. No pós-operatório preconizamos o uso de imobilização gessada suropodálica por 4-6 semanas. A osteossíntese com placa e parafuso na tíbia distal não tem sido um opção muito atraente em pacientes com defeitos de fechamento do tubo neural, em virtude da osteoporose. No entanto, o advento de placas com bloqueio abre uma boa perspectiva neste campo, porém ainda não temos experiência com o uso delas.

Pés

As deformidades dos pés são frequentes nos pacientes com defeitos de fechamento do tubo neural e elas podem ser congênitas

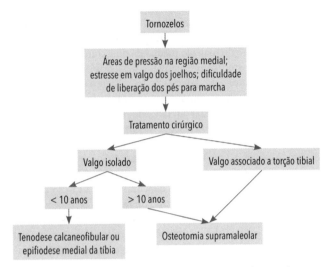

Algoritmo 3 Tratamento do paciente com afecções do tornozelo na mielomeningocele.

ou podem desenvolver-se como consequência do desequilíbrio muscular. Dentre as deformidades congênitas podemos citar o pé equino-cavo-varo-aduto e o pé talo-vertical. As deformidades em calcâneo, plano-valgo, calcâneo-valgo e equino ocorrem geralmente como resultado do desequilíbrio muscular e da paralisia dos membros inferiores. O tratamento destas deformidades deve ser diferenciado, pois existe alteração da sensibilidade superficial e da propriocepção deste segmento. Nas deformidades congênitas, a rigidez é outra característica vista com frequência e que adiciona dificuldade ao tratamento. Os objetivos básicos do tratamento são a obtenção de um pé plantígrado, móvel e que aceite o uso de órteses, quando indicado, sem a formação de pontos de pressão e consequentemente sem o risco de formação de escaras. O princípio do tratamento é a remoção das forças deformantes através de tenotomias e o realinhamento ósseo. As artrodeses são evitadas nos pés dos pacientes com defeitos de fechamento do tubo neural, pois o aumento da rigidez deste segmento em conjunto com a ausência de sensibilidade e propriocepção gera risco significativo de desenvolvimento de articulações de Charcot na vida adulta.

A deformidade em equino-varo-cavo-aduto é a mais frequentemente observada em pacientes com defeitos de fechamento do tubo neural. Como regra geral, esta deformidade é congênita, porém não deve ser confundida e tratada como o pé torto congênito idiopático. O tratamento cirúrgico deve ser indicado antes de a criança ter iniciado o ortostatismo e treino de marcha. O procedimento padrão recomendado é a liberação de partes moles posteromediolateral, com reposicionamento das articulações talonavicular, subtalar, tibiotársica e calcaneocubóidea na posição de correção e fixação delas com fios de Kirschner. As vias de acesso utilizadas podem ser a de Cincinnati ou a combinação de uma via posteromedial em conjunto com uma lateral. A via de Cincinnati permite uma exposição mais ampla das estruturas a serem seccionadas, porém o fechamento da ferida cirúrgica pode ser difícil em virtude da deformidade em equino. Quando após estes procedimentos persiste deformidade em adução do antepé, tem indicação o encurtamento da coluna lateral através da enucleação do cuboide. Nas deformidades rígidas nas quais os procedimentos supracitados são insuficientes para a obtenção da correção, a talectomia é uma opção a ser considerada. No pós-operatório os pés são imobilizados com gesso suropodálico e os fios de Kirschner são mantidos por 6 semanas. Após a retirada dos fios, é realizado novo gesso que será utilizado por mais 6 semanas e ao término deste período são prescritas órteses suropodalicas rígidas.

O Grupo de Doenças Neuromusculares do IOT iniciou nos últimos anos a aplicação de gessos pelo método de Ponseti em crianças com defeitos de fechamento do tubo neural e com deformidade em equino-cavo-varo-aduto dos pés. Este procedimento tem sido indicado em crianças com menos de 6 meses de vida e que aguardam a correção cirúrgica dos pés. O objetivo é reduzir a rigidez da deformidade e ganhar melhores condições de pele para o procedimento cirúrgico. Com o objetivo de atingir correção suficiente para ortetização e cuidados com a impetuosidade da correção, para evitar a lesão de partes moles durante o tratamento que passam despercebidas pela insensibilidade dos pés, temos conseguido bons resultados com manutenção da ortetização até o momento em que o pé se torna rígido demais para o tratamento com gesso e é necessária a intervenção cirúrgica.

Outra deformidade congênita presente neste grupo de pacientes é o pé talovertical. Este problema é infrequente, porém quando observado em pacientes com prognóstico para a marcha a correção cirúrgica deve ser considerada no primeiro ano de vida. Através de uma via de Cincinnati é realizada a liberação posteromediolateral e tenta-se reposicionar o tálus na posição anatômica. Esta meta é muitas vezes difícil de ser atingida em virtude da rigidez da deformidade e pode ser necessária a ressecção do navicular para que a redução seja obtida. Em casos extremos, a talectomia é outra opção a ser considerada. O tratamento pós-operatório é o mesmo preconizado para a deformidade em equino-cavo-varo-aduto. A aplicação de gessos corretivos pode facilitar o alongamento de partes moles antes da cirurgia definitiva.

O pé calcâneo é visto com mais frequência nos pacientes com nível lombar baixo, sendo resultado da atividade do tibial anterior e extensor dos dedos na ausência do tríceps sural. A associação com a deformidade em valgo do tornozelo e retropé é comum, o que torna o uso das órteses inadequado. Sem as órteses os pacientes com esta deformidade têm controle deficiente da estabilidade dos tornozelos no plano sagital durante o apoio e geralmente desabam em agachamento. O tratamento consiste na liberação (tenotomias) dos tendões do tibial anterior, extensor longo do hálux e extensor longo dos dedos. O objetivo é que o pé seja trazido a 10 graus de flexão plantar e muitas vezes a capsulotomia anterior do tornozelo é necessária para que esta meta seja atingida. Outra opção de tratamento considerada em algumas situações no Grupo de Doenças Neuromusculares do IOT é a transferência do tibial anterior para o tríceps sural através da membrana interóssea. A ideia com esta transferência é associar a remoção das forças deformantes a um teórico reforço do tríceps sural; no entanto, a eficácia deste procedimento é questionada na literatura. O pós-operatório para a correção da deformidade em calcâneo consiste no uso de gesso suropodálico em 10 graus de equino por 4 semanas na liberação anterior e 6 semanas na transferência do tibial anterior.

A deformidade em valgo do retropé está frequentemente associada ao valgo do tornozelo em pacientes com defeitos de fechamento do tubo neural. Como já mencionado, esta combinação de deformidades compromete o uso das órteses por gerar pressão na região do maléolo medial. Para correção do valgo do pé, pode-se realizar a osteotomia de translação medial e varização dos calcâneos, seguida da fixação com dois fios de Kirschner. O pós-operatório consiste no uso de gesso suropodálico por 4 semanas. Ao término deste período os fios são retirados e o uso das órteses é retomado. Quando a abdução do antepé é importante, outro procedimento que pode ser considerado é o alongamento da coluna lateral do pé no nível do terço distal do calcâneo. Para tal, usa-se enxerto tricortical do ilíaco e imobilização gessada (suropodálica) por 6 semanas. No entanto, a osteoporose presente com frequência neste grupo de pacientes pode comprometer o resultado do procedimento por não proporcionar suporte ósseo adequado ao enxerto, o que leva o Grupo de Doenças Neuromusculares a recomendar como método preferencial de tratamento a osteotomia de translação medial do calcâneo.

Por fim, a deformidade em equino também é vista com frequência nos pacientes com defeitos de fechamento do tubo neural. A causa pode ser a postura em abandono nos pacientes com nível torácico ou a espasticidade do tríceps sural gerada por um quadro de medula presa. Quando a deformidade é inferior a 30 graus e o objetivo do tratamento é o adequado posicionamento do pé na órtese, recomendamos a realização da tenotomia percutânea do tendão do calcâneo, que pode ser feita de forma ambulatorial em virtude da anestesia dos pés inerente da patologia. Para deformidades maiores que 30 graus, a capsulotomia posterior do tornozelo torna-se necessária e o procedimento deve ser realizado em ambiente cirúrgico em virtude da maior exposição empregada. No pós-operatório os pacientes são mantidos num gesso suropodálico a 90 graus por 4 semanas, seguido do uso das órteses suropodálicas rígidas.

CONDUTA DA INSTITUIÇÃO

A correção da flexão dos quadris tem indicação quando o teste de Thomas excede 20 graus e usa-se uma via anterior tipo biquíni para a exposição cirúrgica dos flexores. Os músculos psoas, sartório, reto anterior da coxa e fáscia lata são alongados cirurgicamente. Em deformidades acentuadas em que estes procedimentos não são suficientes para que a deformidade em flexão dos quadris seja reduzida para valores inferiores a 20 graus, a realização da capsulotomia anterior e lateral do quadril deve ser considerada.

Para a correção da deformidade em flexoadução dos quadris em pacientes com nível lombar alto, preconiza-se a tenotomia

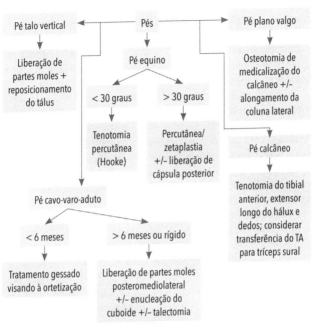

Algoritmo 4 Tratamento dos pacientes com afecções dos pés na mielomeningocele.

intrapélvica do psoas e evita-se o alongamento dos flexores secundários, como o sartório, reto anterior da coxa e tensor da fáscia lata. Para correção da adução, a tenotomia do adutor longo e grácil é na maioria dos casos suficiente para correção da deformidade.

O procedimento padrão para a correção dos distúrbios rotacionais dos quadris é a realização da osteotomia derrotatória do fêmur na região intertrocanteriana e fixação interna rígida com placa lâmina e parafusos corticais.

Para a luxação do quadril em pacientes com defeitos de fechamento do tubo neural é realizado o tratamento conservador, tratando apenas as contraturas de partes moles (adução e flexão do quadril geralmente) e promovendo a equalização dos membros inferiores, com o objetivo de buscar melhora da simetria.

Para correção da deformidade em flexão dos joelhos em pacientes com defeitos de fechamento do tubo neural são duas as principais opções utilizadas: osteotomia extensora do fêmur distal realizada com base na descrição de Iacovone; liberação das estruturas posteriores dos joelhos, como os tendões dos isquiotibiais e a cápsula posterior. Em deformidades acentuadas e geralmente superiores a 40 graus, o método preferencial de tratamento é a osteotomia extensora do fêmur distal.

Para a correção da torção tibial externa e valgo do tornozelo, o procedimento de escolha é a osteotomia supramaleolar da tíbia.

Para a correção dos pés equinos-cavos-varos-adutos mielodisplásicos, em crianças com menos de 6 meses, iniciamos a correção gessada para ortetização. Quando o pé se torna rígido ou a correção insuficiente, optamos pela liberação de partes moles, associada ou não à enucleação do cuboide e, se insuficiente, talectomia. Para controle do pé calcâneo, transferência do tibial anterior para o tríceps sural através da membrana interóssea. Para correção do valgo do retropé, osteotomia de translação medial do calcâneo.

Com relação ao equino dos tornozelos, quando a deformidade é inferior a 30 graus e o objetivo do tratamento é o adequado posicionamento do pé na órtese, recomendamos a realização da tenotomia percutânea do tendão do calcâneo. Para deformidades maiores que 30 graus, o acréscimo da capsulotomia posterior do tornozelo torna-se necessário.

PONTOS-CHAVE

- Doença rara, com acometimento de 1 a cada 1.000 nascidos vivos.
- Tratamento direcionado de acordo com o nível de acometimento e perspectivas de marcha.
- Correção cirúrgica de deformidades para permitir ortetização e deambulação é o objetivo principal do tratamento.
- Tratamento gessado para correção das deformidades dos pés é uma opção terapêutica.

BIBLIOGRAFIA

Fernandes AC, Mendonça AB, Santos CA. Defeitos de Fechamento do Tubo Neural. In: AACD – Medicina e Reabilitação: Princípios e Prática. Primeira Edição. São Paulo: Artes Médicas; 2007. p. 141-160.

Bowman RM, McClone DG, Grant JA, Tomita T, Ito JA. Spina bífida outcome: a 25 years prospective. Pediatr Neurosurg. 2001;34(3):114-20.

Dias LS. Ankle and foot. In: Myelomeningocele orthopaedic treatment. Baltimore: Willians & Wilkins; 1983. p. 160-231.

Dias LS. Ankle valgus in children with myelomeningocele. Dev Med Child Neurol. 1978;20(5):627-633.

Dias LS. Surgical Management of Knee Contractures in Myelomeningocele. Journal of Pediatric Orthopaedics. 1982;2(2):127-131.

Fernandes AC, Bitu SOB, Violante Jr FH. Alergia ao látex em pacientes portadores de mielomeningocele. Rev Bras Ortop. 2006;41(6):217-20.

Fernandes AC, Dratcu W, Morais Filho MC. Defeitos de fechamento do tubo neural. In: Ortopedia e Traumatologia: Princípios e Prática. 4. ed. Porto Alegre: Artmed; 2009. p. 921-936.

Fernandes AC. Tratamento do tornozelo valgo e do pé calcâneo valgo mielodisplásico pela tenodese Aquiles-fibular. Tese (Mestrado). São Paulo. Universidade Federal de São Paulo. Departamento de Ortopedia e Traumatologia, 1991. 69p.

Fucs PMMB, Svartman C, Assumpção RMC, Savioli FP, Sereza HC, Yamada HH. Efeitos no tornozelo da mielomeningocele pós-tenodese de Westin. Rev Bras Ortop. 2007;42(11/12):360-6.

Gabrieli AP, Vankoski SJ, Dias LS, Milani C, Lourenço A, Filho JL, et al. Gait Analysis in Low Lumbar Myelomeningocele Patients With Unilateral Hip Dislocation or Subluxation. Journal of Pediatric Orthopaedics. 2003;23(3):330-334.

Gardiki-Kouidou P, Seller MJ. Amniotic fluid folate, vitamin B12 and transcobalamins in neural tube defects. Clin Genet. 1988 Jun;33(6):441-8.

Gupta RT, Vankoski S, Novak RA, Dias, LS. Trunk Kinematics and the Influence on Valgus Knee Stress in Persons With High Sacral Level Myelomeningocele. Journal of Pediatric Orthopaedics. 2005;25(1):89-94.

Hoffer MM, Feiwell E, Perry J, Bonett C. Functional ambulation in patients with myelomeningocele. J Bone Joint Surg. 1973;55-A:137-48.

Iacovone M. Osteoclasias com perfurações ósseas. Método para correção de deformidades nos membros inferiores. Estudo baseado em 44 operações. Tese (Mestrado). São Paulo. Faculdade de Medicina da Universidade de São Paulo. Depto. de Ortopedia e Traumatologia, 1981. 88p.

Lucock M, Daskalakis I, Briggs D, Yates Z, Levene M. Altered folate metabolism and disposition in mothers affected by a spina bifida pregnancy: influence of 677c —> t methylenetetrahydrofolate reductase and 2756a —> g methionine synthase genotypes. Mol Genet Metab. 2000 May;70(1):27-44.

Moen T, Gryfakis N, Dias L, Lemke L. Crouched Gait in Myelomeningocele: A Comparison Between the Degree of Knee Flexion Contracture in the Clinical Examination and During Gait. Journal of Pediatric Orthopaedics. 2005;25(5):657-660.

Stott NS, Zionts LE, Gronley JAK, Perry J. Tibialis Anterior Transfer for Calcaneal Deformity: A Postoperative Gait Analysis. Journal of Pediatric Orthopaedics. 1996;16(6):792-798.

Svartman C, Fucs PMMB, Kertzman PF, Nishi RK, Soni JF, Haguiara WJ. Talectomia no tratamento das deformidades rígidas dos pés na artrogripose e sequela de mielomeningocele. Rev Bras Ortop. 1993;28(7):453-457.

Westin GW, DeFiori RJ. Tenodesis of the tendo-Achillis to the fibula for a paralitic calcaneous deformity. J Bone Joint Surg Am. 1975;56:1536.

Distrofias musculares de Duchenne e Becker

29

Adilson de Paula
David Gonçalves Nordon

INTRODUÇÃO

Doença genética ligada ao X, provocada por mutações no gene DMD, que codifica a proteína distrofina, que é responsável por unir o citoesqueleto e a matriz extracelular. Aproximadamente um terço das mutações são *de novo*. Causa de fraqueza muscular precoce na criança, deve-se à não formação de distrofina (Duchenne) ou formação de proteína de má qualidade ou em menor quantidade (Becker).

EPIDEMIOLOGIA

A distrofia muscular de Duchenne (DMD) é a distrofia mais comum, acometendo aproximadamente um a cada 20.000 meninos. A distrofia muscular de Becker (DMB), por outro lado, afeta aproximadamente 1,5 a cada 100.000 meninos, segundo uma metanálise de nível global.

QUADRO CLÍNICO

- **DMD:** Os sintomas se apresentam, em maioria, entre os 3 e 5 anos de idade. O Quadro 1 apresenta em detalhes os achados clínicos conforme a faixa etária. Os sintomas se iniciam pelos membros inferiores e tronco, progredindo depois para membros superiores, músculos distais e músculos essenciais à vida, envolvidos na deglutição e na respiração. Fraqueza dos flexores do pescoço está presente no início.

O sinal de Gowers, embora geralmente presente, não é específico nem patognomônico da DMD.

A maioria dos pacientes desenvolve habilidades motoras normalmente (embora, em comparação, menos do que as outras crianças) até os 6 anos de idade, aproximadamente, quando atingem um platô e começam a se deteriorar.

Escoliose neuromuscular e contraturas miotendíneas se tornam progressivamente mais frequentes e graves quando o paciente se torna cadeirante.

Cardiomiopatia e arritmia são evidentes ao redor dos 10 anos; afetam um terço dos pacientes aos 14 anos e praticamente todos aos 18 anos.

A doença pulmonar restritiva leva a uma insuficiência respiratória crônica em todos os pacientes. Apneia obstrutiva do sono os acomete na primeira década de vida, evoluindo para uma hipoventilação na segunda década e hipercapnia diurna subsequentemente.

No geral, apresentam QI com um desvio padrão abaixo da média. Apresentam também maior incidência de transtorno do déficit de atenção e hiperatividade, além de outras alterações do espectro autista.

29 Distrofias musculares de Duchenne e Becker **449**

Quadro 1 Achados clínicos e história natural da DMD conforme faixa etária

Faixa etária	Achados clínicos
Até 2 anos	Atraso dos marcos do desenvolvimento (começa a andar em torno dos 2 anos de idade)
3-4 anos	Resistência física menor Dificuldades para atividades que demandem explosão, como pular, correr, subir escadas Sinal de Gowers Pseudo-hipertrofia da panturrilha
5-8 anos	Alterações de marcha: aumento da lordose lombar, base alargada, equinismo, aumento do balanço dos braços Ápice do desenvolvimento motor
Antes dos 13 anos	Perda da deambulação independente
Após perda da deambulação	Perda de força motora do esqueleto apendicular e axial Escoliose neuromuscular Cardiomiopatia e/ou arritmia Comprometimento progressivo da fala, da deglutição e da respiração

- **Carregadoras femininas:** a maioria é assintomática. Vinte por cento apresentam fraqueza muscular leve a moderada. Envolvimento cardíaco pode ocorrer e 8% apresentam cardiomiopatia dilatada. Níveis de CPK são aumentados em 50-60%.
- **DMB:** apresenta os mesmos sintomas e sinais do que a DMD. Entretanto, o diagnóstico é feito geralmente após os 7 anos. Há dois fenótipos clássicos: o de doença mais grave, que pode ser confundido com uma DMD leve, na qual a criança deambula até a adolescência tardia, e uma doença mais leve, na qual a deambulação pode ser mantida até os 40 anos. Como apresentam maior demanda cardíaca do que os casos de Duchenne, geralmente o comprometimento funcional cardíaco é mais sintomático e se observam regurgitações mitrais.

Diagnóstico e classificações

- **Enzimas musculares:** a CPK se encontra aumentada mesmo em recém-nascidos. Geralmente encontram-se aumentadas entre 10 e 20 vezes aos 5 anos de idade (geralmente atingem entre 50 e 200 vezes o valor da normalidade). Em crianças com menos de 3 anos com suspeita de DMD, uma dosagem de CPK inferior a 10 vezes o normal deve levantar a suspeita de outra doença.
- **Biópsia muscular:** utilizada quando o teste genético não está disponível ou é inconclusivo, pois, se este é positivo, a biópsia é desnecessária. A histologia apresenta degeneração de fibras musculares, necrose com invasão de mononucleares, aglomeração de fibras musculares pequenas em regeneração, com tamanho variável de fibras e substituição significativa por gordura. A presença de distrofina pode ser avaliada por imunomarcadores ou *western-blot*.

TRATAMENTO E COMPLICAÇÕES

A DMB é tratada da mesma forma que a DMD, sendo encarada, porém, como uma forma mais leve. Todas as recomendações aqui indicadas podem ser realizadas para o tratamento dessa doença. Contudo, geralmente mais tardiamente do que nos casos de Duchenne.

Manejo clínico

- **Corticosteroides:** prednisolona 0,75 mg/kg/dia ou deflazacort (menos efeitos colaterais) 0,9 mg/kg/dia. Iniciar uso quando a criança atinge platô de desenvolvimento, mas antes do declínio motor (4-6 anos). Fazer vacinação contra varicela antes de iniciar tratamento.

Pacientes apresentam melhora com 10 dias do início de uso, atingindo o máximo aos 3 meses. Estudos demonstram que prolonga a deambulação por 3 anos, diminui o declínio da função cardíaca e respiratória e diminui a gravidade e a velocidade de progressão da escoliose, embora apresente aumento de fraturas por osteoporose, que podem eventualmente piorar a cifose.

Por ora, são as medicações de primeira linha para controle da doença e têm aumentado a expectativa de vida de adolescência, antes da difusão do seu uso, para a meia-idade.

Um estudo demonstrou que, quanto mais cedo o seu uso, maior o índice de doenças cardíacas, fraturas e complicações. Entretanto, credita-se isso ao fato de que pacientes com doenças mais graves, que inevitavelmente apresentam desfechos mais desfavoráveis, iniciam o uso mais cedo.

Problemas de peso e densidade óssea também são vistos em pacientes que não fazem tratamento com corticosteroides.

- **Sistema respiratório:** testes de função pulmonar devem ser realizados com frequência; aumentar com o final da fase ambulatória. Suporte ventilatório é útil para melhorar qualidade e expectativa de vida e reduz a necessidade de admissão hospitalar.
- **Sistema cardíaco:** monitorar frequentemente com ECG, Eco-doppler e, conforme necessário, holter. Acredita-se ser importante iniciar o tratamento mesmo para pacientes ainda assintomáticos, já que, pelo pouco nível de atividade física, eles podem demorar a demonstrar sintomas. Utilizam-se iECA de primeira linha, com associação de betabloqueadores e diuréticos, se necessário.

- **Sistema endocrinológico e metabolismo ósseo:** atraso puberal e baixa estatura ocorrem com frequência. Osteoporose pode ser contrabalançada mantendo-se um nível ótimo de cálcio e vitamina D; marcadores de *turnover* ósseo, níveis de vitamina D e DXA devem ser feitos anualmente. Pelo risco de fraturas osteoporóticas, à queixa de dor na coluna deve-se ter baixo limiar para solicitação de radiografias.
- **Cirurgias, anestesias e doenças agudas:** o uso crônico de corticosteroides altera a sua liberação fisiológica, de forma que situações de estresse previsto, como cirurgias e doenças, necessitam de aumento da dose. A anestesia deve evitar gases e bloqueadores neuromusculares pelo risco maior de hipertermia maligna. Por fim, deve-se ter um baixo limiar para iniciar o uso de antibióticos no caso de doenças respiratórias infecciosas.
- **Terapia genética:** ainda em estudo. Considera-se suprimir os genes defeituosos e se tem conseguido, ainda que de forma preliminar, suavizar o espectro da DMD para algo similar à distrofia de Becker.

Manejo ortopédico

O principal objetivo ortopédico no paciente com DMD é manter a deambulação. Ela previne o desenvolvimento da escoliose e contraturas, além de manter a independência do paciente.

Deve-se iniciar a fisioterapia tão logo tenha sido descoberto o diagnóstico, visando a alongamento passivo e ativo, em especial dos tendões de Aquiles, bandas iliotibiais e flexores dos quadris. Órteses noturnas podem ajudar.

Atividades físicas devem ser mantidas e estimuladas, sendo a natação uma excelente opção.

- **Fraturas:** qualquer fratura deve ser tratada visando à mobilização o mais precoce possível, optando por sínteses ou gessos que permitam a deambulação precoce.
- **Escoliose:** o tratamento principal ainda é a prevenção com corticosteroides e manutenção da marcha. Órteses não apresentam qualquer benefício, não prevenindo e apenas atrasando minimamente o seu desenvolvimento.

Contraturas miotendíneas: com a evolução da doença, observa-se que o paciente apresenta uma posição em abdução e rotação lateral dos quadris, flexão dos joelhos e equino dos pés. Indica-se tratamento cirúrgico quando a fisioterapia não consegue mais corrigir as contraturas, e estas estão comprometendo a marcha do paciente. Qualquer intervenção, entretanto, ao contrário de pacientes sem perspectiva de marcha, deve ser dosada para permitir ao paciente a reabilitação mais precoce possível e deambulação o mais imediata possível (Quadro 2).

As intervenções podem, segundo Shapiro e Specht, ser divididas em alguns tipos:

- Abordagem precoce extensa deambuladora: liberação de quadris, joelhos e pés ao início das contraturas significativas.
- Abordagem moderada deambuladora: geralmente não acessa os quadris e é realizada quando a criança deambula com dificuldades.
- Abordagem mínima deambuladora: correção apenas do equino.
- Abordagem de reabilitação: intervenção após a criança ter interrompido marcha, mas com a intenção de reestabelecê-la.
- Abordagem paliativa: para pacientes cadeirantes, visando melhorar dor, posicionamento e vestimenta.

Acredita-se que o prazo para a abordagem de reabilitação é de 3 a 6 meses após a criança ter interrompido a marcha. Entretanto, diversos fatores influenciam a recuperação, entre eles a participação da criança no seu processo de reabilitação. Dessa forma, o tratamento cirúrgico, embora em bons casos prolongue a deambulação por dois a três anos, não beneficia a todos os pacientes.

Um estudo demonstra que o alongamento do calcâneo permite ganho de dorsiflexão aos 12 meses, em comparação com pacientes que não foram operados, porém ocorre recidiva e ambos os grupos se encontraram iguais aos 24 meses. Não foi avaliado do ponto de vista de manutenção de marcha e prognóstico da doença.

Quadro 2   Pérolas e armadilhas das técnicas de alongamento miotendíneo para pacientes com distrofia muscular de Duchenne

Intervenção	Pérolas	Armadilhas
Liberação da musculatura abdutora dos quadris ■ Acesso adequado ■ Dosagem da liberação ■ Manutenção da adução	Via ilioinguinal sobre a crista ilíaca permite perfeita visualização da inserção muscular Sempre avaliar com a correção adequada do flexo do quadril Palpação da crista ilíaca durante a adução permite identificar áreas de contratura que impeçam que se chegue à linha média Coxim de adução dos quadris (restritor de abdução)	Dissecção inadequada atrapalha a definição da musculatura inserida na espinha ilíaca anterossuperior Dissecção excessiva pode diminuir a força Dissecção posterior pode causar lesão vascular Avaliar correção com quadril flexionado subestima correção A adução além da linha média é excessiva

(continua)

29 Distrofias musculares de Duchenne e Becker 455

Quadro 2 Pérolas e armadilhas das técnicas de alongamento miotendíneo para pacientes com distrofia muscular de Duchenne *(continuação)*

Intervenção	Pérolas	Armadilhas
Liberação da musculatura flexora dos joelhos	Iniciar pelos isquiotibiais mediais e dosar correção. Outras estruturas como cápsula e partes moles podem estar contraturadas e necessitarem de liberação antes do bíceps femoral Em casos de liberações subótimas, gesso inguinomaleolar para deambulação com correção com cunhas extensoras subsequentes Alongamento intramural do semimembranáceo permite preservar força Gesso e deambulação precoce	O atraso na liberação pode gerar deformidades que só serão corrigidas com osteotomias No geral, a transferência do semitendíneo para o tubérculo dos adutores não é necessária Cirurgias grandes que necessitem de imobilizações e imobilidade prolongada são danosas para o paciente. Deve-se optar por liberações que permitam reabilitação precoce
Alongamento do tríceps sural	Optar por técnicas que preservem a força muscular, como Strayer ou Vulpius. Gesso suropodálico para carga precoce. Se grande equino, optar por alongamento em Z do calcâneo para preservar a força	Dosar correção para além da posição plantígrada pode gerar perda de força do tríceps sural
Transferência do tendão tibial posterior		

CONDUTA DA INSTITUIÇÃO

Nossos pacientes com DMD são acompanhados em conjunto com a equipe da neurologia e recebem tratamento precoce com corticosteroides e iECA.

Do ponto de vista ortopédico, indicamos fisioterapia precoce e intervenção cirúrgica no máximo até 1 ano após perda da deambulação. Fazemos cirurgias "à la carte", tencionando a deambulação precoce. Em correções subótimas, optamos por cunhas no gesso para ganho de extensão dos joelhos.

ALGORITMO DE TRATAMENTO

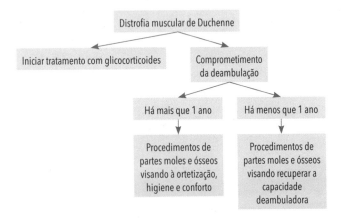

PONTOS-CHAVE

- Doença que compromete o funcionamento da musculatura esquelética. O diagnóstico pode passar despercebido por tempo considerável.
- Quanto mais precoce o início do tratamento com glicocorticoides, melhores os resultados.
- Tratamento ortopédico deve visar a prevenção, restabelecimento precoce, manutenção da capacidade deambuladora e tratamento de sequelas (contraturas).
- O tempo aceitável para intervenção cirúrgica visando recuperar a capacidade deambuladora é de 1 ano.

BIBLIOGRAFIA

American Academy of Pediatrics Section on Cardiology and Cardiac Surgery. Cardiovascular health supervision for individuals affected by Duchenne or Becker muscular dystrophy. Pediatrics. 2005;116:1569-73.

Annexstad EJ, Lund-Petersen I, Rasmussen M. Duchenne Muscular Dystrophy, Tidseskr Nor Legeforen. 2014;14(134):1361-4.

Balaban B, Matthews DJ, Clayton GH, Carry T. Corticosteroid treatment and functional improvement in Duchenne muscular dystrophy: long-term effect. Am J Phys Med Rehabil. 2005;84:843-50.

Bianchi ML, Morandi L, Andreucci E, et al. Low bone density and bone metabolism alterations in Duchenne muscular dystrophy: response to calcium and vitamin D treatment. Osteoporos Int. 2011;22:529-39.

Biggar WD, Harris VA, Eliasoph L, Alman B. Long-term benefits of deflazacort treatment for boys with Duchenne muscular dystrophy in their second decade. NMD. 2006;16:249-55.

Bushby K, Finkel R, Birnkrant DJ, et al. Diagnosis and management of Duchenne muscular dystrophy, part 2: implementation of multidisciplinary care. Lancet Neurol. 2010;9:177-89.

Bushby KM, Thambyayah M, Gardner-Medwin D. Prevalence and incidence of Becker muscular dystrophy. Lancet. 1991;337:1022.

Cotton S, Voudouris NJ, Greenwood KM. Intelligence and Duchenne muscular dystrophy: full-scale, verbal, and performance intelligence quotients. Dev Med Child Neurol. 2001;43:497-501.

Daftary AS, Crisanti M, Kalra M, Wong B, Amin R. Effect of long-term steroids on cough efficiency and respiratory muscle strength in patients with Duchenne muscular dystrophy. Pediatrics. 2007;119:e320-4.

Darras BT, Menache-Starobinski CC, Hinton V, Kunkel LM. Dystrophinopathies. In: Darras BT, Jones H, Ryan M, De Vivo DC, eds. Neuromuscular disorders of infancy, childhood, and adolescence: a clinicians approach. 2. ed. London: Elsevier; 2015. p. 551-92.

Eagle M, Baudouin SV, Chandler C, Giddings DR, Bullock R, Bushby K. Survival in Duchenne muscular dystrophy: improvements in life expectancy since 1967 and the impact of home nocturnal ventilation. NMD. 2002;12:926-9.

Eagle M, Bourke J, Bullock R, et al. Managing Duchenne muscular dystrophy – the additive effect of spinal surgery and home nocturnal ventilation in improving survival. NMD. 2007;17:470-5.

Falzarano MS, Scotton C, Passarelli C, Ferlini A. Duchenne muscular dystrophy: from diagnosis to therapy. Molecules. 2015;20:18168-18184; doi:10.3390/molecules201018168.

Finder JD, Birnkrant D, Carl J, et al. Respiratory care of the patient with Duchenne muscular dystrophy: ATS consensus statement. Am J Respir Crit Care Med. 2004;170:456-65.

Harvey A, Baker L, Williams K. Non-surgical prevention and management of scoliosis for children with Duchenne muscular dystrophy: what is the evidence? J Paediatr Child Health. 2014 Oct;50(10):E3-9.

Hendriksen JG, Vles JS. Neuropsychiatric disorders in males with Duchenne muscular dystrophy: frequency rate of attention-deficit hyperactivity disorder (ADHD), autism spectrum disorder, and obsessive – compulsive disorder. J Child Neurol. 2008;23:477-81.

Hoogerwaard EM, Bakker E, Ippel PF, et al. Signs and symptoms of Duchenne muscular dystrophy and Becker muscular dystrophy among carriers in The Netherlands: a cohort study. Lancet. 1999;353:2116-19.

Hoogerwaard EM, van der Wouw PA, Wilde AA et al. Cardiac involvement in carriers of Duchenne and Becker muscular dystrophy. NMD. 1999;9:347-51.

Hull J, Aniapravan R, Chan E, et al. British Thoracic Society guideline for respiratory management of children with neuromuscular weakness. Thorax. 2012;67(suppl 1):1-40.

Khirani S, Ramirez A, Aubertin G, et al. Respiratory muscle decline in Duchenne muscular dystrophy. Pediatr Pulmonol. 2014;49:473-81.

Kim S, Zhu Y, Romitti PA, Fox DB, Sheehan DW, Valdez R, et al. Associations between timing of corticosteroid treatment initiation and clinical outcomes in Duchenne muscular dystrophy. NMD. 2017;27:730-7.

King WM, Ruttencutter R, Nagaraja HN, et al. Orthopedic outcomes of long-term daily corticosteroid treatment in Duchenne muscular dystrophy. Neurology. 2007;68:1607-13.

Leung DG, Germain-Lee EL, Denger BE, Wagner KR. Report on the second endocrine aspects of Duchenne muscular dystrophy conference December 1 – 2, 2010, Baltimore, Maryland, USA. NMD. 2011;21:594-601.

Mah JK, Korngut L, Dykeman J, Day L, Pringsheim T, Jette N. A systematic review and meta-analysis on the epidemiology of Duchenne and Becker muscular dystrophy. Neuromuscular Disorders. 2014;24:842-91.

Manzur AY, Kuntzer T, Pike M, Swan A. Glucocorticoid corticosteroids for Duchenne muscular dystrophy. Cochrane Database Syst Rev. 2004; (2): CD003725, update of, PMID: 15106215]. Cochrane Database Syst Rev. 2008: CD003725.

Moat SJ, Bradley DM, Salmon R, Clarke A, Hartley L. Newborn bloodspot screening for Duchenne muscular dystrophy: 21 years experience in Wales (UK). Eur J Hum Genet. 2013;21:1049-53.

Moxley RT III, Ashwal S, Pandya S, et al. Practice parameter: corticosteroid treatment of Duchenne dystrophy: report of the Quality Standards Subcommittee of the American Academy of Neurology and the Practice Committee of the Child Neurology Society. Neurology. 2005;64:13-20.

Muntoni F, Torelli S, Ferlini A. Dystrophin and mutations: one gene, several proteins, multiple phenotypes. Lancet Neurol. 2003;2:731-40.

Phillips MF, Quinlivan RC, Edwards RH, Calverley PM. Changes in spirometry over time as a prognostic marker in patients with Duchenne muscular dystrophy. Am J Respir Crit Care Med. 2001;164:2191-4.

Rodillo EB, Fernandez-Bermejo E, Heckmatt JZ, Dubowitz V. Prevention of rapidly progressive scoliosis in Duchenne muscular dystrophy by prolongation of walking with orthoses. J Child Neurol. 1988;3:269-74.

Rose KJ, Burns J, Wheeler DM, North KN. Interventions for increasing ankle range of motion in patients with neuromuscular disease. Cochrane Database Syst Rev. 2010 Feb 17;(2):CD006973.

Scher DM, Mubarak SJ. Surgical prevention of foot deformity in patients with Duchenne muscular dystrophy. J Pediatr Orthop. 2002;22:384.

Shapiro R, Specht L. The diagnosis and orthopaedic treatment of inherited muscular diseases of childhood. J Bone Joint Surg Am. 1993;75:439.

Smith AD, Koreska J, Moseley CF. Progression of scoliosis in Duchenne muscular dystrophy. J. Bone Joint Surg Am. 1989;71:1066-74.

Smith SE, Green NE, Cole RJ, et al. Prolongation of ambulation in children with Duchenne muscular dystrophy by subcutaneous lower limb tenotomy. J Pediatr Orthop. 1993;13:336.

Vignos PJ, Wagner MB, Karlinchak B, et al. Evaluation of a program for long-term treatment of Duchenne muscular dystrophy. Experience at the University Hospitals of Cleveland. J Bone Joint Surg Am. 1996;78:1844.

Voit T. Congenital muscular dystrophies: 1997 update. Brain Dev. 1998;20:65.

Yiu EM, Kornberg AJ. Duchenne muscular dystrophy. J Pediatr Child Health. 2015;51:759-64.

Índice remissivo

A

Anisomelia 273
  algoritmo de tratamento 287
  avaliação radiográfica 275
  conduta da instituição 286
  diagnóstico 274
  encurtamento ósseo 284
  etiologia 273
  métodos de previsão da anisomelia de comprimento 277
  quadro clínico 274
  técnicas de alongamento ósseo 283
  tratamento 280

Artrogripose 349
  algoritmo de tratamento 363
  conduta da instituição 361
  diagnóstico e classificações 354
  epidemiologia 349
  etiologia 350
  quadro clínico 351
  tratamento e complicações 355

C

Coxa vara do desenvolvimento 102
  achados radiográficos 105
  conduta da instituição 109
  epidemiologia 104
  etiologia 104
  quadro clínico 104
  tratamento 107

D

Defeito femoral focal 259
  classificação de Aitken 264
  classificação de Paley 264
  conduta da instituição 267
  diagnóstico intraútero 261
  diagnóstico radiográfico 262
  epidemiologia 259
  quadro clínico 260
  ressonância nuclear magnética 262
  tratamento e complicações 264

Defeitos de fechamento do tubo neural 418
  conduta da instituição 442
  definições 418
  diagnóstico e classificação 424
  epidemiologia 420
  quadro clínico e história natural 421
  tratamento cirúrgico 429
  tratamento e complicações 428

Displasia do desenvolvimento do quadril 58
  acima de 18 meses 66
  acompanhamento 67
  algoritmo de tratamento 69
  ao nascimento 63
  até seis meses 63
  conduta da instituição 68
  de 6 a 18 meses 64
  diagnóstico e classificação 59
  epidemiologia 58
  quadro clínico 59
  radiografias 62
  tratamento e complicações 63

Distrofias musculares de Duchenne e Becker 447
  algoritmo de tratamento 456
  conduta da instituição 456
  diagnóstico e classificação 450
  epidemiologia 447
  quadro clínico 448
  tratamento e complicações 450

Doença de Blount 134
  algoritmo de tratamento 148
  classificações 137
  conduta da instituição 146
  diagnóstico radiológico 135
  diagnósticos diferenciais 137
  epidemiologia 134
  epifisiodese 144
  metafisiólise 143
  osteotomia corretiva 142

462 SOS Residência em Ortopedia Pediátrica

prognóstico 144
quadro clínico 135
tratamento cirúrgico 141
tratamento cirúrgico no paciente
adolescente 144
tratamento conservador com órteses 139
Doença de Freiberg 29
diagnóstico 30
epidemiologia 29
quadro clínico 29
tratamento 30
Doença de Iselin 28
diagnóstico 29
epidemiologia 28
quadro clínico 28
tratamento 29
Doença de Kohler 30
diagnóstico 31
epidemiologia 30
quadro clínico 31
tratamento 31
Doença de Legg-Calvé Perthes 73
algoritmo de tratamento 87
artrodiastase 81
complicações 85
conduta da instituição 86
consenso 86
correção de deformidades 85
diagnóstico e classificações 74
epidemiologia 73
fatores prognósticos 79
osteotomias 80
princípio da contenção 79
quadro clínico 74
tratamento e complicações 79
Doença de Osgood-Schlatter 32
diagnóstico 33
epidemiologia 32
quadro clínico 32
tratamento 33
Doença de Panner 36
diagnóstico 37
epidemiologia 36
quadro clínico 36
tratamento 37
Doença de Sever 37
diagnóstico 38
epidemiologia 37
quadro clínico 38
tratamento 39

E

Epifisiodese 281
Epifisiolistese do fêmur proximal 91
achados radiográficos 93
algoritmo de tratamento 99
classificação de Southwick 94
classificação funcional 93
classificação temporal 93
complicações 97
conduta da instituição 98
diagnóstico e classificações 92
epidemiologia 91
impacto 98
quadro clínico 92
tratamento cirúrgico 95
tratamento e complicações 95

G

Geno varo e geno valgo 113
algoritmo de tratamento 129
avaliação radiográfica 115
conduta da instituição 127
definições 113
desenvolvimento fisiológico dos joelhos
114
diagnóstico 115
diagnóstico diferencial 116
fisiológicos 121
fixador externo circular 127
hemiepifisiodese definitiva 123
hemiepifisiodese temporária 125
osteotomias 126
patológicos 121
quadro clínico 115
técnicas cirúrgicas 123
tratamento 120

H

Hemimelia fibular 243
algoritmo de tratamento 256
amputação 249
conduta da instituição 254
diagnóstico e classificações 244
epidemiologia 243
objetivo do tratamento 247
possibilidades terapêuticas 248
quadro clínico 244
reconstrução 250
tratamento e complicações 247

I

Intoeing 17
algoritmo de tratamento 25
conduta da instituição 24
epidemiologia 17
fisiopatologia 18
quadro clínico e avaliação diagnóstica 19
tratamento 22

M

Manejo de dor em crianças 44
analgésicos simples 50
anti-inflamatórios não esteroidais 50
avaliação da dor 46
combinação de medicamentos 51
conduta da instituição 54
departamento de emergência 54
educação 47
em domicílio 53
intraoperatório 52
momentos de intervenção 52
mudança de paradigma 45
outros analgésicos 51
pós-operatório 52
pré-operatório 52
problemática 44
técnicas de manejo da dor 46
técnicas farmacológicas 48
técnicas não farmacológicas 47
visão atual 44
Marcha em equino idiopática 11
algoritmo de tratamento 15
alongamento tendíneo 14
conduta da instituição 14
diagnóstico e diagnósticos diferenciais 12
epidemiologia 11
fisioterapia 13
gesso 13
quadro clínico 11
toxina botulínica 14
tratamento e complicações 13
Metatarso adulto 206
algoritmo de tratamento 214
avaliação radiográfica 209
classificações 209
conduta da instituição 213
epidemiologia e etiologia 206
quadro clínico 207
tratamento 211
Modalidade esportiva 2

escolha 2
por faixa etária 3
Mucopolissacaridoses 323
conduta da instituição 332
diagnóstico 328
epidemiologia 323
fisiopatologia 323
quadro clínico e classificações 324
tratamento 330

O

Osteocondrite dissecante do joelho 34
classificação de Dipaola e Nelson 35
diagnóstico 34
epidemiologia 34
quadro clínico 34
tratamento 35
Osteocondrite do tornozelo 31
Osteocondromatose 40
algoritmo de tratamento 43
conduta da instituição 42
epidemiologia 40
quadro clínico 41
tratamento 42
Osteocondroses 27
classificação 27
localização e quadro clínico 28
Osteogênese imperfeita 290
algoritmo de tratamento 307
classificação 292
complicações 295
conduta da instituição 297
diagnóstico 292
epidemiologia 290
objetivos do tratamento 294
prognóstico 292
quadro clínico 290
tratamento e complicações 294

P

Paralisia cerebral – manejo do acometimento dos membros superiores 400
apresentação clínica 400
avaliação clínica 401
tratamento cirúrgico 404
tratamento conservador 402
Paralisia cerebral – manejo dos membros inferiores 369
classificação 371
diagnóstico 370

epidemiologia 369
tratamento 375
Pé cavo 194
   algoritmo de tratamento 203
   causas congênitas 195
   causas neurológicas 194
   conduta da instituição 201
   diagnóstico 196
   exame físico 196
   exames de imagem 197
   quadro clínico 195
   tratamento cirúrgico 199
   tratamento conservador 198
Pé plano na criança e no adolescente 185
   achados radiográficos 188
   algoritmo de tratamento 192
   conduta da instituição 191
   diagnóstico 187
   epidemiologia 186
   quadro clínico 186
   tratamento 189
Pé talo vertical 217
   algoritmo de tratamento 227
   avaliação radiográfica 220
   classificação 222
   conduta da instituição 226
   diagnóstico 220
   epidemiologia 217
   etiologia 218
   quadro clínico 218
   tratamento cirúrgico 224
   tratamento não cirúrgico 223
Pé torto congênito 151
   avaliação clínica da marcha 155
   avaliação radiográfica 155
   complexo 172
   conduta da instituição 173
   epidemiologia 153
   etiopatologia 153
   evidências da importância do uso da
      órtese 165
   fase de órtese 164
   fase gessada 159
   intervenções cirúrgicas da técnica
      descrita por Ponseti 165
   organização da clínica de Ponseti 173
   quadro clínico 154
   quando iniciar o tratamento 158
   técnica de Ponseti 156, 159
   tenotomia 160

transferência do tendão tibial anterior 165
   tratamento cirúrgico 170
Poliomielite 335
   algoritmo de tratamento 346
   conduta da instituição 345
   diagnóstico 337
   epidemiologia 335
   prevenção 338
   quadro clínico 336
   tratamento 338
Prática esportiva na infância e na
   adolescência 1
Prevenção de lesões 5
Pseudoartrose congênita da tíbia 230
   abordagem da fíbula 238
   algoritmo de tratamento 240
   amputação 238
   complicações 238
   conduta da instituição 239
   correção da discrepância de
      comprimentos 236
   diagnóstico e classificação 231
   epidemiologia 230
   estágios com pseudoartrose estabelecida
      233
   estágios pré-fratura 233
   idade da intervenção 238
   quadro clínico 230
   tratamento e complicações 233

R
Raquitismo 312
   algoritmo de tratamento 321
   conduta da instituição 320
   diagnóstico 316
   diferenciação de fraturas por
      maus-tratos 316
   epidemiologia e fatores de risco 312
   fisiopatologia 313
   prevenção 320
   quadro clínico 314
   status da vitamina D para crianças 318
   tratamento da doença de base 318
   tratamento de deformidades 319

S
Síndrome do pterígio 352
Síndrome pós-pólio 344